全国高等职业院校临床医学专业第二轮教材

全科医学导论

第2版

（供临床医学、预防医学、中医学及相关专业用）

主　　编　史卫红　江秀娟
副 主 编　任天成　李光才
编　　者　（以姓氏笔画为序）
王翔宇（齐鲁医药学院）
史卫红（江苏医药职业学院）
任天成（南京医科大学附属江宁医院）
江秀娟（重庆三峡医药高等专科学校）
许　兰（江苏医药职业学院）
李光才（遵义医药高等专科学校）
杨娟元（湖北职业技术学院）
杨喜艳（长沙卫生职业学院）
吴旭东（南京大学医学院附属盐城第一医院）
范腾阳（遵义医科大学）
姚静静（漯河医学高等专科学校）
唐　艳（永州职业技术学院）
编写秘书　范腾阳（遵义医科大学）

中国健康传媒集团
中国医药科技出版社

内容提要

本教材编写结合了全国高等职业院校临床医学专业的培养目标和课程的教学目标与要求，突出了全科医学独特的理论和知识体系。全书前八章重点突出全科医学的基本理论、基本知识和基本技能。内容包括全科医学的基本概念、基本理论和全科医疗服务的基本原则，以人为中心的健康照顾，以家庭为单位的健康照顾，以社区为范围的健康照顾，以预防为先导的健康照顾，全科医学中的医患沟通与法律问题，健康档案的建立和管理，社区慢性病管理。为强化学生的全科医学实践活动，结合国家基本公共卫生服务规范，本书编写了第九章实训指导，本教材每章都配有数字化教学资源，包括 PPT、微课、视频、题库及数字化教学服务（在线教学、在线作业、在线考试），使教材内容更加生动化、立体化，使师生便教易学。

本教材主要供全国高等职业院校临床医学、预防医学、中医学及相关专业使用，也可作为助理全科医生培训参考用书。

图书在版编目（CIP）数据

全科医学导论/史卫红，江秀娟主编．—2 版．—北京：中国医药科技出版社，2023. 5

全国高等职业院校临床医学专业第二轮教材

ISBN 978 - 7 - 5214 - 3539 - 9

Ⅰ. ①全…　Ⅱ. ①史…　②江…　Ⅲ. ①家庭医学 - 高等职业教育 - 教材　Ⅳ. ①R499

中国国家版本馆 CIP 数据核字（2023）第 068530 号

美术编辑　陈君杞

版式设计　友全图文

出版　**中国健康传媒集团**｜中国医药科技出版社

地址　北京市海淀区文慧园北路甲 22 号

邮编　100082

电话　发行：010 - 62227427　邮购：010 - 62236938

网址　www. cmstp. com

规格　889mm × 1194mm $^{1}/_{16}$

印张　14

字数　403 千字

初版　2018 年 7 月第 1 版

版次　2023 年 5 月第 2 版

印次　2024 年 4 月第 2 次印刷

印刷　北京盛通印刷股份有限公司

经销　全国各地新华书店

书号　ISBN 978 - 7 - 5214 - 3539 - 9

定价　45. 00 元

版权所有　盗版必究

举报电话：010 - 62228771

本社图书如存在印装质量问题请与本社联系调换

获取新书信息、投稿、为图书纠错，请扫码联系我们。

出版说明

为贯彻落实《国家职业教育改革实施方案》《职业教育提质培优行动计划（2020—2023年）》《关于推动现代职业教育高质量发展的意见》等有关文件精神，不断推动职业教育教学改革，对标国家健康战略、对接医药市场需求、服务健康产业转型升级，支撑高质量现代职业教育体系发展的需要，中国医药科技出版社在教育部、国家药品监督管理局的领导下，在本套教材建设指导委员会主任委员厦门医学院王斌教授，以及长春医学高等专科学校、江苏医药职业学院、江苏护理职业学院、益阳医学高等专科学校、山东医学高等专科学校、遵义医学高等专科学校、长沙卫生职业学院、重庆医药高等专科学校、重庆三峡医药高等专科学校、漯河医学高等专科学校、辽宁医药职业学院、承德护理职业学院、楚雄医药高等专科学校等副主任委员单位的指导和顶层设计下，通过走访主要院校对2018年出版的“全国高职高专院校临床医学专业‘十三五’规划教材”进行了广泛征求意见，有针对性地制定了第二版教材的出版方案，旨在赋予再版教材以下特点。

1. 强化课程思政，体现立德树人

坚决把立德树人贯穿、落实到教材建设全过程的各方面、各环节。教材编写应将价值塑造、知识传授和能力培养三者融为一体，在教材专业内容中渗透我国医疗卫生事业人才培养需要的有温度、有情怀的职业素养要求，着重体现加强救死扶伤的道术、心中有爱的仁术、知识扎实的学术、本领过硬的技术、方法科学的艺术的教育，为人民培养医德高尚、医术精湛的健康守护者。

2. 体现职教精神，突出必需够用

教材编写坚持现代职教改革方向，体现高职教育特点，根据《高等职业学校专业教学标准》《职业教育专业目录（2021）》要求，以人才培养目标为依据，以岗位需求为导向，进一步优化精简内容，落实必需够用原则，以培养满足岗位需求、教学需求和社会需求的高素质技能型人才准确定位教材。

3. 坚持工学结合，注重德技并修

本套教材融入行业人员参与编写，强化以岗位需求为导向的理实教学，注重理论知识与岗位需求相结合，对接职业标准和岗位要求。在教材正文适当插入临床案例，起到边读边想、边读边悟、边读边练，做到理论与临床相关岗位相结合，强化培养学生临床思维能力和操作能力。

4. 体现行业发展，更新教材内容

教材建设要根据行业发展要求调整结构、更新内容。构建教材内容应紧密结合当前临床实际要求，注重吸收临床新技术、新方法、新材料，体现教材的先进性。体现临床程序贯穿于教学的全过程，培养学生的整体临床意识；体现国家相关执业资格考试的有关新精神、新动向和新要求；满足以学生为中心而开展的各种教学方法的需要，充分发挥学生的主观能动性。

5. 建设立体教材，丰富教学资源

依托“医药大学堂”在线学习平台搭建与教材配套的数字化资源（数字教材、教学课件、图片、视频、动画及练习题等），丰富多样化、立体化教学资源，并提升教学手段，促进师生互动，满足教学管理需要，为提高教育教学水平和质量提供支撑。

本套教材凝聚了全国高等职业院校教育工作者的集体智慧，体现了凝心聚力、精益求精的工作作风，谨此向有关单位和个人致以衷心的感谢！

尽管所有参与者尽心竭力、字斟句酌，教材仍然有进一步提升的空间，敬请广大师生提出宝贵意见，以便不断修订完善！

数字化教材编委会

主　　编　史卫红　江秀娟

副 主 编　任天成　李光才

编　　者　（以姓氏笔画为序）

王翔宇（齐鲁医药学院）

史卫红（江苏医药职业学院）

任天成（南京医科大学附属江宁医院）

江秀娟（重庆三峡医药高等专科学校）

许　兰（江苏医药职业学院）

李光才（遵义医药高等专科学校）

杨娟元（湖北职业技术学院）

杨喜艳（长沙卫生职业学院）

吴旭东（南京大学医学院附属盐城第一医院）

范腾阳（遵义医科大学）

姚静静（漯河医学高等专科学校）

唐　艳（永州职业技术学院）

编写秘书　范腾阳（遵义医科大学）

前言 PREFACE

本教材编写坚持现代职教改革方向，以教育部高职高专临床医学专业人才培养目标为依据，教学标准为准绳，岗位需求为导向，突出教材“必需、够用”的特色；在第一版教材的基础上，开展科学调研，紧跟行业发展，结合教学和全科医生实践中需要解决的实际问题，梳理、精选、更新教材内容，突显以提高社区全科医生岗位胜任力为导向的全科综合思维，加快培养“小病善治、大病善识、重病善转、慢病善管”的防治结合型全科医学人才，并能体现出“以人为本，立德树人”的根本思想，所有编者精心组织编写而成。

本教材修订和编写的特点着重体现在“先进”“实用”“严谨”三个方面。

一是，体现教材的先进性。教材及时追踪全科医学发展的新政策、新举措，跟踪国内外全科医学发展的新动态、新知识。注重紧贴基层岗位要求，注重以立德为成才的根本，注重全科综合思维培养。

二是，体现教材的实用性。教材内容充分体现“三对接”，即紧密对接基层岗位任务、对接助理全科医生培养标准、对接全科医学导论教学标准，强化全科医学基本理论、基本知识、基本技能，促进全科医学诊疗思维的培养。

三是，体现教材内容的严谨性。紧贴基层全科医疗实际，精选出与基层全科医疗实践紧密结合的主要的全科实训内容。对第一版教材中出现的冗长的文字进行精简，重复的教学内容进行有效整合，所有的临床案例、视频、知识链接和习题等均经过推敲和精选。

全书共九章，第一章 全科医学概述（江秀娟、李光才编写），第二章 以人为中心的健康照顾（史卫红、任天成编写），第三章 以家庭为单位的健康照顾（唐艳、王翔宇、史卫红编写），第四章 以社区为范围的健康照顾（王翔宇、杨喜艳、李光才编写），第五章 以预防为先导的健康照顾（杨娟元、江秀娟编写），第六章 全科医学中的医患关系与法律问题（任天成、李光才编写），第七章 健康档案的建立和管理（姚静静、许兰编写），第八章 社区慢性病管理（吴旭东、史卫红、范腾阳、许兰编写），第九章 实训指导（范腾阳、杨喜艳、姚静静编写）。内容涵盖全科医学的基本概念、基本理论和全科医疗服务的基本原则；全科医生从事社区医疗服务的相关理论与基本技能，包括医学人文在全科医学中的运用、全科诊疗思维、全科医疗健康档案的建立与管理、社区慢性病管理等内容，附有全科医学社区实训指导。教材为了推进“基层首诊、双向转诊、急慢分治、上下联动”分级诊疗落地，强化面向社区的全科医生培养，引入全科医学配套数字化教学资源（微课、视频等）内容。教材每章均设置“学习目标”“情景导入”“素质提升”和“目标检测”，贯穿以人为中心的“生物 - 心理 - 社会，个人 - 家庭 - 社区，预防 - 治疗 - 健康促进”全科医学思维模式，致力于以全科理念推动医疗服务模式的转变。本教材纲领性与实用性并存，既是医学生漫漫医路的良师益友，也是毕业后教育的忠实伙伴，更是广大社区全科医生的忠实朋友。

本教材编写得到了所有编者及其所在单位领导的大力支持和帮助，在此一并表示衷心感谢！

由于受编者的知识、能力所限，虽经努力，书中难免存在疏漏和不足之处，热切希望有关专家学者、师生提出更加完善的意见和建议。我们将虚心接受并不断完善，为更好地做好基层全科人才培养和从事基层全科医疗一线工作的同志们提供更多、更好的服务而继续努力。

编　者

2022 年 12 月

CONTENTS 目录

第一章 全科医学概述

PPT

学习目标

1. 通过本章学习，重点把握全科医学的定义与基本概念，全科医疗的基本原则和特点，全科医生的定义及角色。

2. 学会运用现代医学模式的理念，分析和处理基层全科医疗服务中的健康问题。

3. 具有认同全科医生工作的思想，明确其在国家卫生服务体系中的重要功能、地位，能运用全科医学的思想和理念指导全科医疗服务。

情境导入

临床案例 患者，女，28岁。因感冒就诊，并向全科医生说打算近期怀孕，但自述经常感冒，询问怀孕的注意事项。全科医生除了治疗患者的感冒外，还对其进行了产前指导和计划生育宣教，并询问了该患者丈夫情况。患者表示其丈夫爱吸烟、作息不规律，全科医生建议该患者带丈夫来医院就诊，并准备了一些资料和方案劝其丈夫戒烟和调整规律作息。

讨论 1. 患者为什么要来就诊？

2. 通过本案例说明全科医生的优势是什么？

第一节 全科医学的产生和发展

一、全科医学的产生

全科医学（general medicine）是在西方国家通科医生长期诊疗实践的基础上，结合了现代生物医学、行为科学、社会科学、心理学等学科的最新研究成果，形成其独特的知识和理论体系，用来指导基层医疗卫生服务的知识和技能体系。

全科医学（general medicine）起源于18世纪的欧美，正式建立于20世纪60年代的美国，经过50多年的发展，全科医学逐渐形成和完善了学科体系，正在发挥越来越重要的作用。20世纪80年代后期，全科医学的有关概念由世界全科医生/家庭医生学会（WONCA）引入我国，经过近30年的研究探索与实践，目前全科医学学科在我国卫生保健系统中的定位已经确立，从国务院、国家卫生健康委员会、教育部到地方的卫生行政部门和教育部门，都在不断地给予全科医学的学科发展和人才队伍建设相关的政策支持，高质量的全科医生队伍正在逐渐建立，基于以患者为中心的基层全科医疗服务逐渐得到认可和肯定，学科进入快速发展时期。

从世界医学发展的历史来看，全科医学是在近代通科医疗的基础上发展起来的，其发展历程大致包括三个阶段。

（一）通科医疗时代

全科医学是在通科医疗的基础上发展起来的。19世纪20年代以前，世界各国医疗是不分科的。在欧美，起源于19世纪的通科医疗（general practice，GP），是指受过一般的医学训练但不分科的基层医生所提供的医疗服务，这类基层医生称为通科医生（general practitioners，GPs）。当时正式执业的医生中约80%是通科医生，尽管当时医疗水平不高，但他们生活在社区居民之中，能解决患者及其家庭的一般健康问题，受到居民的尊敬，在社区享有很高的威望。一直到19世纪末，通科医生仍占据西方医学的主导地位。

（二）通科医疗的衰落与医学专科化的兴起

19世纪末，化学、物理学、生物学、解剖学、生理学及细菌学等基础学科的迅速发展，为医学教育建立在科学的基础之上奠定了基础。随着生物医学的迅速发展，医疗技术的系统化和药品种类的增多，医疗重点从社区转向医院，医学专科化越来越细。从70年代起，美国建立医疗法规，对医生的业务水平提出更高要求。随着美国医学教育的快速发展，全美建有160所医学院校。于1890年创建的Johns Hopkins医学院设立了4年制本科学位教育，在其附属医院里，按临床专科教学，并将教学、研究和临床实践相结合。1910年，美国著名教育学家Abraham Flexner应美国医学会和卡耐基（Carnegie）基金会的邀请，对约100所医学院校进行现状调查，并发表了一篇具有历史意义的考察报告——《加强生物医学教育》，高度肯定和推荐Johns Hopkins医学院的做法。该报告极力主张加强生物医学的研究和教学。由于这一报告的影响，从此各医学院校根据专科重新组织教学，从而推进了医院专科化和医学科研机构的发展。随着诊治手段的高科技化，更使专科医疗服务达到了空前的繁荣。20世纪以来，特别是第二次世界大战后，科学技术的进步，促使医学迅猛发展，人们深信依靠高科技能解决人类的一切病痛。由此，造成了人们对医院和专科医生的崇拜，而社区中的通科医生受到冷落，通科医疗逐渐萎缩。到20世纪40年代末，仅有不到20%的医生在社区工作。

（三）通科医疗的复兴——全科医学产生

随着专科化的过度发展，其服务模式的内在缺陷也越来越引起人们的关注。而在通科医生队伍萎缩的同时，社会对通科医生的需求却在不断增长。当然，通科医生本身也没有停止对命运的抗争。1947年，美国通科医疗学会（AAGP）成立，1971年更名为美国家庭医生学会（AAFP）。学会关心和代表通科医生，提出了“家庭医学”和“家庭医生”两个专业术语，力求通过家庭医生提供的具有鲜明特征的一种新的医疗服务模式为医学界和民众所接受。

1969年，美国成立了家庭医疗专科学会（ABFP），通常人们将其作为全科医学学科正式建立的标志。1972年，世界家庭医生组织（WONCA）在澳大利亚墨尔本正式成立，学会为世界各国全科医生提供学术和信息交流的讲坛，发展全科医学学术组织，WONCA以其出色的活动大大促进了全科医学在世界各地的发展。

二、全科医学的发展基础

（一）人口的迅速增长和老龄化进程的加快

第二次世界大战后，社会稳定和生活水平提高，人群疾病发病率和死亡率大幅下降，世界人口数量迅速增加。从1950年的25亿激增到1987年的50亿，2017年已达到75亿。人口过剩使生活空间过度拥挤，这也成为危害公众健康的重要因素。人口老龄化是当今世界的重大社会问题，老龄化一方面带来了老年人自身健康方面的问题，另一方面亦带来一些社会经济问题。因此，人口过多和老龄化必然影响到卫生服务的供需变化，加剧了卫生服务供需之间的矛盾。

（二）疾病谱和死因谱变化

20 世纪初，各国传染病、寄生虫病、呼吸系统及消化系统感染性疾病以及营养不良症等的发病率和死亡率很高。到 20 世纪中叶，由于社会的进步，生物医学防治手段的发展与公共卫生的普及，以及营养状态的普遍改善，传染病和营养不良症在疾病谱和死因谱上的顺位逐渐下降，并为慢性退行性疾病、不良生活方式及行为所致的慢性非传染性疾病所取代。WHO 发布 2022 年世界卫生统计报告显示：2000 年，60.8% 的患者死亡病例归因于慢性非传染性疾病，到了 2019 年这一占比上升到了 73.6%。2019 年，癌症、心血管疾病、糖尿病和慢性呼吸系统疾病导致的死亡总数约为 3320 万，比 2000 年增加了 28%。2019 年高收入国家中绝大多数的死亡归因于非传染性慢性疾病，心脏病、痴呆和卒中是主要的死亡原因。

疾病谱和死因谱的变化对医疗服务模式提出了更高的要求。各种慢性非传染性疾病的病因和发病机制复杂，病程漫长，缺乏特异性的治疗手段。这类疾病需要提供的是人性化、综合性、持续性的卫生保健服务，这就导致社会重新呼唤全科医学的回归。

（三）医学模式的转变和健康概念的扩展

医学模式是在不同历史阶段和医学科学水平上，观察和处理医学问题的思想与方法，是对人类健康与疾病总体的特点和本质的概括，其核心是医学观，是随着不同的历史阶段变化的，医学模式在不同的历史阶段是不一样的。在古代，从最初人类对于疾病只能乞求神灵的保佑，以及人类在与疾病的斗争中阴阳五行学说就是当时朴素医学观的代表。16 世纪以后医学获得迅速发展，人们从生物体系、生态学观点去认识和控制疾病，取得了巨大成功。然而 20 世纪 40 年代以后，疾病谱和死因谱发生了显著变化，单纯生物医学模式已不能适应这一变化，由此生物 - 心理 - 社会医学模式被提出，并为人们所接受。新医学模式的产生，对医疗服务模式也产生了很大的影响。

（四）卫生经济压力和卫生改革的需要

首先是世界各国普遍存在卫生资源分布的不均衡，城市远远多于农村。这种不平衡，给区域卫生规划、医院实行分级医疗、卫生资源的合理配置和使用带来诸多问题。第二是医疗卫生服务享用不合理。我国有相当一部分的贫困人口不能得到很好的医疗服务，而另一方面亦存在着过度使用医疗服务和严重浪费的问题。第三是医疗资源 85% 以上被用于危重症病患者。医疗手段的高科技化、医疗的服务模式的过度专科化、高新科技的普遍运用是医疗费用猛涨的主要原因，医药费用的迅速增长使政府、单位和个人难以承受。第四是医药费用上涨过快。医药费用的迅速增长使政府、单位和个人难以承受。医疗资源 85% 以上被用于危重症病患者，医疗手段的高科技化、医疗的服务模式的过度专科化、不规范的药物使用是医疗费用猛涨的主要原因。这些卫生经济压力迫切需要深化改革，从卫生服务体系、服务模式等根本问题上寻求出路。

三、我国全科医学的发展

（一）全科医学在中国的发展历史

1. 全科医学的引入　全科医学的概念在 20 世纪 80 年代后期引入我国，1986—1988 年，世界家庭医生组织的主要领导和一些来自欧美国家的全科/家庭医生陆续访问我国，介绍了全科医学/家庭医学。1989 年 11 月在北京召开了第一届国际全科医学学术会议，同年成立了北京全科医学会，在首都医科大学成立了国内首家全科医生培训中心，第二年加入了世界家庭医生组织作为准会员。1993 年 11 月，中华医学会全科医学分会成立，并召开了第二届北京国际全科医学学术研讨会。至此，全科医学作为一个新型的临床学科在我国正式建立。

20 世纪 90 年代初，全国首届全科医学教育与服务现场研究会在浙江金华召开。此后，首批本科、大专、中专等层次的全科医生分别由首都医科大学、原浙江医科大学、金华卫校开始培养。1994 年 9 月，上海医科大学附属中山医院成立全科医学科。1995 年 8 月，中华医学会全科医学分会正式成为世界家庭医生组织成员。首都医科大学 1996 年成立了全科医学教研室。从 1993 年全科医学正式在我国建立至 1997 年以前，全科医学在我国的发展仅限于在局部地区的试点研究，但尚未在全国广泛展开。从总体上来看，这一时期的全科医学仍处于概念传播和理论探讨阶段。

2. 全科医学的发展 2000 年 11 月，《中共中央 国务院关于卫生改革与发展的决定》做出了“加快发展全科医学，培养全科医生”的重要决策。加快发展全科医学教育，建设一支以全科医生为骨干的高素质的社区卫生服务队伍，保证社区卫生服务深入、健康、持续发展。

2009 年 3 月 17 日《中共中央 国务院关于深化医药卫生体制改革的意见》提出，到 2011 年，基本医疗保障制度全面覆盖城乡居民，基本药物制度初步建立，城乡基层医疗卫生服务体系进一步健全，基本公共卫生服务得到普及，公立医院改革试点取得突破，明显提高基本医疗卫生服务的可及性，有效减轻居民就医费用负担，切实缓解“看病难、看病贵”问题。通过建立城市医院与社区卫生服务机构的分工协作机制，带动社区卫生服务持续发展。同时，采取增强服务能力、降低收费标准、提高报销比例等综合措施，引导一般诊疗下沉到基层，逐步实现社区首诊、分级医疗和双向转诊的就医格局。

要切实有效地推进“分级诊疗”制度的落实，需要培养合格的全科医生。2010 年 8 月，国家相关部门联合印发了《以全科医生为重点的基层医疗卫生队伍建设规划》的通知，明确到 2020 年，通过各种途径培养 30 万名全科医生，逐步形成一支数量适宜、质量较高、结构合理、适应基本医疗卫生制度需要的基层医疗队伍。

2011 年 7 月国务院公布了《关于建立全科医生制度的指导意见》，到 2020 年，我国将初步建立起充满生机和活力的全科医生制度，基本实现城乡每万名居民有 2 ~ 3 名合格的全科医生，基本适应人民群众基本医疗卫生服务需求。

2018 年 1 月，国务院办公厅印发《关于改革完善全科医生培养与使用激励机制的意见》，提出全科医生培养的工作目标，到 2030 年，城乡每万名居民拥有 5 名合格的全科医生，全科医生队伍基本满足“健康中国”建设需求。

总之，一系列的政策和制度性文件的发布为我国全科医学发展提供了保障和动力。加强全科医学学科建设，吸引一批高素质人才，解放思想，更新观念，紧抓机遇，大胆探索，勇于实践，促进我国全科医学事业蓬勃发展。

（二）以“健康为中心”的卫生方针推动中国全科医学的发展

推进健康中国建设，要坚持走中国特色的卫生与健康发展道路。走好这条路，要坚持正确的卫生与健康工作方针。2016 年召开的全国卫生与健康大会上，提出新时期我国卫生与健康工作新方针：以基层为重点，以改革创新为动力，预防为主，中西医并重，将健康融入所有政策，人民共建共享。新时期我国卫生与健康工作新方针更加强调我国卫生和健康工作必须坚持以基层为重点，不断提升基层卫生与健康工作质量，这必将要更加重视基层的全科医疗工作，必将推动我国的全科医学的发展。

第二节　全科医学、全科医疗、全科医生的基本概念

一、全科医学基本概念

（一）全科医学定义

全科医学又称家庭医学（family medicine），是一个面向个人、家庭与社区，整合临床医学、预防医学、康复医学以及人文社会学科相关内容于一体的综合性临床二级专业学科，其范围涵盖了各种年龄、性别、各个器官系统以及各类疾病，属于临床二级学科。其主旨是强调以人为中心、以家庭为单位、以社区为范围、以整体健康的维护与促进为方向的长期的综合性、负责式照顾，并将个体与群体健康照顾融为一体。全科医学学科体系建立的基础包括以下三个方面：一是通过长期的通科医疗实践积累起来的经验；二是从其他医学学科中整合而来的知识与技能；三是通过全科医学的专业研究发展起来的属于自己独特的观念与态度、知识和技能。

（二）全科医学学科特点

全科医学学科内容丰富，涉及范围广，有自己独特的知识和技能体系，主要体现在以下几个方面。

1. 服务内容　全科医学是一门综合性临床医学二级学科。它不仅涉及临床内、外、妇、儿等专科的服务内容，而且还涉及心理学、行为科学、预防医学、医学哲学等学科领域的服务内容。与其他临床专科明显不同的是，全科医学的学科范围宽，在一定深度上朝横向发展，并根据服务对象的健康需求，将各门相关知识、技能有机地融合为一体，向病人提供综合性的服务；而其他临床专科都是在一定的领域范围内不断地向纵深方向发展，向患者提供的服务范围较窄。

2. 服务模式　全科医学学科经过几十年的发展与完善，形成了自己非常独特的医学观、方法论以及系统的学科理论，在理解并解决人群和病人的健康问题上，提供全人照顾，填补了高度专科化的生物医学的不足，全科医学把医学看成一个整体，从生理、心理、社会等多方面将照顾对象作为一个不可分割的整体人的特性，对其健康问题实施综合性的全面服务，即全人照顾的模式。

3. 学科知识体系　从学科的知识体系上来看，全科医学是一门独立的临床二级学科，其知识体系包括总论和各论两个部分。总论部分主要介绍全科医学的观念、方法论和基本原则等。各论部分主要介绍社区中常见健康问题的诊断、处理与评价的方法和技术等。

全科医学学科的知识和技能体系整合了各临床专科的知识技能的同时，还与社会医学、社区医学、行为科学、预防医学、流行病学、卫生统计学、医学伦理学、心理学、哲学等学科知识有机结合，根据服务对象的需求，基于整体的医学观和系统性理论，以健康为中心，发展创造新的知识与技能，长期连续地向患者提供综合性服务。

4. 临床思维方式　从临床思维方法上看，全科医学是以现代医学的成果即系统理论和整体论的方法来解释发生在患者身上的局部和整体变化，注重患者及其健康问题的背景和关系。它的哲学方法是具有科学基础的整体论，同时也注重将循证医学的研究结果应用于全科医生的诊疗实践，如全科医生在临床决策中，要求考虑循证依据。

综上所述，全科医学的特点可以概括为用系统理论和整体论的方法来理解和解决患者的健康问题或疾病，重视患者健康问题发生、发展的背景资料的收集与应用；采取生物－心理－社会医学模式来具体地服务于患者；聚焦健康，以人为中心、以家庭为单位，以社区为范围、以预防为先导的学科理念、方法与技术服务于病人；服务内容以社区居民的需要与需求为导向，服务的提供讲究成本效益和成本效

果；强调多学科知识技能的整合和多学科合作的全人照顾。

（三）全科医学服务的对象

全科医学学科的特点，决定了其服务对象的范围与其他临床医学专科不同。全科医学服务的对象有以下三类。

1. 健康人 对健康的人进行全方位的健康维护和健康促进，通过一级预防维持健康。

2. 有健康危险因素的人 根据人的年龄和性别特点、家族史、工作环境、生活经历、家庭生活周期所处的特定阶段等，对人的健康危险因素进行评估，并积极地通过有效预防措施，降低危险因素，促进人的健康。

3. 患病的人 任何临床医学专业学科的医生都要针对特定的疾病对病人进行诊断、治疗和康复，全科医学学科也不例外，也要对患者进行有针对性的医疗处理、照顾和康复。

因此，全科医学中“患者”的概念和服务中涉及的健康问题更加宽泛。

二、全科医疗与卫生保健系统

（一）全科医疗的定义

全科医疗是利用全科医学的思维和方法，为社区人群提供健康保健服务的一种方法或形式。

简单来说，全科医疗是由全科医生所从事的医学实践活动，是将全科医学理论应用于患者、家庭和社区照顾，为个人、家庭、社区提供集预防、治疗、保健、康复、计划生育和健康教育于一体的可及、持续、综合、协调的基层医疗保健服务。

全科医疗有其独特的知识、技能和理念，强调以人为中心，将患者置于其家庭背景和社区环境之中，强调运用家庭动力学、人际关系、咨询以及心理治疗等多方面的知识技能处理医疗问题。它不以疾病的类型以及所应用的技术、方法特征来分科，而是综合内、外、妇、儿等其他临床专科的基本服务，应用生物－心理－社会医学模式，为个人、家庭、社区提供的基层医疗保健服务。全科医疗有其独特的问诊过程，通过有效的沟通使医生和患者逐渐建立起积极的医患关系，强调医患关系的建立与维护。

全科医疗最大特点是强调对服务对象的“长期负责式照顾”，这种持续性的医疗服务意味着其关注中心是整体的人，而非仅仅是其所患的病，并对其长期健康负有管理责任。全科医生通过与服务对象建立某种契约关系，并随时关注他们的身心健康，对服务对象的各种健康需求做出及时评价和反应。

（二）全科医疗与专科医疗的区别与联系 微课

全科医疗与专科医疗作为医疗卫生服务的两种模式，共同存在，互补互助，两者有着一定的区别与联系。

1. 全科医疗与专科医疗的区别

（1）服务宗旨与职责　专科医疗和全科医疗负责健康与疾病发展的不同阶段。全科医疗负责健康时期、疾病早期乃至经专科诊疗后无法治愈的各种病患的长期照顾，其宗旨关注的中心是人的整体健康，无论其服务对象有无疾病或病患，全科医疗都要为其提供令人满意的照顾。专科医疗负责疾病形成以后一段时期的诊疗，其宗旨是根据科学对人体生命与疾病本质的研究成果来认识与对抗疾病，并因此而承担深入研究病因、病理等微观机制的责任，其责任局限于医学科学认识与实践的范围。全科医生类似于“医学服务者”与“管理者”，其工作遵循“照顾”的模式，其责任既涉及医学科学，又延及与这种服务相关的各个专业领域（包括医学以外的行为科学、社会学、人类学、伦理学、文学、艺术等）。全科医疗对于患者的管理责任是无止境的，只要患者信任并与医生签约，医生就应关照其健康问题而无论时间、地点；患者回家以后是否继续保持遵医行为，其家庭或社区环境是否有利于患者治疗与康复，这仍应属于全科医生的管理范围。全科医疗与专科医疗在哲学上的区别见表1－1。

表1－1　全科医疗与专科医疗在哲学上的区别

类别	专科医疗	全科医疗
模式	“科学”模式	“照顾”模式
价值	科学性	科学性＋艺术性＋公益性
证据	科研结果	科研结果＋患者体验
方法	还原分析	整体综合（还原基础上）

（2）服务内容与方式　专科医疗处于卫生服务的金字塔的上部，其所处理的多为生物医学上的危重病，往往需要动用昂贵的医疗资源，以解决少数人的疑难问题，其方式为各个不同专科的高新技术。全科医疗处于卫生服务的金字塔底层，处理的多为常见健康问题，其利用最多的是社区和家庭的卫生资源，以低廉的成本维护大多数民众的健康，并干预各种无法被专科医疗治愈的慢性疾病及其导致的功能性问题。由于这些问题往往涉及服务对象的生活方式、社会角色与健康信念，其服务方式是通过团队合作进行“一体化”的全方位管理。在全科医疗服务团队中，患者应是医护人员得力的合作伙伴，是社区/家庭健康管理目标制定与实施的积极主体之一。

全科医疗与专科医疗的最大区别在于前者遵循“照顾”模式，服务对象相对固定、数量少，实施全面管理、以人为本，从生物、心理、社会三个层面照顾患者，涉及家庭和社区，需要协调健康保健工作的各个方面；后者沿用“科学”模式，服务对象流动性强、数量大，治疗主要关注系统、器官、细胞，医生主要对疾病负责，无关患者家庭或社区。全科医疗与专科医疗在具体特性上的区别见表1－2。

表1－2　全科医疗与专科医疗在具体特性上的区别

特性	全科医疗	专科医疗
服务人口	较少而稳定（1∶2500±）	大而流动性（1∶5～50万）
照顾范围	宽（生物－心理－社会功能）	窄（系统/器官/细胞层面）
疾患类型	常见健康问题	疑难重症
技术	基本技能、常规检查	高新技术、昂贵
责任	持续性，长期负责式照顾	间断性，临床诊治阶段
服务内容	防、治、保、康、教、计一体化	医疗为主
态度/宗旨	以健康为中心，全面管理；以人为中心，患者主动参与	以疾病为中心，疾病诊治；以医生为中心，患者被动服从

2. 全科医疗与专科医疗的联系

（1）各司其职　全科医疗主要由基层医疗机构承担，通过以全科医生为核心的团队合作方式，建立和完善社区基础保健服务功能；综合性大医院提供的专科医疗服务着重于解决重病、疑难杂症，聚集大量高水平专科医生和先进医疗设施，致力于医学技术的高科技研究，两者分工不同，各司其职，有利于最大程度发挥医疗资源的利用效益，减少医疗浪费。

（2）紧密合作　一方面全科医生主要致力于解决社区居民的常见健康问题，对于重病、疑难杂症要及时会诊、转诊，协调患者获得必要的专科服务，两者相互合作，从宏观上保证了医疗服务的连贯性和完整性；另一方面，全科医生收集到的疾病早期信息有助于专科医生对疾病的深入研究，而专科医生提供的最新医学知识和医疗技术有助于提高全科医生医疗服务水平。

（三）全科医疗的作用与卫生保健系统

全科医疗的基本特征为：①可及性、持续性、综合性、协调性服务；②以个人为中心、以家庭为单位、社区为范围的服务；③以门诊为主体的基层医疗服务；④方便、及时、经济、有效的服务。其特征与初级卫生保健的基本特点和基层医疗卫生事业的基本要求完全吻合。因此，全科医疗被世界卫生组织称为“最经济、最适宜”的医疗卫生保健服务模式。

1. 全科医疗在卫生保健体系中的地位与作用 各国实践经验与大量研究证实，以全科医疗为核心的基础保健与卫生系统绩效、成本、效果、质量呈正相关，对提高医疗卫生质量和改善患者健康结果有着明确的意义。世界家庭医生组织于2011年提出，全科医疗应当是人们最先接触医疗保健系统的地方，对居民的可及性是开放和无限制的；提供协调性服务并与其他专业人员合作，有效利用卫生资源；建立以人为中心的、适合个体、家庭和社区的医患关系；采用独特的问诊过程，通过有效沟通，与患者建立长期的医患关系；将连续性服务作为病人的一种健康需要，承担起为患者提供连续性服务的责任；同时管理患者所出现的急慢性疾病；在未分化疾病的早期阶段处理患者的病痛；通过恰当有效的干预促进健康；对社区健康承担特定责任；根据患者的身体、心理社会和文化等因素处理其健康问题。

2. 全科医疗与社区卫生服务 社区卫生服务是在国家相关机构的共同参与下，以社区卫生服务单位为主导，以全科医生为骨干，在社区层次上充分、合理使用社区资源和适宜技术，通过社区医疗与宣教结合，解决社区居民健康卫生问题的一种医疗服务形式，是全科医疗的主要表现形式，而对于社区卫生服务来说，全科医疗又是最适合的医疗模式。

全科医疗制度推进了社区卫生服务体系的建立和完善，社区卫生服务体系有关知识，参见本教材“第四章第一节社区及社区卫生服务体系”。

三、全科医生

（一）全科医生的定义

全科医生又称家庭医生，是执行全科医疗的卫生服务提供者。全科医生具有独特的态度、技能和知识，是为个人及其家庭和社区提供连续性和综合性的医疗照顾、健康维持和预防服务。全科医生的服务涵盖不同性别、年龄的对象及其所涉及的生理、心理、社会各层面的健康问题。能在所有与健康相关的问题上，为每个服务对象当好健康代理人，被称为居民健康的“守门人”。

全科医生针对患者不仅是诊疗者，还是“管理者”“协调者”“咨询者”和“教育者”；其工作遵循“照顾”的模式，其责任既涉及医学科学，又涉及与这种服务相关的各个专业领域，其最高价值既有科学性，又顾及服务对象的满意度，即充分体现了医学的艺术性和人文性。

（二）全科医生的角色

全科医生从事全科医疗过程中，作为基层医疗服务团队的核心力量，必须具备与社会需求相适应的良好素质，明确自己的角色及需要履行的任务。

1. 个人与家庭层面

（1）首诊医生 全科医生负责社区常见健康问题的诊疗和全方位、全过程的管理，包括疾病的早期发现、干预康复与终末期服务。在功能健全、分工合理的医疗保健体系中，全科医生是居民进入医疗系统的守门人，负责基层首诊，在双向转诊、急慢分治、上下联动中起好桥梁作用。

（2）健康教育者 利用各种机会和形式，对服务对象随时进行全面性、科学性、针对性的健康教育，并对教育效果进行评估。同时还承担对医学生、住院医生、护士等医务人员进行全科医学的教育与培训工作。

（3）健康咨询者 为社区居民提供健康与疾病的咨询服务，聆听与体会患者的感受，通过有技巧的沟通与服务对象建立信任关系，对各种有关问题提供详细的解释和资料，指导服务对象进行自我保健。

（4）健康维护者 全科医生要负责居民健康的全面维护，促进健康生活方式的形成；对重点人群定期开展健康体检，早期发现并干预健康危险因素，维护服务对象的利益。

（5）卫生服务协调者 由于全科医生是居民进入医疗系统的守门人和桥梁，自然有责任根据对象的不同需要，提供或安排适当的医疗卫生资源，动员包括家庭、社区及各有关医疗保健的资源，以更好地服务于患者或家庭。

2. 医疗保健与保险部门层面

（1）团队管理者 作为基本医疗卫生服务团队的核心人物，在日常医疗保健工作中管理人、财、物，协调好医护、医患关系，以及与社区社会各方面的关系；组织团队成员的业务发展、审计和继续教育活动，保证服务质量和学术水平。

（2）守门人 全科医生是医疗卫生资源的“守门人”，要严格依据有关规章制度和公正原则、成本–效益原则从事医疗卫生活动，把守卫生资源和医疗保险“门户”，帮助患者获得医疗卫生资源的同时，协调卫生资源的合理使用。

3. 社会层面 组织协调者作为社区健康维护的领袖人物，组织各项健康促进活动，与社区和家庭建立亲密无间的人际关系，推动健康的社区环境与家庭环境的建立和维护。动员和组织社区各方面积极因素，协助建立与管理社区健康网络，利用各种场合做好健康促进、疾病预防和全面健康管理工作；建立与管理社区健康信息网络，运用各类形式的健康档案资料协助做好疾病监测和卫生统计工作。

四、全科医生应具备的基本能力

1. 处理常见健康和疾病问题的能力 能熟练应用全科医学的原则和方法处理社区中常见健康问题：鉴别问题的本质，能及时对急症病人进行必要的处理，准确把握转诊时机；能在社区医疗实践中整合其他专科的知识和技能，整合健康教育、心理咨询、心理治疗等技术，适当运用中西医结合的治疗方法，在日常工作中提供以基本医疗为主，预防、诊疗、保健、康复及健康管理体化服务。

2. 评价个人心理、行为问题的能力 能熟练评价和处理各种行为问题，包括生活事件与应激反应，性格问题，性问题，饮食与营养问题，吸烟、酗酒、药物成瘾问题，儿童、妇女、老年人的特殊问题。熟悉心身疾病产生的机制，掌握心理诊断、心理治疗和心理咨询的基本技能。

3. 家庭评估、家庭访视的能力 能熟练评价家庭的结构、功能、家庭生活周期和家庭资源状况；善于鉴别有问题的家庭及其患病成员，能准确评价家庭功能障碍与个别患病成员之间的互动关系，充分利用家庭资源，为病人提供以家庭为单位的服务；为个人及家庭提供预防性咨询服务；帮助家庭解决存在的问题。

4. 服务社区的能力 具有较强的社会工作能力，能顺利协调和利用社区内外的医疗和非医疗资源，组织必要的社区调查，运用卫生统计和流行病学的方法全面评价社区健康状况，制订和实施社区卫生计划；能对流行病、传染病、职业病、地方病和慢性病进行有效地监测和控制；能胜任初级卫生保健的组织与实施工作，并为社区中的不同人群提供综合性的预防保健服务。

5. 处理医疗相关问题的能力 能妥善处理在医疗过程中可能会遇到的社会与伦理问题，如为患者保守秘密、尊重患者的隐私权、科学理解死亡的定义、熟悉临床药物试验的有关规定、正确对待安乐死等问题；熟悉有关的法规，在维护患者及其家庭最佳利益的前提下，尽量避免医疗纠纷的发生。

6. 自我完善与发展的能力 有较强的医疗管理能力，善于把握卫生事业改革与发展的规律与方向，利用各种机会学习的知识和技能，不断取得进步；能熟练查阅资料，在专家的指导下开展教学和科研工作，并善于应对各种各样的困难与挑战。

第三节 全科医学的基本原则与人文精神

一、全科医学的基本原则

全科医学在我国大陆仍然处于不断发展的过程中，全科医生的工作模式也在探索之中。要想形成中国特色的全科医疗服务模式，首先应该全面地了解全科医学学科的性质、特点及其基本原则，用全科医学学科的基本原则指导临床实践，以展现全科医学专业服务特色。此外，随着病人卫生保健需求的变化，了解和学习这些基本原则，对于从事其他临床专科工作的医学生、医生也有一定的实际意义。

全科医学的基本原则在不同国家有不同的文字叙述，数量也不一致。本书借鉴了全科医学发展较为成熟的国家和我国全科医疗实践探索的结果，将全科医学的基本原则阐述如下。

（一）以人为中心的健康照顾

人为中心的照顾（patient - centered care）又可称为人性化服务（humane services），是全科医学的基本原则之一，是全科医生提供临床服务过程中必须遵守的原则。其含义包括以下几方面。

（1）全科医学不仅重视病人所患疾病，更重视患病的人，它将患者看作是有生命、有感情、有权利、有个性的人，而不仅仅是疾病的载体。患者与全科医生在人格上是平等的，他们只是因为患病而需要得到全科医生的理解和帮助。

（2）全科医生要确立人的整体观，其服务目标不仅是要确定患病的器官，而是把病人看作一个整体，既要关注病人的生理健康，还要关心病人的心理健康和社会需求。

（3）全科医生要根据患者的实际情况提供个体化的服务。当全科医生面对一个具体的患者时，他不仅具有大多数患者的共同特征，还具有其自身的个体化特征。例如，同样是冠心病，不同患者对疾病的担忧程度不同，对医疗服务的需求不同：有人需要医生耐心解释，解除疑惑或缓解焦虑；有人需要具体化指导，重塑对疾病的认识；有人需要反复提醒，建立对健康的重视等。因此，全科医生务必从患者角度看待问题，除提供常规生物医学诊治措施外，还要做到个体化和人性化，以最大程度维护患者的利益为准则。

（4）全科医生要善于调动患者的主观能动性，让其积极参与到医疗活动中来。为此，全科医生在充分认识和理解服务对象的基础上，要通过良好的沟通技巧，在制订诊疗计划中通过与患者协商，把患者的健康需求和价值观念融入临床照顾中，让其积极主动参与全科医疗。

（二）以家庭为单位的健康照顾

家庭是社会的基本单位，也是个体与社会的结合点。个体的疾病与健康不仅与病人自身的身体条件、生活方式和环境因素有关，而且与家庭内部人员的关系及家庭本身对患者的治疗和康复意愿均有重大关系。因此，家庭也是全科医生的服务对象，同时也是其开展诊疗工作的重要场所。这也是全科医学与专科医学的重大区别之一。全科医学汲取了社会学家关于家庭的理论和方法，发展出了一整套以家庭为中心的知识和技能，显示出全科医学非常重视家庭对健康的影响。

以家庭为单位的照顾（family as a vital unit of care），其含义主要包括以下三方面。

（1）家庭的结构和功能　直接或间接影响家庭成员的健康，家庭成员的健康或疾病状况会相互影响。因此，要求全科医生在诊疗过程中，要了解和评价患者的家庭结构与功能，发现其可能存在的对家庭成员健康的危害因素，并通过适当的干预措施控制危害因素。

（2）家庭生活周期（family life cycle）　在不同阶段存在不同的重要事件和压力，若处理不当会产生家庭危机，可能会影响家庭成员的健康。

（3）全科医生通过详细的家庭调查和评估，可以动员家庭资源助力病人的诊疗与管理。既有助于找到真正的患病原因，又可以改变患者的遵医行为，甚至和发现家庭中真正的患者，从而有针对性地提供服务，促进家庭的健康。

（三）以社区为基础的健康照顾

全科医疗是立足于社区的基层医疗服务，其主要实施地点是基层医疗卫生服务机构，包括社区卫生服务中心、社区卫生服务站、护理院、养老院、患者家庭、功能社区即病人的单位等。以社区为基础的照顾（community - based care）主要内涵为：全科医生以患者个体化诊疗为主，同时关注社区人群的整体健康，对社区人群健康进行群体照顾。

以社区为基础的照顾，具有以下积极意义。

（1）有利于消除健康隐患，营造良好的社区环境。社区是由人、社会群体等细胞单元组成，会存在健康问题。全科医生通过对社区中影响人群健康的危险因素进行分析、诊断、干预，有助于提升社区的整体健康水平，减少人群患病的危险因素。

（2）有利于充分利用社区资源，为社区居民提供综合性服务。全科医生长期工作在社区，对社区各方面可利用资源了如指掌。因此，对协调各类关系、整合力量十分有利，便于为社区居民提供满意的服务。

（3）有利于提高基本医疗的针对性和全科医疗的整体水平。以社区为导向的基层医疗（community - oriented primary care，COPC）是以社区为基础的健康照顾的主要内容。即将以个人为单位、治疗为目的的基层医疗与以社区为单位、重视预防保健的社区医疗两者有机结合，主动服务于家庭和社区，维护家庭和社区的健康，从而更好地维护和促进个人的健康。

（四）以预防为先导的健康照顾

当今大多数疾病是慢性非传染性疾病，可防可控。在全科医学以患者为中心的服务模式下，全科医生有充足的时间与病人接触，将预防性服务融入患者每一次的诊疗过程中，在提供预防性服务方面具有明显的优势。

全科医生提供以预防为先导的照顾模式，主要包括以下几方面内容。

（1）利用每次与患者及其家庭接触的机会，提供预防保健服务。以预防导向的照顾（prevention - oriented care）重点在于对服务对象整体健康的促进与维护，即在其健康时、由健康同疾病转化过程中以及疾病发生早期就主动提供一级预防、二级预防和三级预防服务。因此，全科医生的服务对象除了患者外还有高危人群与健康人群，这是有别于一般临床医疗的突出特点。

（2）将以预防先导的病历记录和健康档案作为病人健康照顾的基本工具。具体包括以下内容：①疾病预防计划：根据患者的现患疾病，制订相应的预防计划，每次门诊病历记录都包含这一计划；②周期性健康检查表：根据患者的年龄、性别、危险因素等特征选择预防项目；③根据患者的家庭情况，建立基于病人家庭的周期性健康维护计划，一般在家访时进行；④建立针对人群的预防医学档案：一般根据具体的预防项目来设计。此外，还有针对新生儿、孕妇、产妇、老年人等的预防项目。

（3）个人预防与群体预防结合。全科医生发现某一问题在社区广泛存在并且有流行倾向时，就要在社区诊断的基础上，制定和实施社区预防计划，维护和促进社区健康。

（4）提供连续性、综合性、协调性、个体化的预防性服务。全科医生以人为中心、以家庭为单位、以社区为基础、以预防为先导，提供预防、治疗、保健、康复一体化服务，其中预防服务是核心内容，在整个生命周期的治疗、保健和康复中起主导作用。

（5）把提高全体居民的健康作为医疗服务的目标。全科医生是居民健康的“守门人”，其服务目标直接指向提高社区全体居民的健康水平，在社区层面上提供健康教育、健康促进等预防性服务，减少慢性病的发生，改善居民的生活质量。

（五）连续性照顾

全科医学的临床服务是为签约患者提供从生到死、从健康到疾病再到疾病康复的全过程服务，有人将其描述为“从摇篮到坟墓的服务”，这是全科医学区别于其他专业学科的主要特征之一。

连续性照顾（continuity of care）是全科医学区别于专科医疗的十分重要的原则。全科医生可通过一些特定的途径实现这种服务，其中包括：提供签约式服务，鼓励社区居民与全科医生签约，使得居民都有长期固定的全科医生；建立预约就诊制度，保证患者每次都能到自己的全科医生处就诊；建立慢性病随访制度，使全科医生对慢性病患者进行规范化管理，随时了解患者的疾病情况；建立 24 小时值班制度，保证患者随时能够在全科医疗机构得到诊疗；建立和管理健康档案，完整记录每个服务对象详细的健康或疾病资料并充分利用。

（六）综合性照顾

患者面临的健康问题往往不是单一的，既可以包括急性问题，又包括慢性问题；既包括生理方面的问题，又涵盖心理、社会方面的问题：既可以是单器官受损，又可以涉及多器官。因此，患者需要的服务通常是整体性的，这就要求全科医生要把患者看作一个整体，全面了解患者的基础上，提供综合性照顾。

综合性照顾（comprehensive care）是全科医学学科“全方位”或“立体性”的重要体现。即：就服务对象而言，不分年龄、性别和病患类型；就服务内容而言，涵盖医疗、预防、康复和健康促进各个方面；就服务层面而言，涉及生理、心理和社会文化各个层面；就服务范围而言，包括个人、家庭与社区，要照顾社区中所有的单位、家庭与个人，无论其在种族、社会文化背景、经济情况和居住环境等方面有何不同；就服务手段而言，可利用对服务对象有利的各种方式为其提供服务，包括现代医学、传统医学或替代医学（alternative medicine）。因此全科医疗服务又被称为一体化服务（integrated care）。

（七）可及性照顾

全科医疗的可及性照顾（accessible care）是全科医疗服务的一个重要评价指标，它体现在地理上的接近、使用上的方便、关系上的亲切、结果上的有效以及价格上的便宜等一系列特点。在建立全科医疗机构时，应考虑到当地居民的可及性，使绝大部分百姓能够感受到这种服务是值得充分利用的。事实上，由于医患双方的亲近与熟悉，全科医生在诊疗中可以大大减少不必要的化验与辅助检查，从而获得比一般专科医疗更好的成本效益。

全科医生一直向患者敞开大门，不会拒绝任何患者，永远是患者的第一求助者。全科医生擅于正确处理患者可能发生的常见病、多发病（约占 80% 的问题），这意味着社区居民就医时，总是能够，及时得到全科医生的服务。可及性服务还包括方便的设施、可靠的医疗、稳定的关系、有效的预约、非工作时间的值班服务、病情上的熟悉等。判断全科医疗服务是否具有可及性，一般包括以下 5 个方面的指标（表 1－3）。

表 1－3　全科医疗可及性服务指标

一级指标	二级指标
地域可及性	医疗机构服务半径、人口、质量和能力 医疗机构技术配备、水平和服务态度

续表

一级指标	二级指标
人员可及性	每千人口医生数、护士数和床位数 居民经济水平和医疗负担 居民因病应就诊（住院）未就诊率（住院） 到医疗点最短距离和最少时间
经济可及性	合理使用医保费用 医保门诊次均费 医保门诊复诊率 医保住院日均费
需求可及性	社区居民对医疗机构的评分 社区居民对医疗求助的满意率 政府对社区卫生服务满意情况 卫生人员对社区卫生服务满意情况
设施可及性	基本措施的配备率 医疗关系的维持率 预约系统的有效率

（八）协调性照顾

协调性照顾（coordinated care）是指针对患者的要求而对保健服务进行的调整、组合过程。协调性照顾需要全科医生关注患者健康需求的各个方面，包括协调性地提供预防性服务、健康监护、健康促进和健康教育服务。

为实现对服务对象的全方位、全过程服务，全科医生作为中间的协调人，是动员各级各类资源服务于患者及其家庭的枢纽。全科医生掌握各类专科医疗的信息和转诊、会诊专家的名单，患者需要时可为其提供全过程“无缝式”的转诊会诊服务；全科医生熟悉社区的健康资源，如社区管理人员、健康促进协会、患者小组、志愿者队伍、托幼托老机构、营养食堂、护工队伍等，必要时可为患者联系有效的社区支持；熟悉患者及其家庭，对家庭资源的把握与利用是全科医生不可缺少的基本功。上述各种健康资源的协调和利用使得全科医生能够胜任其服务对象的“健康代理人”角色。

此外，全科医生不仅被称为医疗保健系统的协调者及责任人，也是患者及其家庭需要的各种医疗保健服务的医疗管家。全科医生通过统一协调各类人员，组织有效的医疗服务团队，按照患者及其家庭的需求提供放心的服务。

（九）以团队为基础合作式照顾

团队合作（team work）指的是一群有技能、有信念的人，为了一个共同的目标凝聚在一起，相互支持、努力合作的过程。在工作中，调动团队成员的所有智慧与能力，充分体现医者的“大医精诚”和“仁心仁术”精神，让签约者最大限度获益。

全科医疗服务的综合性、持续性和协调性等特征，需要以团队合作的方式来完成。全科医疗团队以全科医生为核心，在社区护士与公共卫生医生、营养师、心理医生、健康管理师、康复师、其他专科医生甚至社区志愿者等的配合下，一起为服务对象提供立体网络式健康维护和疾病管理，这对推进社区居民健康具有重要作用。此外，在基层医疗与各级各类医疗保健网之间，存在着双向转诊和继续医学教育的团队合作关系。因此，全科医生要将自己作为卫生保健系统中的重要组成部分，善于运用人际交往技术，与社区内外各类人员建立有效的合作关系，协调和调动各类可利用的医疗资源和非医疗资源，参与全面的卫生服务。

素质提升

全科医生，拥有大医精诚的情怀

一名优秀的全科医生，与服务对象（即签约人，健康、亚健康、疾病状态的人）是邻居、亲戚、朋友、合作伙伴关系，承担着医生、协调者、教育者、管理者、健康监护人和守门人等角色任务，又像父母处理未成年孩子的事务一样，事无巨细，责无旁贷，所以，全科医生一定要有情怀，有为人父母的情怀，有充分体现仁心仁术的情怀，有大医精诚的情怀，有“以人为本、以健康为中心”的情怀。

全科医生要关注服务对象的心理、家庭和社会背景因素，尽可能融入服务对象的生活、工作、成长的环境中，想服务对象之想，感服务对象之痛，拉近与服务对象之间的心理、情感距离，助力我国健康产业，助推“健康中国”战略。

二、全科医学的人文精神

（一）人文精神与医学人文精神

1. 人文精神 人文精神指人类的精神文化，包括知识、信仰、艺术、道德、法律、习俗等。人文科学是一门与社会科学既有联系又有区别的学科，研究的是人的观念、精神、情感和价值观。

人文精神（humanistic spirit）是人之所以为人的一种理性觉识、理论阐释和实践规范，包括对人的立身处世的现实规范、对人的精神和价值追求的理论提升，是人类以文明之道化成天下的生命大智慧，是文明社会中人的理性精神的基石，也是高科技时代的精神支柱。人文精神是在科技－人－社会－自然这个大系统中体现出来的人之为人的素质和品格，表现为对于真、善、美的自觉体认和永恒追求，对社会境况的世俗关怀和德化天下的人文关怀，注意人与自然的协调与共处，反对技术主义对自然资源和自然环境的戕害，创造人类的生态文明，保护人类的生存家园，为健全的精神奠定良好的自然基础。

人文精神的内涵是尊重人的价值和人格，实现人性解放与人生价值的体现，充分调动人的内在潜能与积极性。人文精神的本质是以人为中心，以人自身的全面发展为终极目标。它提倡把人的地位、尊严、价值、权利及自由与发展放在首位加以关怀；提倡对人的理解和关心、保护个人权益和以人为中心的道德观和价值观；人文精神更注重人与人、人与自然、人与社会多种关系的协调，尊重人生命的完整性。

2. 医学人文精神 医学是认识、维护和促进人类健康，预防和治疗疾病，促进机体康复的科学知识体系和实践活动，它不仅涉及人体的物质、结构及生理，同时与人的精神、心理、社会等因素息息相关。医学的终极目的是通过防治疾病、促进健康而使人获得幸福。这说明医学本身内在具有人文成分和人文追求。

医学人文精神（humanistic spirit of medicine）是医务人员的一种职业理性知觉，它不仅包括对医务人员的立身从业的现实规范，也包括医务人员对自身医学精神和医学价值追求的理性提升。医学人文精神的基本内涵是对人的生命质量、生命价值和健康与幸福的关注，是对人的身心健康与自然、社会之间的和谐互动和可持续性发展的关注。关爱生命是医学人文精神的核心。

现代医学人文精神是现代条件下医务人员从事医疗事业的精神支柱。从医学高技术与人的角度来看，现代医学人文精神表现为医疗技术对于真善美的自觉认识和永恒追求。我们不但要重视医学高技术对社会境况的世俗关怀，更要关注其德化天下的人文关怀。现代医学人文精神还是医务人员对人的现实存在的思考和未来命运的殷切关注，在对事关人类未来命运与归宿问题上，应该采取科学的、理性的态度。现代医学技术的发展需要现代医学人文精神的重塑，需要坚持医学技术进步与医务人员道德健全相一致的原则，在解除患者身体疾病痛苦的同时，也关心他们心理感受，以人为本，满足患者心理需求，促进其全面健康。

3. 现代医学精神是科学精神与人文精神的统一　科学精神就是指由科学性质所决定并贯穿于科学活动之中的基本精神状态和思维方式，是体现在科学知识中的思想或理念。科学精神包括探索求知的理性精神、实验验证的求实精神、批判创新的进取精神、互助协作的合作精神、自由竞争的宽容精神等。这些精神体现在科学生产中，是科学认识活动主体的内在的精神要素，受制于科学认识活动规律。科学精神是人类文明的崇高精神，客观唯实、追求真理是它的首要要求。医学科学精神是科学精神在医疗卫生实践中的应用与体现，强调的是客观、精益求精和实用。

医学与人文社会科学有着密切的关系，是科学文化与人文文化的统一，而不是一门与社会和人文无关的、纯粹的自然科学。医学科学精神与医学人文精神是人类医学必不可少的内在组成部分，也是人类医学实践的不可或缺的精神动力。如果说科学精神赋予了医学以创新的生命力，那么，人文精神则赋予了医学创新所必需的深厚的文化土壤和道德基础。只有两者的整合融通才能真正实现人类社会的真、善、美。医学人文精神为现代医学的发展指明了方向，现代医学科学只有在医学人文精神的指导下，才能摆脱医学技术主义的诱惑，肩负起人类赋予的神圣使命，两者的融通才是现代医学发展之未来。

（二）医学模式的转变与医学人文精神

1. 医学模式　医学模式（medical model）是人类在医学科学的发展过程中和医疗服务实践中形成的医学观，是在与疾病抗争和认识生命自身的过程中得出的对医学总体的认识。这种高度概括和抽象的思维观念既表达了人们对医学总体特征的认识程度，又是指导医学实践的基本观点。医学模式归属于自然辩证法的研究领域，即人们按照唯物论和辩证法的观点与方法观察、分析和处理人类的疾病和健康问题，从而形成对疾病和健康问题的科学观。科学的医学观是医学模式的核心内容，它运用科学发展的观点研究医学的属性、功能、结构和发展规律。

2. 医学模式的转变　社会的进步和科学的发展推动了医学的进步，同时形成了与之相适应的医学模式。随着医学社会化进程加速和医学科学的进步，医学模式经历了很多次转变。迄今为止，人类医学模式的发展和变化主要经历了神灵主义的医学模式（spiritualism medical model）、自然哲学医学模式（natural philosophical medical model）、机械论医学模式（mechanistic medical model）、生物医学模式（biomedical model）等。

由于医学发展的社会化、疾病谱和死因谱的转变、人们对健康需求普遍提高、健康影响因素多元化等原因，医学模式已经不再单一地从生物学角度去观察和处理医学问题，生物医学模式逐渐转变为从生物、心理和社会角度综合观察和处理医学问题的现代医学模式，即生物-心理-社会医学模式（bio-psycho-social medical model）。这次医学模式的转变，势必将触动医学领域的又一次重大观念的变革，对于认识和理解个体医学与群体医学的关系、生物医学与社会医学的关系、微观医学与宏观医学的关系、临床医学与预防医学的关系、防治疾病与促进健康的关系以及医学进步与社会发展的关系，都具有重大作用。

3. 生物医学模式与人文精神的缺失

（1）生物医学模式的概念　生物医学模式是建立在生物科学的基础之上，反映病因、宿主和自然环境变化规律的医学观和方法论。生物医学模式认为每种疾病都可以在器官、组织、细胞或分子水平上找到可以测量的形态学变化，可以确定生物的和理化的特定病因，这种认识为解决临床医学和预防医学的重大难题提供了科学基础，推动了整个医学由经验走向科学。

生物医学模式奠定了实验医学的基础，不仅促进了对人体生理活动及疾病的定量研究，而且推动了特异性诊断和治疗的发展。在这种医学模式下，传染病得到了控制，死亡率下降了，人类相继克服了临床手术中的感染、疼痛和失血三大难关，手术成功率大为提高，在疾病预防领域采用杀菌灭虫、预防接种和抗菌药物三大武器，取得了卫生革命的第一次伟大胜利。

（2）生物医学模式下人文精神的缺失　生物医学模式在很长的一段历史时期发挥了重要作用，做出了不可磨灭的贡献。但是，20 世纪以来，随着疾病谱、自然环境、人口结构和社会环境的变化，生活方式、行为习惯、心理及社会因素对健康和疾病的影响增加，生物医学模式的缺陷日益显现出来。

首先，生物医学模式只承认人的生物属性，而忽视了人的社会属性。其次，生物医学模式忽视了人的整体性。再次，生物医学模式造成技术至善主义。此外，生物医学模式带来了物质化倾向。生物医学模式促进了技术至善主义的形成，而张扬技术至善主义的潜在动力是追求更大的经济利益。市场化驱使人们不断追逐物质利益，就必然对最具人文精神的医学领域带来巨大冲击，从而导致追求更大的经济利益成为医疗服务的潜在动力，医疗行为的许多方面和环节中都表现出了物质化倾向。医疗服务更多地关注经济利益，必然会削弱对患者的人文关怀，使医患关系复杂化和紧张化。

4. 生物－心理－社会医学模式医学人文精神的回归

（1）生物－心理－社会医学模式的概念　1977 年，生物－心理－社会医学模式由美国罗切斯特大学精神病学和内科学教授恩格尔（Engel）提出，又称“恩格尔模式”。恩格尔指出“为了理解疾病的决定因素，达到合理的治疗和卫生保健目的，医学模式必须考虑到患者、患者生活的环境以及由社会设计来对付疾病的破坏作用的补充系统，即医生的作用和医疗保健制度。”这就是说，人们对健康和疾病的了解不仅包括对疾病的生理（生物因素）解释，还要包括了患者（心理因素）、所处的环境（自然和社会因素）以及医疗保健体系。

（2）生物－心理－社会医学模式对医学、卫生事业和医学教育的影响　生物－心理－社会医学模式确立了社会、心理因素的重要地位，确定了社会因素对健康的决定性影响，肯定了心理行为与健康的密切关系。医学社会化、多学科融合兼收并蓄，使广大医务人员应用大卫生观点指导医疗实践，医学获得了前所未有的发展，卫生事业取得了史无前例的成就。

（三）全科医生与医学人文素质

1. 全科医生的人文素质　人文素质是指知识、能力、观念、情感、意志等多方面因素综合而成的一个人的内在品质，表现为一个人的人格、气质、修养。人文素质修养，是通过学习、实践与感悟等，使人类优秀的文化成果内化为自身的人格、气质和修养，从而成为维系社会生存和发展的重要因素。人文素质对于专业素质、身心素质、道德素质的养成和提高具有很大的影响和很强的渗透力。

医学人文素质修养是人文素质修养的一个分支，其在包含人文素质修养共性的同时，由于独特的关注视角具有鲜明的特色。医学人文素质的内涵集中体现在对病人的生命和健康、权利和需求、人格和尊严的关心、关怀和尊重。

2. 全科医生的思想道德素质　良好的思想道德素质是医务人员整体素质的基础。优秀的医务人员不仅要掌握精湛的专业知识和技能，而且要具有高尚的思想道德素质。具备了良好的思想道德素质，就会积极主动地去解除人们的病痛，尽最大努力提高自己的业务水平，树立终身学习理念，使学习从单纯的求知谋生发展成为人们自觉自愿的生活方式和提升生命价值的过程，更好地为人的健康服务。

3. 全科医生的社会适应能力　医疗卫生服务社会化从客观上要求医务人员必须具有较强的社会适应能力。在知识经济时代和信息时代，在社会变革不断深化，人民群众医疗卫生服务需求日益增长的新形势下，对医务人员的社会适应能力也提出了更高的要求。

在全科医学专业训练中，除应加强社区常见病的临床诊疗能力、综合照顾能力、预防保健能力、服务管理能力等全科医疗服务能力培养外，还应加强医学人文素养、人际沟通与交往能力的培养，两者同等重要，全科医生在其临床服务中不仅要履行全科医学的基本原则，而且要体现全科医学的以人为中心的健康照顾的高度人文关怀特征。

第四节 全科医学教育

一、国外全科医学教育概况

欧美发达国家较早开展全科医学教育，已形成了完整的全科医学教育、培训体系。主要有三种全科医学教育培训形式：在校医学生的全科医学教育、全科医学毕业后教育和全科医学继续教育。在不同国家和地区全科医学培训项目的主体框架基本相同（医院专科轮转和全科医疗实习），具体内容和方式不完全一致。

（一）国外在校医学生的全科医学教育

在英国、美国、加拿大、澳大利亚、日本等国家，大多数的医学院校都设有形式不同的全科医学教学机构或部门，并在医学生中开设全科医学概论及相关课程。各国在校医学生开展全科医学教育的时限不等，一般在4～10周。开设的形式各异，如英国医学院在本科教育阶段设有全科医学的理论学习，包括必修课、选修课和社区实习，澳大利亚将全科医学教育作为连续性的课程对本科生开设，日本的家庭医学系承担了对在校医学生关于家庭医学的理论课程及基础临床技能的教学，并在附属医院及社区诊所培训学生如何管理照顾患者，以加强学生对长期、连续性的社区医疗服务的认识和兴趣。

（二）国外全科医学毕业后教育

全科医学毕业后教育，在国外主要指全科医学住院医生培训。这项培训是医学生完成高等医学院校教育阶段的学习并毕业后，继续选择和进入的新的培训项目。全科医学住院医生培训是全科医学教育的核心，也是全科医学专科医生培养的关键环节。主要由大学的全科医学系负责组织实施，训练场所包括能够训练临床诊疗技能的大型综合性医院和能够训练全科医疗思维和社区群体照顾的社区全科医疗诊所。培训时限各国不等，一般为3～4年。

（三）国外全科医学继续教育

世界上许多国家把全科医学继续教育作为全科医生终身学习的主要方式，部分国家在进行全科医生资格再认定过程中，对其参加继续教育项目的科目和学分有明确的规定。美国家庭医疗委员会（ABFP）规定：对于已获得家庭医学专科医生资格的家庭医生，要求每6年必须参加美国家庭医生委员会的专业资格再认定考试，以保持家庭医生的学术水平和先进性，而取得继续医学教育学分则是参加再认定考试的必要条件。日本也有严格的家庭医生继续教育制度，必须参加家庭医学会举办的职业教育和技能考试以取得不同级别学会认定的专业医生资格。

二、国内全科医学教育体系

中国的全科医学教育发展不平衡，台湾省、香港和澳门地区的全科医学教育体系较为成熟，其他省份和地区于2000年正式提出全科医学教育发展目标，即“到2005年，初步建立全科医学教育体系，在大中城市基本完成在职人员全科医生岗位培训，逐步推广毕业后全科医学教育工作；到2010年，在全国范围内建立起较为完善的全科医学教育体系。”目前，我国全科医学教育体系已基本建立。

2011年，为适应我国经济社会发展和居民健康需求变化，国务院按照深化医药卫生体制改革的总体思路，遵循医疗卫生事业发展和全科医生培养规律，提出了“逐步建立统一规范的全科医生培养制度”和“近期多渠道培养合格的全科医生”的要求。其中，统一规范的全科医生培养制度包括：①将全科医生培养逐步规范为“5+3”模式，即先接受5年的临床医学（含中医学）本科教育，再接受3年的全科医生规范化培养；②在过渡期内，3年的全科医生规范化培养可以实行“毕业后规范化培训”

和“临床医学研究生教育”两种方式；③统一全科医生规范化培养方法和内容，以提高临床和公共卫生实践能力为主，在国家认定的全科医生规范化培养基地进行；④规范参加全科医生规范化培养人员管理；⑤统一全科医生的执业准入条件；⑥完善临床医学基础教育；⑦改革临床医学（全科方向）专业学位研究生教育；⑧加强全科医生的继续教育。

（一）我国医学本科生的全科医学教育

我国医学本科生的全科医学教育经历了从无到有、从单纯课堂教学到课堂教学与社区实践相结合的发展过程。根据2009年3月首都医科大学对我国128所高等医学院校开设全科医学课程情况的调查，有59所在校医学本科生中开设了全科医学课程，其中28所院校为必修课。

医学本科生的全科医学教育是全科医学人才培养的基础。2000年卫生部颁发《关于发展全科医学教育的意见》提出在高等院校医学专业中设立全科医学有关的必修课和选修课，使医学生了解全科医学思想、内容及全科医生的工作任务和方式，并为将来成为全科医生或其他专科医生与全科医生的沟通和协作打下基础。2010年《以全科医生为重点的基层卫生人才队伍建设规划》提出要积极引导高等医学教育教学改革，本专科医学类专业教育开设全科医学必修课程，加强对学生在医患沟通、团队合作、健康教育、社区预防保健、卫生服务管理等方面的培养，强化临床实践和社区实践教学。2011年《指导意见》指出要完善临床医学基础教育。临床医学本科教育要以医学基础理论和临床医学、预防医学基本知识及基本能力培养为主，同时加强全科医学理论和实践教学，着重强化医患沟通、基本药物使用、医药费用管理等方面能力的培养。

目前我国各校开设全科医学课程的学时不等，最短仅为16学时，最长可达56学时。学时数较多的院校一般开设全科医学概论理论教学和社区实习。对医学生进行全科医学教育的目的主要有：①对医学本科生传授全科医学的基本知识、理论和技能，传播全科医学理念；②培养医学生的思维方式，提高观察问题的层次；③熟悉全科医学思想、内容及全科医生的工作任务和方式，培养学生对全科医疗的职业兴趣；④为毕业后选择接受全科医生规范化培训和从事全科医疗工作奠定基础；⑤为其成为其他专科医生后与全科医生的沟通与协作打下基础。

（二）我国全科医学毕业后教育/全科医生规范化培训

全科医学毕业后教育是全科医学教育体系的核心。2005年，卫生部启动了“建立我国专科医生培养和准入制度的研究”项目，目的是完善我国医学教育体系、规范临床医生的培训与管理、加强卫生人才培养、准入和监管，促进医学教育及人才管理与国际接轨。以全科医生规范化培训为重点，使高等医学院校本科学生毕业后，经过规范化的全科医生培训，取得全科医生规范化培训合格证书。从长远来看，我国全科医生将主要通过毕业后全科医生规范化培训来培养。

全科医生规范化培训以提高临床和公共卫生实践能力为主，在国家认定的全科医生规范化培养基地进行，实行导师制和学分制管理。参加培养人员在培训基地临床各科及公共卫生、社区实践平台逐科（平台）轮转。在临床培训基地规定的科室轮转培训时间原则上不少于2年，并另外安排一定时间在基层实践基地和专业公共卫生机构进行服务锻炼。经培训基地按照国家标准组织考核，达到病种、病例数和临床基本能力、基本公共卫生实践能力及职业素质要求并取得规定学分者，可取得全科医生规范化培训合格证书。规范化培训的具体内容和标准由原卫生部、教育部、国家中医药管理局制定。国家认定的全科医生规范化培训基地应由医学院校的附属医院（或教学医院）或大型综合性医院来承担，建立有一定规模的全科医学专科，配备临床经验丰富、掌握全科医学基本思想、原则和方法的合格师资。全科医学专科有一定的门诊量，必要时可设立病房，同时必须有符合要求的社区培训基地。全科医生规范化培训通过对本科学历的毕业生，进行为期3年（包括：全科医学相关理论学习、临床轮转、社区实习在内）的培训，培养具有高尚职业道德和良好专业素质，掌握专业知识和技能，能以人为中心、以维护和促进健康为目标，向个人、家庭与社区提供预防保健、诊断、治疗、康复、健康管理一体化的，连续协调、方便可及的主动服务，成为社区卫生服务团队的学科骨干。助理全科医生培训参照国家助理全科医生培训标准进行为期2年（包括全科医学理论知识培训、临床实践、基层实践三部分组成）的培训。培养具有全科医学理念，掌握临床医学的基本理论、知识和技能以及公共卫生相关知识和技能；具有良好的沟通能力，以维护和促进健康为目标，向个人、家庭、农村基层提供需求为导向的结合性、协调性、连接性的基本医疗和预防保健服务。

（三）全科医生岗位培训和全科医生转岗培训

2000年，我国在《关于发展全科医学教育的意见》中提出全科医生岗位培训，对从事或即将从事社区卫生服务工作的执业医生，采取脱产或半脱产的方式进行全科医生岗位培训，经省（自治区、直辖市）统一组织考试合格，获得全科医生岗位培训合格证书。为适应开展社区卫生服务工作的迫切需要，在职人员的转型培训是全科医学教育培训工作的重点。原卫生部科教司印发了全科医生培训大纲，以从事社区卫生服务的临床类别执业医生为培训对象，旨在通过培训使学员掌握全科医学的基本理论、基础知识和基本能力，熟悉全科医疗的诊疗思维模式，提高其对社区常见健康问题和疾病的防治能力，具有为人民健康服务的职业道德，能够运用生物－心理－社会医学模式，以维护和促进健康为目标，向个人、家庭、社区提供公共卫生和基本医疗服务，达到全科医生岗位基本要求。培训方法根据各地区实际情况，采取脱产、半脱产的集中培训方式，应用理论讲授、小组案例讨论、临床和社区实践相结合的教学方法。辅以现代化教学手段开展培训。参考学时在2001年《全科医生岗位培训大纲（试行）》中为600～620学时，其中理论教学500学时，实践教学100～120学时。2006年以后的岗位培训大纲调整为500～600学时，其中理论教学240学时，实践教学260学时（社区实践不少于60学时），有条件的地区可安排100学时的选修内容。全科医生岗位培训项目到2010年结束。

2010年12月，我国启动了全科医生转岗培训项目，卫生部印发了《基层医疗卫生机构全科医生转岗培训大纲（试行）》。以基层医疗卫生机构中正在从事医疗工作、尚未达到全科医生转岗培训合格要求的临床执业（助理）医生为培训对象，以全科医学理论为基础，以基层医疗卫生服务需求为导向，以提高全科医生的综合服务能力为目标，通过较为系统的全科医学相关理论和实践能力培训，培养学员热爱、忠诚基层医疗卫生服务事业的精神，建立连续性医疗保健意识，掌握全科医疗的工作方式，全面提高城乡基层医生的基本医疗和公共卫生服务能力，达到全科医生岗位的基本要求。培训时间不少于12个月。其中，理论培训不少于1个月（160学时），临床培训不少于10个月，基层实践培训不少于1个月，全部培训内容在1～2年内完成。培训方式采取按需分程、必修与选修相结合的方式，具体可采用集中、分段或远程理论培训、科室轮转、基层实践等形式。培训内容分为理论培训、临床培训和基层实践培训三个部分。2011年，《指导意见》再次重申对符合条件的基层在岗执业医生或执业助理医生，应按需进行1～2年的转岗培训。转岗培训以提升基本医疗和公共卫生服务能力为主，在国家认定的全科医生规范化培训基地进行，培训结束通过省级卫生行政部门组织的统一考试，获得全科医生转岗培训合格证书，可注册为全科医生或助理全科医生。

（四）我国全科医学继续教育

对具有中级及中级以上专业技术职务的全科医生，按国家卫生健康委员会有关规定，采取多种形式，开展以学习新知识、新理论、新方法和新技术为内容的继续医学教育，使其适应医学科学的发展，不断提高技术水平和服务质量。以现代医学技术发展中的新知识和新技能为主要内容，加强经常性和针对性、实用性强的全科医生继续医学教育。强化对全科医生继续医学教育的考核，将参加继续医学教育情况作为全科医生岗位聘用、技术职务晋升和执业资格再注册的重要因素。

目标检测

答案解析

一、选择题

［A1/A2 型题］

1. 全科/家庭医学被批准为美国第 20 个医学专业是在（　）
   A. 1969 年　B. 1972 年　C. 1986 年　D. 1993 年　E. 1996 年
2. 全科医学是第一线医疗照顾，是以（　）
   A. 门诊为主体　B. 上门服务为主体　C. 病房为主体
   D. 流动性服务为主体　E. 预防服务为主体
3. 下列哪项不是人性化照顾基本内容（　）
   A. 从“整体人”生活质量的角度全面考虑服务对象需求
   B. 熟悉服务对象的生活、工作和社会背景
   C. 只按常规的诊断和治疗标准提供服务
   D. 了解服务对象的个性类型
   E. 调动服务对象的积极性使之积极参与健康维护
4. 全科医学“持续性照顾”体现在（　）
   A. 全科医生对社区中所有人的生老病死负有全部责任
   B. 全科医生在患者生病的过程中均陪伴在患者床边
   C. 对患者的所有健康问题都要由全科医生亲自处理
   D. 对人生各阶段以及从健康到疾病的各阶段都负有健康管理责任
   E. 如果全科医生调动工作，就应该将自己负责的患者带走
5. 关于全科医疗和专科医疗的区别和联系，描述不正确的是（　）
   A. 服从管理　B. 互补互利　C. “接力棒”式服务
   D. 双向转诊　E. 各司其职
6. 全科医疗的服务对象包括（　）
   A. 患者　B. 患者和亚健康人群　C. 亚健康和健康人群
   D. 健康人群　E. 患者、亚健康和健康人群
7. 社区卫生服务中的基本医疗的理想形式是（　）
   A. 急诊医疗　B. 全科医疗　C. 内科服务
   D. 儿科服务　E. 外科服务
8. 全科医生的素质不包括（　）
   A. 强烈的人文情感　B. 娴熟的业务技能　C. 出色的管理能力
   D. 执着的科学精神　E. 具有较强的疑难杂症处理能力
9. 不属于全科医学基本原则的是（　）
   A. 以人为中心的健康照顾　B. 以家庭为单位的健康照顾
   C. 以社区为基础的健康照顾　D. 以预防为先导的健康照顾
   E. 以经济效益为中心的健康照顾
10. 关于全科医疗的描述，错误的是（　）
    A. 全科医疗下，患者需要帮助时，主要联系签约的全科医生

B. 全科医生并非全能的医生，但如需要，能协调各科医生帮助解决服务对象的疾病和健康问题

C. 如确实需要，全科医生可以上门服务

D. 全科医生管理的事情多，所以收费高

E. 全科医疗下，患者不再有选择医院难、选择科室难、选择医生难、送医过程难、排队挂号难等困难

二、思考题

1. 简述全科医生的角色与素质要求。
2. 简述全科医学的基本原则。
3. 医学人文精神的核心是什么？

（江秀娟　李光才）

书网融合……

本章小结　　微课　　题库

第二章　以人为中心的健康照顾

PPT

学习目标

1. 通过本章学习，重点把握以人为中心的健康照顾是全科医学的基本特征、全科医生应诊过程中的主要任务和全科医生的综合思维。

2. 学会以人为中心的生物－心理－社会医学模式的思维方式和服务意识，在应诊过程中，时刻关注患者的宏观和微观世界；以生物、心理、社会层面“全方位”的思维模式满足患者的需求。

3. 具有运用生物－心理－社会医学模式开展全科医疗、预防、保健、康复等卫生服务的能力，运用全科医学的思维解决全科医疗中的需要解决的实际问题，并能做出合理的诊疗方案。

情境导入

临床案例　患者，女，32岁，因胃痛2周就诊。近2个月来患者一直加班赶项目，工作压力大，常熬夜，有时来不及吃饭，近2周胃部隐痛不适。半年前曾做过胃镜检查，提示正常，幽门螺杆菌阴性，腹部B超无异常。这次就诊患者要求做B超、CT和血检查癌症指标。追问原因，述其父亲1年前肝癌去世，担心身体会和他一样。

讨论　1. 患者为什么要来就诊？

2. 患者的需求是什么？为什么？

第一节　以人为中心的健康照顾原则

“以人为中心的健康照顾”是全科医学的基本原则，是生物－心理－社会医学模式的具体要求，也是人们健康需求不断增长的必然结果。

一、关注患者与关注疾病同等重要

（一）全科医生的两个关注中心

上述案例折射出心理、社会问题是这位患者的主要健康问题。因此，全科医生在了解患者症状、病理变化的同时，还应关注患者的职业、家庭、心理和社会环境等因素，从而发现影响其健康的问题。

疾病和患者是两个完全不同而又密切相关的概念，是医生职责的两个中心范畴。患者不仅仅是疾病的载体，既具备了疾病的生物学特征，还具备了“人”的社会学特征。因此，关注疾病与关注患病的“患者”同等重要。

古希腊的先哲希波克拉底曾说过“了解你的患者是什么样的人，比了解他们患了什么病要重要得多。”可见古代的医生已经意识到关心患病的人比关心疾病本身更重要。事实上无论西方还是东方，古代医生都很注意对患者的全面观察，包括他们的出身、籍贯、经历、体质状况、人格特征、生活方式、家庭与社会环境、职业与经济情况等。

“以疾病为中心的照顾模式”是近代生物医学模式的产物，随着科学技术的进步和医学迅猛的发展，在医学历史上曾经占据过主导地位。这种照顾模式着重于认识和分析特定疾病的病理问题，并且依赖于高度技术化的诊断和治疗手段解决疾病对躯体的病理生理损害，而对患者心理、社会功能及情感需要方面的问题关注不够，是一种典型的“只见疾病，不见患者”的不完善的照顾模式。

随着医学模式的转变，人们也发现以疾病为中心的照顾模式存在一些重要缺陷，这种只注重疾病的生物医学模式，忽略了健康照顾的整体性，对患者的健康照顾，只局限于处理疾病的症状和体征，忽略了心理和社会功能方面问题的处理，难以满足患者的需求。其次，这种只注重生物学证据和对疾病的过度关注，致使医患关系疏远，患者依从性降低。再次，在这种模式中，易忽略与患者密切相关的人格、个人经历、经济情况、家庭和社会支持等因素，这种局限封闭的思维方式必然导致促进健康的干预措施收效甚微。另外，以疾病为中心的照顾模式也忽略了对健康人群、亚健康人群的照顾。

以人为中心的健康照顾起源于西方20世纪50年代，60年代基本完善。是在生物－心理－社会医学模式的指导下发展起来的，是一种人性化的、能使人的健康得到全面照顾的医学模式，亦称为以人为本的健康照顾，强调重视人胜于重视疾病的健康照顾模式，它从生理、心理和社会三个方面去完整地认识和处理人的健康问题，将人看作是一个既具有生物属性又具有社会属性的“完整的人”，将患者看作是有个性、有情感的人，而不仅仅是疾病的载体。这种以人为中心的照顾模式，其照顾目的不仅是为了寻找出有病的器官，更重要的是维护服务对象的生理、心理和社会三个方面的整体健康，并满足患者生理、心理和社会三方面的需求。为实现这一目的，医生必须从人的整体性出发，全面考虑其生理、心理和社会需求并加以解决，必须将服务对象视为重要的合作伙伴，以人格化、高度情感化的服务调动患者的主动性，使之积极参与其自身健康维护和疾病控制的过程，从而达到良好的服务效果。

（二）患者的宏观和微观世界

生物－心理－社会医学模式（图2－1）认为人的生命是通过与周围环境（宏观世界）的相互作用和系统内部（微观世界）的调控能力来维持健康状态。宏观世界包括了人与家庭、社区、文化、社会、国家和生态环境之间的关系，属于心理学、社会学、经济学、伦理学和人类学的范畴，是复杂的、难以量化的世界。微观世界包括了人与其机体的系统、器官、组织、细胞和生物的大分子的关系，是属于生命科学的范畴，常常可以精确量化。所以，医学除了关注疾病这一生命科学领域所研究的微观世界，还要关注人文社会科学等领域所研究的人的宏观世界。

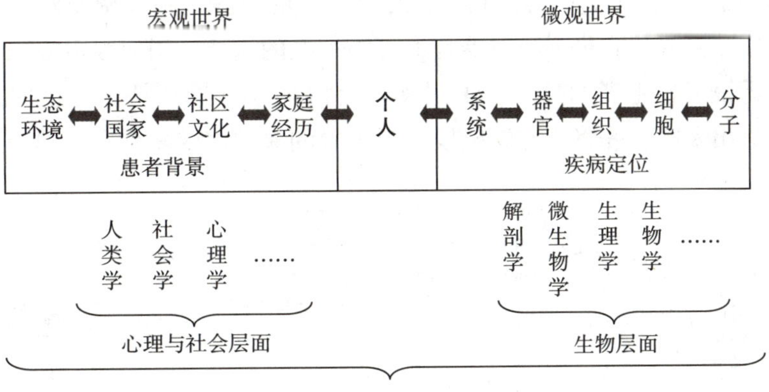

图2－1　生物－心理－社会医学模式

生物－心理－社会医学模式是以人的整体健康为最终目标，疾病是患者的一部分而并非全部，患者的需求、期望与生理疾病同等重要。全科医生在向患者提供“以人为中心的健康照顾”时就需要进入患者的世界中去，了解患者的宏观和微观世界，同时了解患者的个性。患者是一个身心统一的整体，是具有生理功能和心理活动的生物体，精神和躯体是不可分割的，是生命活动中相互依赖、相互影响的两个方面，共同作用于机体的健康。因此，全科医生不仅需要了解患者的病理生理过程，还需要了解患者的心理过程。其次，具有独特个性的患者还有完整的社会背景，这些将对人的健康产生影响。因此，不了解患者的个性、背景和社会关系就不可能完整地认识患者，也就无法全面了解和理解患者的健康问题，更不用说解决这些问题了。全科医生要了解患者所患的疾病，更要了解患者，进入患者的世界，了解患者的个性，是以人为中心的健康照顾的基础。从本章案例中我们可以发现，专科医生以疾病为中心和以医生为中心的态度，漠视患者的需求和期望会导致医疗活动的失败。而全科医生采取以患者为中心，通过对话与交流，了解患者的背景，进入患者的内心世界，发挥其主观能动性，从而达到促进健康、提高生命质量的目的。在这一过程中，全科医生不是作为一个旁观者或指挥者，而是作为与患者处于平等地位的医患互动整体的一部分发挥自身的作用，是维护人的整体健康和提高人的生命质量的艺术家。

（三）全科医生的"患者"范畴

英语中与生病有关的词汇，最常用的是 disease、illness、sickness。现代医学心理学、医学社会学等学科通过与人类生病有关情况的研究，将这三个词汇区分开来。

"disease" 译为疾病，为医学术语，指可以判明的人体生物学上的异常情况。可以通过体格检查、化验或其他特殊检查加以确定。

"illness" 译为病患，即有病的感觉，指一个人的自我感觉和判断，他有不适的感觉，可能同时存在疾病，也可能仅仅是心理与社会方面的失调。

"sickness" 译为患病，是指一种社会地位或状态，即他人（社会）知道此人处于不健康状态。本人可能有病，也可能是装病。

一个人可能有明显的病患，如胸闷、心悸，但却查不出是什么疾病，他如果因此告诉别人，就被认为是"患病"了，被别人视为患者。如一个人有严重的疾病，如肝癌，但在早期，并没有不适，即无"病患"，因而未就医，别人也不知情，因此别人不知道他患病，一旦病情进展，出现症状（病患）而就医，确诊为肝癌（疾病），那么他就患病了。所以，这三种情况可以单独存在、同时存在，抑或交替存在。

"以疾病为中心"的模式充分强调了 disease（疾病）的地位，却不重视 illness（病患）和 sickness（患病）这两种情况。而"以患者为中心"（或以人为本）的模式，则强调要对三者同等对待。全科医生应具备三种眼光：用显微镜检查患者身体器官上可能存在的病灶；用肉眼审视面前的患者，了解其患病的体验；还要用望远镜观察患者的身后，了解其社会情境（背景）情况。这样，就把医生的全方位或立体性思维方式表达出来了，并将这种思维模式与患者的多种需求联系在一起（图 2-2）。

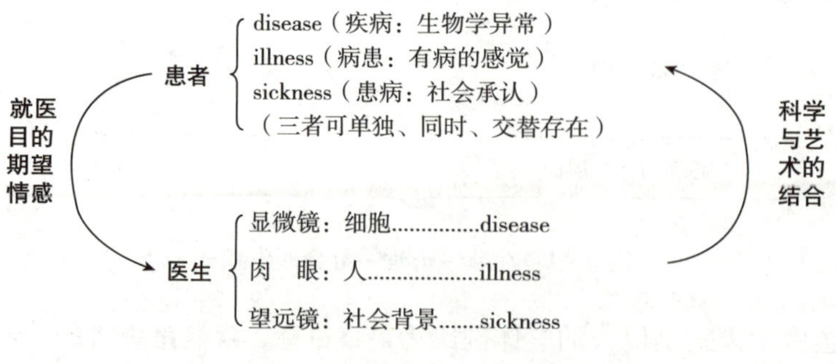

图 2-2　患者的需求和医生的视角

（四）全科医生的诊疗原则

患者是一个不可分割的整体人，新的医疗框架是以人为中心的，人的生活质量将作为和疾病同等重要的另一个因素予以考虑。作为基层工作的全科医生，他们面对的多数是常见病、多发病、慢性病、轻症患者以及健康人群。这就决定了全科医生必须对人负责，而不仅仅是对疾病负责。由于全科医生所接纳的服务对象包括患者、亚健康和健康人群，不同的人群有不同的医疗需要，全科医生就必须根据服务对象的不同需要提供服务。

1. 无疾病时 理解人的病患与苦恼，并提供相应的健康咨询、预防保健、关系协调、生活方式改善等整体性照顾。

2. 疾病早期，尚未分化时 医生应能识别问题，早查早治，提供预防性干预，使“健康—疾病”的进程逆转。

3. 疾病（特别是慢性病）确诊后 积极治疗，减少并发症和后遗症，避免残障，提供康复和临终关怀。医生应充分了解患者的患病体验，以及患者的生活态度与价值观，经过医患互动，双方商定其带病健康生存的最佳平衡状态，并制订长期管理计划，提高患者管理质量。

4. 疾病终末期 随着人类社会的进步和医学的发展，人们对生活质量的重视以及对“优生”和“优死”认识的深入，临终关怀越来越得到社会的重视。疾病终末期的临终关怀是对临终患者及家属提供生理、心理、社会的全方位的支持和照顾，以治疗为辅，心理安慰、生活护理和临床护理为主，不以延长临终者生存时间为重，目的是尽可能提高临终患者在生命最后阶段的生活质量，缓解临终患者的病痛，维护其生命的尊严，使患者舒适安宁地度过人生最后旅程，同时使家属的身心健康得到维护和增强。

因此，全科医生应为患者及家庭提供综合性、整体性、持续性和人性化的卫生服务模式。

二、理解患者的角色和行为

（一）理解患者的角色

患者角色是指一个人被认为是患者后，这个人便拥有了患者角色或患者身份，原有的社会角色就会部分地或全部地被患者角色取代。患者角色是一种特殊的社会角色，患病是人的一生中必然会经历的一种现象，是一种生存状态的正常表现。患病的人的行为表现与健康人有所差别，将一个人看成患者的主要依据就是看他有无就医行为，虽然某些病患促使患者寻求医疗帮助，但并非所有“生病”的人都成为患者，也不是所有的患者都必定是患病的。

患者角色使患者有暂时免除社会角色义务或减轻日常责任的权利，患者可以免除或减轻其在健康状态下所需要承担的社会角色义务。如工作者患病后可以不去上班，学生生病后可以不去上学。免除的责任范围、持续时间与疾病的性质和严重程度相关，病情较轻时，不影响患者承担的社会角色或影响程度较小；病情严重时，如需要住院治疗的患者一般就失去了原有的社会身份，患者角色代替了一切其他角色。

同时，患者角色也使患者有使自己尽快康复的义务。患者应该认识到患病是不符合社会需求的状态，每个社会成员都应该能承担各自的社会责任，因患病减轻或免除社会责任应该是暂时的。所以，患者必须与他人合作，与医务人员合作，想办法尽快康复。发生疾病后，大多数都不可能靠机体自身自愈而恢复健康，因此必须寻求有效的帮助。这种帮助一般情况下主要来自于医务人员，患者有义务与医务人员配合，接受医务人员各种合理建议。

作为全科医生，应当理解患者角色的意义和病患的合理性，在工作中有针对性地提供以人为中心的全面的健康照顾。

（二）理解患者的患病体验

患病体验是指患者经历某种疾病时的主观感受。患者的患病体验是患者患病经历中最重要的体验过程，不了解患者的患病体验，医生对患者的理解也是不完整的。在生物医学模式下，专科医生要理解患者的患病体验是一件很困难的事，医生常常用没有时间去听患者诉说作为忽略患者患病体验的借口，甚至有医生因为找不到疾病的客观依据而否定患者的患病体验。这些都是生物医学模式只关心疾病、不关心患者的表现，医生的兴趣只放在能客观测量到的疾病上，并不关心患者的患病体验。而在生物－心理－社会医学模式下，全科医生必须了解患者的主观症状和体验，这有利于取得患者的信任，建立良好的医患关系；相反，医生直接否认或怀疑患者症状与体验的真实性时，会使患者产生不被接纳、不受尊重、不被信任的感觉，严重损害医患关系。全科医生在让患者了解疾病知识的同时，自己更应该了解患者的患病体验，并给予必要的解释与支持。只有这样，双方才能达成共识和谅解，建立良好的合作关系。

（三）理解患者的患病行为

患者的患病行为与患者的生活背景、个性特征、健康信念模式、疾病因果观、占主导地位的需要层次和生活目的有关。如一个经济状况不好的人患了绝症，往往表现为不愿意接受任何治疗，而对于一个经济状况很好又享受医保的人，则希望在这有限的时间里能最大限度地体现自己的人生价值，因而在积极配合治疗的同时，可能对工作表现出极大的欲望。人总是依赖生活的意义而活着，如果已经丧失了生活的全部意义，个人对健康就会采取漠不关心的态度。如果我们完整地了解患者，就能理解患者因患病而表现出来的患病行为。

（四）理解患者的期望

患者总是带着对医生的期望来就诊的。患者对医疗的满意度取决于医生满足患者期望的程度。往往是患者的期望值越高，就越容易产生不满。从生物－心理－社会医学模式的角度去理解患者的期望，有助于全科医生不断改善自己的医疗行为与服务技巧，合理地满足患者的期望。

1. 理解患者对医生医疗技术的期望　患者就医第一位期望的是医生的医疗技术，患者都希望医生能迅速作出诊断，并药到病除。

2. 理解患者对医生高尚医德的期望　患者就医最直接的期望就是医生能工作认真、耐心细致、医德高尚、平等和蔼，自己能与医生轻松交流，建立朋友式的互动关系。作为全科医生要理解患者对医生的医德期望。

3. 理解患者对医生服务技巧的期望　患者希望医生能让自己了解问题，并有机会参与讨论，发表自己的意见和看法，最后能与医生一起决定解决问题的方案。

4. 理解患者对就诊结果的期望　患者不希望听到医生说："你的问题不属于我这个专科，或我已经没有办法了。"更不希望医生说："你得了绝症，只能回家休息了。"

5. 理解患者对医疗条件与医疗环境的期望　患者往往希望就医环境舒适，就医流程方便快捷，希望使用先进的医疗仪器与设备、药物和新技术，期望较低的医疗费用支出。

三、提供以人为中心的个性化照顾 e 微课1

（一）全科诊室的环境设置

要提供以人为中心的医疗服务，诊室需要布置得使患者感觉舒适，一人一诊室。在全科医生诊室里，应有体现人文关怀的环境设施。诊室里的灯光要柔和，环境要宁静、整洁、卫生而优雅，有健康教育资料、报纸、杂志等，甚至还有专供儿童游戏的地方。

（二）以人为中心的个性化照顾

以人为中心的健康照顾是全科医学的核心理念之一，全科医生以生物－心理－社会医学模式为基础，根据患者的具体情况，在尊重患者的尊严、理解患者的期望与需求的前提下，充分了解每一个服务对象的家庭背景、社会背景，强调个性化的健康照顾，无论是基本医疗、基本公共卫生服务，还是康复、养生保健、健康教育，均需要综合考虑各方面的因素，提出最适合服务对象的建议与方案，真正体现以人为中心，体现个性化。

四、尊重患者的权利

患者的权利有如下几个方面：①平等的医疗权；②疾病的认知权；③知情同意权；④要求保护隐私权；⑤免除一定社会责任权；⑥诉讼权和赔偿权。要充分尊重患者的权力，需要做到以下几点。

（一）让患者参与到医疗实践中

在生物－心理－社会医学模式中，除药物和其他医学手段外，患者本身就是治疗疾病的重要资源，患者有权了解自身的健康问题、严重性以及处理方案，全科医生应利用患者本身的潜能和主观能动性，与患者一起协商处理的方案，并征得患者同意，使患者能清楚治疗或处理的思路，使其成为治疗的积极配合者。

（二）做出的决策应符合患者的利益

无论如何，医生在做出疾病的处理决策时必须把患者的利益放在第一位，做出最有利于患者的临床决策。如果患者经济状况不好，就要权衡治疗手段对本人和家庭所带来的影响，选择最便宜、最可能、最方便、最符合患者经济利益的治疗方案，慎重考虑治疗效果和副作用的平衡关系，制定出最符合患者利益的临床处理方案。

（三）强调服务对象的健康结局

全科医生在为患者制订诊疗计划时应将医生的个人临床经验与科学证据相结合，疗效评价应以患者的最终结局（如死亡、功能丧失、生活质量及患者满意度等）为目的，选择的疗法应更安全、有效和经济，排除那些无效的、昂贵的和危险的医疗决策，全科医生提供的服务必须与这一总体目标紧密联系起来，力求公平、及时、经济、有效地利用各种资源维护居民健康，减少临床危险事件的发生，延长生命，提高生命质量。

第二节　全科医生的应诊任务

一、全科医生应诊中的主要任务

全科医生应诊中的主要任务可归纳为4个方面：①确认和处理现患问题；②对服务对象的连续性管理；③适时提供预防性照顾；④改善患者的就医遵医行为。

（一）确认和处理现患问题

全科医生应诊中的首要任务是确认和处理现患问题。现患问题主要是指患者近期以来所感知的身体不适，也是患者前来就医的主要原因。全科医生在应诊中要正确分析、认识和处理患者的现患问题，这是门诊服务的核心任务。全科医生在确认和处理患者的现患问题时，不仅要靠生物医学知识去认识、诊断患者的疾病性质和严重程度，而且还要从心理、社会等多角度和多层面去解剖、分析患者的就诊原因及就医背景，以充分体现“以人为中心的健康照顾”特点，具体说来要做好以下几方面工作。

1. 了解患者的个性特点 全科医生在面对患者时，应首先了解患者是一个什么样的人，要熟悉他们的背景资料，如患者的社会背景、社区背景、家庭背景、个人背景等，只有深入全面地了解了患者的有关背景资料，才能真正地了解前来就医的患者，与患者建立起一种朋友式的和谐医患关系。规范的健康档案是全科医生了解患者的重要窗口，也是全科医生了解患者的重要参考资料。

2. 了解患者的就医背景 患者都是在一定的背景下前来就医的，只有了解患者的就医背景，才能真正理解患者的诉求和现患问题的性质，才能发现产生这些问题的真正原因，才能找到真正的问题和真正的患者。

需要了解的就医背景主要有以下三方面。①患者为什么来就诊，为什么在这一特定时刻来就诊。患者有了疾患是否就医受疾病的性质和严重程度、个人的类型与价值观念、家庭和社会背景、家庭资源及卫生服务模式等多种因素的影响。对于这些影响患者就医取向的诸多因素，医生都应有所了解。②患者有哪些需要。按照马斯洛的需要，人的需要按由低级到高级可分为 5 个层次，即生理需要、安全需要、归属和爱的需要、自尊的需要和自我实现的需要，患者同样也存在这 5 个方面的需要。全科医生要善于发现和理解患者不同层次的需要，并有针对性地采取各种措施和方法给予适宜的、最大限度的满足。③患者期望医生为他做什么。医生在了解患者需求和尊重患者意愿的基础上，了解患者前来就诊时对医生的期望，并最大限度地满足他们的期望和需要，具体体现在是需要治疗还是需要预防或保健，抑或是需要健康指导等，这些均需由医生与患者及其家属协商做出决策。

可采用开放式问诊的方法了解患者的就医背景。开放式问诊是相对于封闭式问诊而言，在医疗实践中接诊患者时，医生在采用封闭式问诊方式询问患者问题时，常把注意力集中于患者所患的疾病上，常有明确的询问对象和目的，患者的回答也只能是选择式的和封闭式的。例如医生会问如下一些问题：你感到头痛不痛？夜里咳嗽吗？是否有腹痛等，患者的回答只能是痛或不痛、咳嗽或不咳嗽、有或没有等，患者缺少充分回忆和倾诉疾患的机会，此为封闭式问诊方式。封闭式问诊方式有时会给患者带来一些误导，使患者把对疾病的回忆仅仅局限在医生感兴趣的问题上，从而会漏掉一些重要的其他线索，并且封闭式问诊也忽略了患者的主观情感需要和需求。

“以人为中心的健康照顾”不提倡这种存有缺陷的封闭式问诊方式，主张医生要用开放式问诊。所谓开放式问诊就是要求医生要把注意力集中于完整地了解患者，既要了解患者所患的疾病，也要了解患者的心理、社会及其就医背景等。开放式问诊是对患者的开放式引导，医生要用耐心去倾听患者的诉说，不宜轻易打断患者的陈述，从患者的诉说中搜寻出蛛丝马迹，发现线索，找出问题所在。开放式的引导往往没有明确地询问目标和对象，只是提出一个话题作为引子，让患者自己去感觉和体会，发挥自己的意见和看法，并加以充分发挥，开放式问诊在时间允许的情况下，医生并不去打断患者的诉说和思路，而是让患者围绕疾患充分地去想象和倾诉，有时也可给予适当的引导，以避免患者的诉说离题太远或占用时间太多。

开放式问诊常用于以下几个方面。①了解患者疾患或问题的产生过程。医生可以问：“您能告诉我问题是怎样发生的吗?”②了解疾患或问题所涉及的范围。医生可以这样问：“您觉得这个问题可能会与哪些因素有关系呢?”③了解患者的健康观、价值观及疾病因果观等思想观念。医生有时会问：“您觉得这个问题很严重吗?”“您觉得这个问题是怎么一回事呢?”等。④了解患者的需要、需求及对医生的期望。这时医生可以这样问：“您希望我能为您做点什么?”“您最迫切需要解决的问题是什么?”

在医生与患者沟通交流中，最重要的是了解患者想要什么，了解患者的需求，这是赢得患者满意的前提。

先问开放式问题："我有什么能帮您的吗？""哪里不舒服呀？"

后问封闭式问题："您最近吃药了吗？""您觉得这药效果怎么样？"

先问客观事实性问题："您最近一次心电图检查是什么时候？"

后问主观看法性问题："您觉得这种药吃后效果怎么样？"

先反应式聆听：鼓励患者信息流露。

后感觉式聆听：聚焦有利信息。

但是，有一些提问方式于获取信息毫无帮助，应该避免。引导性问题通常暗示了一定的答案，比如：

"关于这一点你没问题，是吧？"

"你也认为这是最好的解决办法吧？"

"你已经做过手术了，是吧？"

"今天感觉好些了吧？"

语言表达，我们可以使用如下句式。

"我知道这对于你来说并不容易。"

"我知道你并不希望听到这条消息。"

"我很抱歉，你必须接受这种治疗。"

另一种回应形式是针对患者的反应。

"你看起来已经考虑清楚了。"

"很多人和你的感受是一样的。"

为了有效地与患者形成共情，要用眼睛关注着患者，我们可以多用以下语言：

"我想听听你的看法……"。

"我了解你的感觉……"。

"我理解你的观点……"。

"我能否这样理解你的意思……"。

为了有效地与患者形成共情，我们要注意忌用以下词语。

"嗯……啊……哦……"等不明确的应付式的词语。

"我知道了……你别说了……"不能耐心倾听的词语。

"我告诉你……你听我的……"居高临下、不平等的词语。

3. 分析现患问题的性质　全科医生要从系统论、整体论角度去考虑分析患者的现患问题，用医学心理学、社会医学及社会学等知识去判断，具体说来，全科医生确认患者现患问题时的思维方式应以生物—心理—社会医学模式为指导（图2－3）。

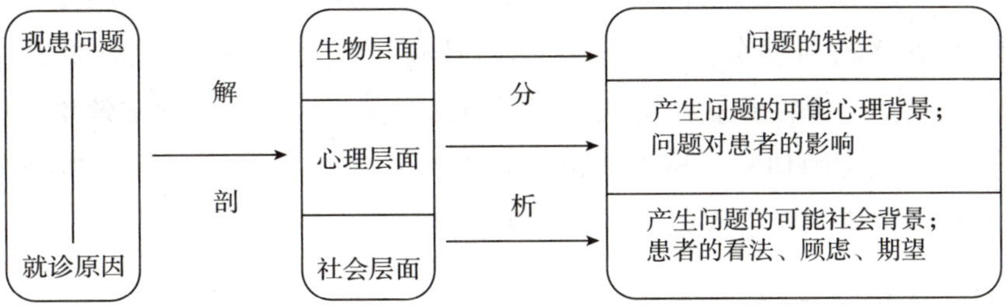

图2－3　全科医生确认现患问题的思维方式

4. 处理现患问题 全科医生在生物—心理—社会医学模式指导下确认了现患问题的性质及有关心理社会背景之后，要针对患者的具体情况和现患问题的特性制定一个科学合理的处理方案和计划，处理现患问题同样要遵循生物—心理—社会医学模式指导，从系统论整体论角度出发完整地处理现患问题，所以全科医生所制定的现患问题处理方案既包括生物医学疾病方面的治疗和预防措施，也包括了心理抚慰、社会功能矫治与康复等措施。除此之外，全科医生制定处理措施时应注意在以下几方面加强与患者的沟通：①向患者详细解释说明病情，并向患者表示同情，对患者的痛苦表示理解，给予心理抚慰；②向患者解释所制定的处理方案，征求患者对处理方案的意见和看法，并对患者的意见和看法表示极度的尊重；③就处理方案与患者交换意见，加强沟通，必要时做深入细致地解释说服工作，最终与患者达成共识，并根据具体情况及患者的态度适当调整处理方案；④启发患者的主观能动性，争取患者的自主性，鼓励患者承担起健康自我管理的责任，让患者充分参与处理方案的制订、修改与实施过程。

由于全科医生对现患问题的处理是整体性的、系统性的，并不是单纯从疾病角度出发，没有忽略患者的心理需求和社会功能方面的照顾，所以在确认和处理现患问题时，患者的依从性、遵医率及对全科医生的信任度和满意度都是非常高的。

（二）对服务对象进行连续性管理

“以人为中心的健康照顾”强调连续性管理。所谓连续性管理就是指在时间上的不间断性管理，乃至对服务对象一生的管理。具体来说即对服务对象生物、心理、社会三方面的管理，其中以对现患问题的管理为重点。

在确认现患问题并制订、实施处理方案之后，全科医生应对现患问题实施连续性管理。连续性管理主要体现在以下三方面。①对患者行为生活方式的管理，尤其是与现患问题关系密切的行为生活方式的管理，例如现患问题以原发性高血压为主，全科医生在完成及时的高血压诊断治疗的同时，应教育劝解患者及其家人控制或减少对食盐的摄入。②患者心理状态的管理，不良心理状态是构成现患问题的重要因素，也是长期连续性管理的主要内容，例如原发性高血压患者，在进行管理时，应教育患者保持愉快、轻松和谐的心态。③注重社会功能方面的长期管理，例如因现患问题引起的患者的休工休学、社会或家庭角色功能的缺失等方面的管理。

有些现患问题尤其是慢性病并非一次短暂的诊治或处理即能解决所有问题，需要长期的、连续性的管理。这种连续性的管理可以覆盖患者的各个生活时期，也可以贯穿于患者的一生。

（三）提供预防性照顾

“以人为中心的健康照顾”注重提供预防性照顾，全科医生在应诊过程中应把临床三级预防策略贯穿于诊疗的全过程。“预防为主”是医疗卫生服务的重要指导方针，也是与疾病做斗争的重要策略。全科医生在诊治患者、为患者提供服务的各个环节都应体现“预防为主”。尤其是一些慢性病，如高血压、糖尿病、心脑血管疾病、恶性肿瘤等疾病，其预防的意义更为重大，预防效果也更为理想。全科医生应发挥自身预防优势，从病因预防、早诊早治、防治并发症将“三级预防“贯穿渗透到健康照顾的整个过程，帮助患者传承健康、维持健康、找回健康。

（四）改善患者就医遵医行为

改善患者就医遵医行为既要教会患者合理利用医疗服务，又要提高患者对医生及医嘱的依从性。

全科医生对服务对象现患问题的处理、连续性管理及预防性照顾，都是在患者适当求医、遵医的基础上实施并产生效果的。如果医生为患者制定了科学合理的处理和实施方案，但由于患者求医和遵医行为不当，不能与医生协调配合，那么医生与患者对健康的共同期望同样会成为泡影。因此，“以人为中心的健康照顾”对于患者的求医行为、遵医行为格外关注，全科医生应想方设法提高患者的遵医率，纠正其不良求医行为，以保证医疗服务的质量。

常见的影响患者求医行为及遵医行为的因素主要有：患者的思想意识、价值观，尤其是健康观、健康因果观；患者的心理状态，如对疾病的敏感度；患者的经济条件与经济能力；当地医疗服务资源的多少、服务模式与水平；对医生的信任感等。

提高遵医行为的方法有：①改善服务态度，提高医疗质量，赢得患者的信任，这是提高遵医性的关键；②强化患者对医嘱的理解、记忆和执行；③治疗要抓住主要矛盾，尽量减少药物种类；④努力改善医患关系，尽可能让患者主动参与治疗过程，明确患者在疾病治疗过程中的责任，调动其主观能动性；⑤重视对患者心理行为的了解，有针对性地采取相应的措施提高患者的遵医行为。

二、以患者为中心的接诊模式

全科医疗是集医疗、预防、保健、康复、健康教育及计划生育技术服务指导为一体的，全科医生作为团队的核心成员工作任务较重，不同的患者又有其特殊的心理和社会背景，全科医生需要一个简明且系统的问诊方式，以便迅速达到患者心理、社会问题的核心。

（一）BATHE 问诊方法 微课 2

B（background）——背景，了解患者可能的心理或社会因素。

A（affect）——情感，了解患者的情绪状态。

T（trouble）——烦恼，了解问题对患者的影响程度。

H（handling）——处理，了解患者的自我管理能力。

E（empathy）——移情，对患者的不幸表示理解和同情，从而使他感受到医生对他的支持。

医生：“你妻子做什么工作？”（background——背景，了解患者的心理和社会因素。）

患者：“她小区物业管理处做临工。”

医生：“孩子多大了？”（background——背景，了解患者的心理和社会因素。）

患者：“女儿刚 20 岁，还在读大学。”

医生：“不错，女儿有出息！”

患者：“女儿读书挺争气的，就是每年学费、生活费等开销不少。”

医生：“你工作还不错吧？”（background——背景，了解患者的心理和社会因素。）

患者：“企业工资不高，工作压力挺大，感觉身体吃不消。”

医生：“你是不是很担心身体？”（affect——情感，了解患者的情绪状态。）

患者：“是的，家里现在主要靠我的收入，女儿还有 2 年才能毕业，说什么我也得让她读完大学。”

医生：“那是。你是要注意休息，保重自己。有什么让你担心的？我能帮助你吗？”（affect——情感，了解患者的情绪状态；empathy——移情，对患者的不幸表示理解和同情，从而使他感受到医生对他的支持。）

患者：“医生，我的心脏问题是不是非常严重？心脏科医生说需要手术放支架，1 个支架要上万元，这对我来说太贵了。一想到要做手术，我就睡不着觉，血压怎么会不高呢！”

医生：“依我看来，要让你不担心的确比较难，换作是我肯定也会担心的。”（empathy——移情，采用换位思考的方式对患者表示理解、同情和支持。）

"但是仅仅担心是解决不了问题的，如果我是你，我除了担心外还要采取积极的措施。"如首先要戒烟，这是你的责任。积极配合医生治疗，控制好血压……

通过这样的问诊，全科医生能很快了解这位患者的来访背景、自我管理能力，并及时给予安慰、支持，用很简朴而普通的言语帮助医生走近患者，让患者对医生敞开心扉，增加患者的依从性，使医疗服务变得更为有效。

（二）LEARN 接诊模式

1983 年 Berlin 和 Fowkes 共同提出 LEARN 模式，目的在于避免因不同文化背景及社会地位、医生与患者对于疾病及其症状的解释模式存在差异而无法建立良好的医患沟通，进而影响疾病的诊断、治疗效果及依从性，或引发医疗纠纷等。此模式更加尊重患者本身对疾病的认知与理解，重视患者的表达与对疾病处置的看法，应用于全科医疗的接诊过程中更能体现以患者为中心的健康照顾理念。

所谓 LEARN 模式，就是整个接诊过程需经过 5 个步骤：①全科医生要先站在患者的角度倾听（listen），收集患者所有的健康问题及其对健康问题的认知或理解；②详细收集所有可供疾病诊治的资料后，医生需向患者及其家属解释（explain）对上述健康问题的诊断或看法；③在说明病情后，要容许（acknowledge）患者有机会参与讨论，沟通彼此对病情的看法，使医患双方对健康问题的看法趋向一致；④医生按所达成的共识提出对患者最佳或最合适的健康教育、检查及治疗建议（recommend）；⑤如患者对检查及治疗建议存在疑惑，需要与患者进一步协商（negotiate），最后，确定医患双方皆可接受的方案。

第三节　全科医生的综合思维

一、全科医学临床思维概述

全科医生主要在社区开展全科医疗工作，其服务内容涉及范围广，不仅要面对各种未分化疾病，还要面对大量多病共患、各类慢性非传染性疾病和急危重症等，其所在的基层医疗机构往往缺乏"大而全"的高科技辅助诊疗设备和手段，这就要求全科医生必须掌握系统的临床思维方式，具备更强的综合临床思维能力，才能更好地为居民提供以人为中心、以社区为范围、以预防为先导的连续性、综合性、协调性、可及性、个体化和一体化的医疗保健服务。全科医生若能尽早认识到全科临床思维的重要性，并从开始接触临床实践活动时即注重临床思维方法的基本训练，持之以恒，养成良好的思维习惯，将受益终身。

（一）临床思维的概念

临床思维（clinical thingking）是临床医生充分运用医学科学、自然科学、社会科学和行为科学等知识，在掌握临床资料的基础上，认识疾病、判断疾病和治疗疾病的一种推理过程。临床思维不是一次完成的，而是一个反复观察、不断思考和充分验证的动态过程，它贯穿于整个疾病的诊断和治疗始末。

医学知识包括基础医学知识和临床医学知识。临床思维必须建立在扎实的医学知识和丰富的临床实践基础之上，两者缺一不可。此外，作为一名全科医生，还应不断去丰富有关自然科学、社会科学、生活知识和社会经验等。这些知识似乎与诊断疾病没有直接关系，但它随时可能有助于全科医生在诊断时拓宽思路。临床实践包括直接实践和间接实践：直接实践即参与临床各种活动，如病史采集、体格检查、诊疗操作和基于共同决策的医患沟通等；而间接实践则是通过学习医学理论知识，查阅医学文献等途径，间接获得他人临床实践中的经验或教训。全科医学是一门综合性和实践性极强的临床学科，强调整体性的临床思维。全科医生作为全科医疗服务的提供者，在社区医疗实践中，要求熟练运用其他专业知识技能，整合健康教育、心理咨询和中西医技术等，进行生命、健康和疾病的全过程、全方位负责式管理，需要具备较强临床思维能力。

（二）临床思维的要素

1. 临床实践　通过各种临床实践活动，如病史采集、体格检查、进行必要的辅助检查、诊疗操作、医患沟通、健康教育和慢病管理等工作，周密而严谨地去观察病情，发现问题，分析问题，最终解决问题。

（1）完整、准确的病史采集　病史是医生进行临床思维的基础，问诊是病史采集的主要手段。病史的完整性和准确性对疾病的诊断与治疗至关重要，全科医生采集病史不仅仅是简单听取患者的讲述和记录，而是充分运用自己所有知识，调动全部感知能力，筛取各种可能有意义的病情资料，进行及时分析思考。病史采集不仅是获取病情资料的重要手段，还是医患沟通、建立和谐医患关系的重要机会。通过病史采集，全科医生可以察觉到患者语气、表情和肢体的变化，感知到患者就诊的目的、担忧与期望，在此基础上，运用恰当的沟通技巧，初步建立起相互信任的医患关系，为后续全科医疗服务的实施奠定基础。

（2）认真、细致的体格检查　体格检查（physical examination）是临床医生利用自己的感官，借助于简单的检查工具，客观评估人体状况的一系列最基本的检查方法。全科医生通过病史采集已经对患者的病情有了一定了解，初步形成了诊断设想，再结合认真细致的体格检查，就可能针对患者的健康状况和疾病状态提出临床判断，使诊断思维更加接近患者的实际病情。体格检查既要全面，又要有重点，以避免遗漏有重要诊断意义的阳性体征和鉴别意义的阴性体征。

（3）正确、辩证地运用实验室和辅助检查　实验室和辅助检查是疾病诊断过程中的重要一环，是病史采集和体格检查的延续。全科医生根据患者的情况，通过选择必要而合适的实验室和辅助检查，获取有关对健康状况或疾病发生发展有意义的检查数据，从而使疾病的诊断更加准确与完善。全科医生要具有较强理解和判断各种常规检查结果的能力，辩证地兼顾到患者和检查两方面因素。同时，对于广大植根于基层的全科医生而言，也要避免陷入“唯设备论”的误区，无论哪一种仪器设备多先进，都存在一定的局限性，都代替不了全科医生对患者的用心观察、体格检查和在此基础上的科学思维。

2. 科学思维　科学思维是对具体临床问题进行比较、推理、判断并建立疾病诊断的过程。对暂时诊断不清的临床问题，也能对其属性范围作出相对正确的判断。临床思维过程是任何仪器设备都不能代替的。全科医生通过临床实践活动，获得的资料越详实，储备的知识越广博，积累的经验越丰富，这一思维过程就越快捷、越能切中要害、越接近实际，也就越能做出正确诊断。全科医生强调全面、系统、动态地认识和管理各种疾病与健康问题，需要具有较强的以患者为中心、以问题为导向、以证据为基础的临床思维能力。

素质提升

重视临床实践，树立正确的“全科思维”观

一名合格的全科医生，同时承担着医生、教育者、协调者、管理者、健康监护人和守门人等不同角色，需要具备处理常见健康和疾病问题、评价心理与行为问题、家庭评估与访视和社区服务等多种能力。临床实践，是全科医生提高临床综合思维能力，进而提升全科医疗服务能力的最基本、最重要的训练方法。临床实践，不仅包含病史采集、体格检查和实验室与辅助检查，更包括“以人为本、以健康为中心”的医学人文关怀、医患沟通、共同决策、家庭访视、健康教育与健康管理等实践活动。全科医生从见习、实习等接触临床实践之日起，注重养成良好的“全科思维”习惯，无疑将受益终身。

全科医生要克服“重专科、轻全科，重疾病、轻患者，重治疗、轻预防”等思想倾向。在全科临床思维训练中，要重视病史采集和体格检查的作用，减少对实验室与辅助检查的过度依赖；要关注患者的心理、家庭和社会背景因素，尽量多了解患者、帮助患者，避免只见疾病、不见患者、不见康复和预防。全科医生要树立正确的“全科思维”观，才能更好地助力“健康中国”战略的实现。

（三）临床思维的基本方法

推理（inference）是临床医生从获取临床资料或诊断信息到形成结论的中间思维过程。推理是一种思维形式，是认识疾病的方法，是表达诊断依据的手段。推理能帮助全科医生正确认识疾病、提高其思维能力。推理包括假设演绎推理、归纳推理和类比推理。

1. 演绎推理（deductive reasoning） 是从一般性原理，即具有共性或普遍性的原理出发，推论出对个体事物的认识，得出新结论的思维方法。结论是否正确，取决于临床资料的准确性与真实性。假设演绎推理（hypothetical deductive reasoning）是指在观察和分析基础上提出问题和解释问题的假说，根据假说进行演绎推理，再通过实验室或辅助检查等手段检验演绎推理的结论，进而比较患者的临床表现是否与诊断标准相符。假设演绎推理是临床上最常用的临床思维方法之一。

假设演绎推理法一般先把患者的临床资料进行整合，找出主要问题，通过推理和想象，提出可能的诊断假设，例如：一位长期卧床患者出现不明原因的胸闷、气促和下肢不对称性水肿。疑诊为“肺栓塞”。进一步收集临床资料，该患者还有单侧胸痛、肺动脉瓣区第二心音亢进、血 D－二聚体升高和低血氧症，则“肺栓塞”的诊断假设就获得了更多证据支持。为患者进一步做肺动脉 CT 成像（CTPA），提示有肺动脉内部分低密度充盈缺损，肺野局部不张，说明假设诊断正确。进一步检查下肢深静脉超声，显示深静脉内有血栓形成，引起肺栓塞的病因由此也已明确。运用假设演绎推理，完成疑诊、确诊、求因三个步骤的诊断。反之，如收集的各种临床资料与诊断假设不符，则说明诊断假设是错误的。作为社区“守门人”的全科医生，在实际临床工作中，应注意将假设演绎与其他临床思维相结合，做到小病善治、慢病善管、急病善转、大病善识、急症善救，合理利用有限医疗资源，获取最大健康效果。

2. 归纳推理（inductive reasoning） 从个别性或特殊的临床资料推导出一般性或普遍性结论的推理。全科医生每天所接触的是在一定致病因素作用下患病的个体患者，患者是具体的，也是个别的，所患疾病的临床表现也是具体的、个别的。全科医生所搜集的临床资料中的每个诊断依据都是个别的，而根据这些诊断依据而提出的初步临床诊断，就是由个别上升到一般，由特殊性上升到普遍性。

3. 类比推理（analogical reasoning） 是全科医生认识疾病的重要方法之一，是根据两个或两个以

上疾病在临床表现上有某些相同或相似，而其中一个或两个疾病还有另外某些表现或病理改变，由此而推出其诊断的推理方法。

4. 横向列举法（horizontal example） 根据疾病临床表现应考虑哪些可能，逐一列举，再进一步根据其他临床特征包括实验室检验结果，逐渐查找其诊断依据或选择实验检查或其他检查，逐步将思维导航到正确的方向或者逐步缩小诊断范围，最后得到最可能的诊断、次可能的诊断或还有更次的可能诊断。

每个临床医生都或多或少地应用该诊断方法为患者推导过临床诊断，是更带有普遍意义的思维方式。由于接诊医生的背景知识、临床诊断经验、对疾病的认识程度不同，其所作出的诊断的完满程度也就不同。接诊医生大脑中的“活病谱”对疾病的覆盖率大，可供选择的病谱广，那么诊断结论则更完满些。

5. 模型识别法（model recognition） 就是对典型患者的即刻识别。临床医生见到经长期临床实践反复验证的某些“典型描述"、特定的“症状组合"，可以帮助临床医生迅速建立起初步诊断。例如“转移性右下腹痛”提示急性阑尾炎。这种思维活动多数是在潜意识中进行，需要全科医生具备较丰富的临床实践经验。在社区临床工作中，可能大部分患者的症状并不典型，这就要求全科医生在运用模型识别的同时，要结合其他临床思维方法，以提高诊断效率与准确性。

（四）临床思维的基本原则

全科医疗与专科医疗的诊疗模式不同，专科医疗的诊疗模式是以疾病为中心的诊疗模式，人们往往是有病才去看医生。全科医疗则是以人为中心，关注疾病的同时，更关注各种健康问题。G. Stephens 教授指出：“全科医学涉及的内容中，常见病多于少见病及罕见病；健康问题多于疾病；整体重于细胞”。这些特点要求全科医生必须掌握运用系统、整体的思维方式，在临床实践中整合各医学专科技能，结合社会科学、行为科学和自然科学等方面的知识，为居民提供全面合理的医疗服务。根据科学与医学伦理学原理，需掌握以下几项临床思维的基本原则。

1. 优先考虑常见病、多发病和当地流行的传染病与地方病的原则 社区常见健康问题大部分处在疾病早期和未分化阶段，很多人只是感到不适或有一些轻微症状和不典型的体征；或者个体感觉病了，但未出现明确的症状和体征；或者表现为疲倦、记忆力减退、情绪低落等。这一早期阶段往往是全科医生实施治疗和干预的最佳时期，花费成本最小，但收效最大，预后也最理想。全科医生应特别关注疾病的早期和未分化健康问题的早期发现和早期处理，着重掌握和处理早期未分化健康问题的基本知识和基本技能。最重要的两种技能如下。①全科医生在优先考虑常见病、多发病的同时，要能够在疾患的早期能够将严重的、威胁生命的疾病从一过性、轻微的疾患中鉴别出来；如：当几种诊断的可能性同时存在时，应优先考虑常见病和多发病的可能。这种选择原则符合概率分布的基本原理，可以大大降低临床诊断失误的概率。但在面对腹痛或胸痛等一些特殊症状时，结合该患者的年龄、既往史和生活方式等基本资料，需首先排除“急性冠状动脉综合征、主动脉夹层”等高危性疾病。此外，还要优先考虑当地正在发生的传染病与地方病。②从生物、心理、社会维度方面具备对疾病或健康问题进行诊断的知识和技能，从而能从问题产生的生物、心理或社会源性着手分析、鉴别和有效干预存在的问题。

2. 优先考虑器质性疾病与可治性疾病的原则 当器质性疾病与功能性疾病鉴别有困难时，应优先考虑到器质性病变的可能，以免延误治疗。当器质性疾病与功能性疾病共存时，也应重点考虑器质性疾病的诊断。当疾病诊断有两种及以上可能时，基于医学伦理学的原则，应优先考虑可治性疾病，兼顾不可治或预后不良疾病。

器质性疾病与功能性疾病任何一种疾病都可以有病变而无症状，也可以主观症状的出现先于客观发现。一些功能性疾病又可以有酷似器质性疾病的诉说而并无异常发现。对“一过性”而原因未明的疾病，也要尽可能在其发作时注意观察之后再作结论。当鉴别器质性疾病与神经官能症有困难时，应多考虑器质性疾病。在没有充分根据可以排除器质性疾病以前，不要轻易以“功能失调”诊断，以免延误诊断。

3. 尽可能运用“一元论”的原则 社区常见健康问题具有的变异性和隐蔽性的特点。社区健康问题因人而异，具有很大的变异性。社区全科医生作为首诊医生，常常要面对形形色色的躯体症状或异常，面对这样的健康问题应尽可能选择找到问题的本质。一种疾病也可表现为多个症状，一种症状可以见于多种疾病。尝试用一种疾病解释患者多种临床表现，而非用多个诊断分别解释多个不同症状。当患者的临床表现的确无法用一种疾病解释时，则要考虑其他疾病的可能性。此外，全科医生的服务对象多是处于亚临床、亚健康状态人群，因为疾病和健康问题的隐蔽性，其疾病和健康问题很容易被忽视。因此，为了早发现、早诊断、早干预，全科医生需要持续跟踪居民健康动态，了解各种疾病和健康危险因素的流行情况，了解个人、家庭、社区的各方面健康档案及健康信息，才能有效应对社区健康问题的变异性和隐蔽性。另外，随着社会快速老龄化和深度老龄化，社区多病共存患者将越来越多，全科医生在接诊这些患者时，需注意整体性思维，综合分析，抓主要诊断，兼顾次要诊断。

4. 坚持时间就是生命的原则 全科医生是社区居民健康的维护者，常常是一手管慢，一手救急。不仅要面对各种慢性非传染性疾病，还会遇到急性未分化疾病、意外伤害事件、慢性疾病急性发作或急性并发症等各类急症、危重症。坚持“时间就是生命”的原则，即“救命第一”的原则，全科医生在稍纵即逝的“时间窗”内快接、快诊、快处置，尽可能早期识别，快速施救，把握指征，妥善转诊，最大限度提高患者的存活率，减少伤残。

5. 以患者为中心的整体性思维原则 全科医生在临床实践中，充分考虑社区疾病的多维性和关联性特点。社区健康问题的因素非常复杂，现代疾病谱中的很多疾病既不是纯生物性的因素引起，也不是纯心理或社会性因素引起，可能是生物、心理或社会多维因素甚至是相互交叉、相互作用的结果，因此，具有一定的多维性和关联性。任何健康问题都可以找到生物、心理、社会方面的原因，甚至错综复杂，其原因可能涉及个人、家庭、社区、人际关系、经济、文化、宗教、种族等多种因素和多个方面。躯体疾病可以伴随大量的心理、社会问题，反之，心理问题、精神疾患也可以出现躯体疾病的表现。全科医生须自觉运用全科医学综合照顾理念，充分考虑“生物－心理－社会”因素、关注“个人－家庭－社区”背景、确认“预防－治疗－健康促进”重点，既要关注“疾病”，更要关注“患者”，避免“目中无人”。全科医生在诊疗过程中充分关注居民的认知、情感、意志、人格特征及社会适应等方面问题，并学习和掌握发现和处理上述健康问题的相关知识和技能。这就要求，全科医生对健康问题的关注，不能局限于某一器官和系统疾病，而是关注各系统之间，身体与心理、社会问题之间的相互关联性以及个人疾病与家庭、工作环境、社区环境及社会环境之间的密切联系。注意倾听患者的想法、担忧和期望，在充分沟通基础上，达成医患共同决策，实现健康促进的目的。

二、全科医生的综合思维案例

SOAP 病历正是反应全科医生诊疗思维和活动的全过程。反应了全科医生诊断和处理现患问题的技能；反应了全科医生与患者有效问诊和沟通的技能；反应了全科医生运用个人、家庭资源对患者和居民进行全程管理；反应了全科医生对健康危险因素有效干预和健康指导的过程；反应如何为患者提供临床服务和提高患者就医依从性。

S，主观资料，主要是患者描述的健康问题和病史，强调生活方式、心理及社会因素的收集。O，客观资料：医生通过交流、体格检查、必要的辅助检查获得的资料，强调心理量表的测评。A，健康问题评估：主要是医生对健康问题的诊断评估的过程，需集合临床资料和家庭背景做出临床判断和家庭资源评估。P，健康管理计划：提供临床三级预防、长期治疗照顾计划。

（一）临床资料的收集

临床资料收集主要包括主观资料和客观资料的收集。

病史的采集在临床诊断中十分突出，病史是患者就医的直接原因，也是诊断的重要依据。

体格检查是采集病史的继续，与采集病史比较，体格检查获得的资料能够比较客观地反映病情，并可以补充病史资料的不足，还可以印证采集病史获得的资料。但是，体格检查也有局限性，它仅能反映患者就诊时的体征，而不能反映疾病的发展进程和动态表现，而各种常规检查和特殊检查，对初步印象的验证和临床判断的形成具有极大的帮助，并且深化了医生的认识水平，增加了临床思维的新线索。

在全科医疗中经常会遇到复杂的难以区别的症状，而且缺乏伴随的体征。因此，如果全科医生掌握了询问病史的技巧，全面地了解问题的产生原因与发展过程，将有利于疾患的诊断和疾病的鉴别。根据病情将病史、体格检查和实验室检查三者互相配合、综合运用，做出分析和诊断。

1. 明确病因 如：胸痛是发生在胸廓与胸腔部位的疼痛，其病因繁杂，涉及多个器官和系统，病情程度轻重不一。面对主诉胸痛就诊的患者，首要任务是快速地查看患者生命体征，简要收集临床病史，判别是否存在危险性或者具有潜在危险性，以决策是否需要立即对患者实施抢救，对于生命体征异常的胸痛患者，包括：意识模糊和（或）意识丧失、面色苍白、大汗及四肢厥冷、低血压［血压 $<90/60$mmHg（1mmHg $=0.133$kPa)、呼吸急促或困难、低血氧症（$SpO_2<90\%$），提示为高危患者，需马上紧急处理。在抢救同时，积极明确病因。对于无上述高危临床特征的胸痛患者，需警惕可能潜在的危险性。

对生命体征稳定的胸痛患者，详细的病史询问是病因诊断的基石。大多数情况下，结合临床病史、体格检查以及特定的辅助检查，可以准确判断患者胸痛原因。需要强调的是，医生面对胸痛患者，均需优先排查致命性胸痛。具体胸痛分类及其病因见表 2－1。

表 2－1 胸痛分类及其病因

分类	病因
致命性胸痛	
心源性	急性冠状动脉综合征，主动脉夹层，心脏压塞，心脏按压伤（冲击伤）
非心源性	急性肺栓塞，张力性气胸
非致命性胸痛	
心源性	稳定型心绞痛、急性心包炎、心肌炎、肥厚型梗阻性心肌病、应激性心肌病、主动脉瓣疾病、二尖瓣脱垂等
非心源性	肋软骨炎、肋间神经炎、带状疱疹、急性皮炎、皮下蜂窝织炎、肌炎、肋骨骨折、血液系统疾病所致骨痛（急性白血病、多发性骨髓瘤）等
呼吸系统疾病	肺动脉高压、胸膜炎、自发性气胸、肺炎、急性气管－支气管炎、胸膜肿瘤、肺癌等
纵隔疾病	纵隔脓肿、纵隔肿瘤、纵隔气肿等
消化系统疾病	胃食管反流病（包括反流性食管炎)、食管痉挛、食管裂孔庙、食管癌、急性胰腺炎、胆囊炎、消化性溃疡和穿孔等
心理精神疾病	抑郁症、焦虑症、惊恐障碍等
其他	过度通气综合征、痛风、颈椎病等

2. 详细问诊

（1）胸痛的起病情况胸痛从何时开始，有何诱因，如起病前有无剧烈运动以及创伤等。

（2）胸痛的特点胸痛的部位、性质、持续时间、加重或缓解因素等。如典型的稳定型心绞痛是在胸骨体后的压榨性疼痛，持续数分钟至十余分钟，可因运动而加重，休息或舌下含服硝酸甘油后可缓解。胃食管反流病引起的胸痛是在胸骨下方的灼热性疼痛，持续 10 分钟至 1 小时，在饭后躺下时会加重症状，给予制酸剂可帮助缓解症状。

（3）胸痛的伴随症状许多疾病除胸痛外，常伴有其他症状，在诊断上具有一定价值如气管、支气管、胸膜疾病所致胸痛常伴咳嗽食管疾病所致的胸痛常伴吞咽困难肺结核、肺栓塞、原发性肺癌的胸痛伴有咯血。

（4）诊治经过哪些检查，用药及疗效。

（5）既往病史既往有无冠心病、高血压、高脂血症、动脉硬化或糖尿病等病史以及治疗情况控制好坏。近期有无手术史或长期卧床等。

（二）心理、社会资料的收集

全科医生除了全面收集临床资料如病史、体格检查和必要的实验室检查以外，关注“病患”的体验与“疾病”同等甚至更加重要，甚至会影响到患者的生物学疾病。对心理、社会问题的探究可给以患者为中心的医生提供许多潜在的线索，我们应采用开放性问题来询问。例如：你对自己的病最担心的是什么？最近什么原因你有这个要求？对心理社会问题的探究将有利于全科医生扩大思路，使之能从容面对各种复杂问题的患者。这类资料一般包括患者的个人、家庭和社会背景。

1. 个人资料 当全科医生面对一个患者时，首先要了解除了我们熟知的“一般情况”以外，还需要了解：患者为什么要来？患者对问题的看法怎样？患者的要求是什么？

Mc Whinney 详细描述了促使患者就医的原因，包括以下七个方面。①躯体上的不适超过了忍受的限度：这个阈限有个体差异，有的人无法忍受轻微的不适，有的人却能忍受严重的痛苦。患者的最大需要是尽快解除严重的躯体疾病带来的痛苦。②心理上的焦虑达到了极限：患者尚能忍受疾病引起的痛苦或不适，但对症状或疾病的意义产生了误解，引起了严重的焦虑反应，迫使患者寻求医生的帮助。患者会直接提出所担忧的问题，希望得到医生的合理解释；或患者过分强调其痛苦的体验及症状的意义，这都间接反映了患者的严重焦虑。③出现信号行为：患者既没有难忍的病情，也没有严重的焦虑，只是认为发现了一些可能与疾病有关的信息（症状或体征），希望与医生一起讨论或做出诊断。它往往使医生能在早期发现一些有严重后果的疾病。④出于管理上的原因：如就业前体检、病假条、医疗证明、民事纠纷等。⑤机会性就医：患者仅仅因为有机会接触医生，而顺便提及自己的某些症状，机会性就医常可发现一些早期的疾病。⑥出于周期性健康检查或预防、保健的目的，而无任何不适。⑦随访：患者应医生的预约而就诊，主要是一些慢性病患者。可能是如下原因：出于诊断的需要；出于治疗的需要；出于支持的需要；维护良好医患关系的需要；出于职业兴趣或研究的需要等。

由于患者就医原因的复杂性与多样性，全科医生应保持开放的思路，以便最大限度地满足患者的需要。同样，全科医生也只有采取开放式而不是封闭式的问诊方法，才可能了解到患者真正的就医原因。①疾病因果观：指患者对自身疾病的因果看法，是患者解释自己健康问题的理论依据，它受到个人文化、个性、家庭、宗教和社会背景等因素的影响。就诊时，患者常常根据自己的疾病因果观（即使可能是不正确的）来叙述病史，而忽视其他问题。医生若不了解这一点，就无法正确理解患者陈述问题的方式以及症状的真实意义，容易漏掉一些重要的资料。②健康信念模式：是人们对自身健康的价值观念，反映了人们对自身健康的关心程度。珍惜健康的人常因轻微的症状就诊，而忽视健康价值的人却常常延迟就诊，健康信念模式与求医行为直接相关。医生在制定处理计划时需要涉及患者的健康信念问题。③患者的期望：患者对医生的期望除了解决其客观存在的问题之外，还有其主观方面的需求；而医生如何满足患者的期望，则取决于医生对其主观需求的判断。

全科医生在主观资料的收集过程中，需要通过开放式问诊，收集患者的生活方式、心理及社会因素，体格检查注意观察患者的语态和性格，心理量表的评分。关注患者的情感、背景、烦恼、期望，使患者产生信任感，与患者建立固定的良好关系；这种关系也将有助于发现患者对疾病的认知和自我管理能力，确保能满足患者的需求，更好地服务于患者。

2. 社会背景　人具有双重属性，自然属性和社会属性。全科医生不仅要考虑人的自然属性，而且还要考虑人的社会属性，每个患者都有自己特定的社会地位、社会角色和社会关系，全科医生应研究社会背景对人体健康的影响及其规律，消除直接或间接影响人体健康的因素（如社区、工作、学习、恋爱、荣誉、理想、前途以及情绪等因素）；反之，患病也会使患者原有的社会背景发生一定的变化。如一个受群体或社会歧视的孩子，患病需要使其得到比平时更多的关怀；而另一些患者，患病将使其丧失原有角色的优势（如晋升、就业、升迁、社会资源等），并对角色改变和转换不能适应，可能会加重病情。因此全科医生需要通过有效的途径去了解患者的社会背景，将有利于了解“疾患”的体验。

（三）健康问题评估

1. 临床判断的基本过程　诊断思维一般包括以下几种类型：模型辨认、归纳法和假说演绎方法。

首先，医生往往会进行模型辨认并形成诊断，但若不能辨认成功，医生则会对问题的性质形成一个初始的意向，并沿着这个思路去收集资料，并形成几个诊断假设来解释这一意向。然后将这些假设按照疾病发生率、严重性和可治疗性来排列优先顺序，对疾病发生率不很高但有较严重后果的疾病，其排列顺序需要提前，例如对一个腹痛的孩子，即使阑尾炎的概率大大低于胃肠炎，但由于考虑到其严重性和可治性，阑尾炎还是该排在第一位——没有医生愿意在阑尾炎问题上误诊，所以常把它作为第一个要排除的问题。此外不能忽视严重的问题，如心肌梗死对于40岁以上的胸痛患者，异位妊娠对于下腹痛或非月经期阴道出血的育龄妇女，脑膜炎对于婴儿，肺栓塞对于急性气促的成年人等，都是虽然少见但却必须要进行鉴别诊断的疾病，此类假说不可遗漏。

医生需要进一步以向患者询问的方式来检验假设，有经验的医生会运用与其前面形成的假说有关的开放性问题进一步收集资料，针对各个假设来检查患者的症状，直到医生发现那些症状集中在一个假设上为止，这样，医生可以进一步缩小视野，用一些特异的问题来确认或否定先前选择的这一假设，这些问题对诊断假设具有最大的鉴别力。例如，如果医生怀疑患者的胸痛是由心肌缺血引起，医生就要询问其症状与劳累的关系；如果医生怀疑其胸痛是因反流性食管炎所致，就会询问症状与姿势的关系。特别要提醒那些缺乏经验者，不要过早地把问题特异地集中到某一个假设上，而应由“宽至窄”逐渐进行，最后再“敲定”诊断，这样可以避免因过早地把问题局限而漏诊。

然后医生往往会“扫描”式地询问患者的背景问题：既往史、个人和家庭背景、社会交往和职业史，以及吸烟、饮酒、进食、睡眠和锻炼习惯，最后为系统回顾。

查体完成后，结合收集的资料和假设推理的过程，医生如能证实一个或几个诊断假设，便形成了诊断，但往往有时医生可以排除一些假设，却得不到足够的关键性的资料来确认初始假设，在这种情况下，医生需要再把视野放大，把另外一些假设考虑进去，对这些假设作修改后重新确定先后顺序并进行检验，这一循环过程将继续进行，直到医生确认了一个或几个诊断，或接受其中的部分诊断作为试验性诊断为止。

下面就是做出诊疗计划决定，此时经常可以引出与诊疗计划相关的更多资料，并叮嘱患者按时随访。在随访阶段，由于患者提供了更多的资料，医生据以建立处理计划的诊断假设会得到证实。如果仍未证实，则再开始修改假设并检验之，由于全科医疗面对健康问题的早期性和多样性，医生有时到了随访阶段还不得不接受一个试验性诊断，而无法获得确定的诊断结果。

尽管上述假说——演绎方法是一种高效率和有效的临床诊断策略，但因其对于假设和检查项目的数目不加限制，有可能导致医疗资源的过度利用。为了适应守门人角色的要求，全科医生的临床思维是一种有限制的假说－演绎过程。全科医生必须掌握卫生经济学的成本效益原则，即利用低成本的诊疗手段获取最大的健康效果和经济效益，因此，物理诊断技术在全科医疗中得到最充分的应用。对于其他任何诊疗技术，全科医生都应在评价其技术效果的同时，考虑它究竟能给患者带来什么实际好处，其成本能否被患者及医疗保险部门所承受，社会效果如何等问题，因此常常制定一些有效的临床技术指南（诊疗规范）对基层医生的行为加以引导和限制。此外，医生还可根据当时当地特定人群某种问题的流行病学概率，以及各种检查项目的灵敏度和特异度等，来缩小诊断假设与检查的范围，从而能够在短时间内以最少的资源获得较为可靠的临床判断。由于全科医生兼顾个体与群体，熟悉社区的患病率和家庭的基本情况，所以概率方法应成为其方便而有效的临床工具。

2. 临床流行病学：概率方法在临床判断中的作用 在临床判断过程中，医生需要思考一系列的问题，诸如：①在此情况下，这一个患者可能是什么问题？②应该选择什么检验方法？③对于检验结果如何判断？这三类问题贯穿假说形成、排列和检验的全部过程。在回答这些问题时，除了考虑病的严重性与可治性以外，概率是主要的判断依据。

当医生接触患者时，从患者那里获得的信息使其下意识地排列着诊断假设，各个假设的概率随着资料信息的增加而有可能发生变化。

例如，一位59岁男性患者就诊某位医生：

患者说：医生，我咳嗽得好厉害呀！

医生想：感冒为85%，慢性支气管炎为10%，肺癌为5%。

患者说：我咳嗽时有痰，有时还带血丝，我从15岁起就抽烟，每天要抽2包。

医生想：感冒为20%，慢性支气管炎为60%，肺癌为20%。

患者说：从3个月前开始，我咳嗽得越来越厉害了，而且人瘦了15kg。

医生想：感冒<1%，慢性支气管炎为10%，肺癌为89%。

这位医生实际上就是使用的概率方法，根据病史、症状或综合征与特定疾病的关系判断患者每一种疾病的可能概率。医生使用概率推理法，当问诊结束时，医生心里已经大概形成了几种假说，开始做鉴别诊断。

许多医生都认为实验室检查是100%的准确，这是一种误解。事实上，所有的检验结果会因为特定的人类体质有差异，如高血压诊疗指南中提出：东西方国家对血压值判断标准是有差异的，另检查值都有一个分布的范围，在此范围内我们认为是“正常”的，否则就是“异常”的。然而，这种范围的划分是根据统计学确定的，所以真实的人体总会有些例外：有些患者的数值在正常范围内，有些健康人的数值反而是“异常”的，同样症状和体征也会“因人而异”，使用概率方法显然可以增加临床判断的合理性。医生对该方法研究给予应有的重视，减少其工作中的盲目性。

由于全科医生的工作兼顾个体与群体，熟悉社区居民的疾病患病率和家庭背景，因此流行病学概率方法应该成为十分方便而有效的临床判断工具之一。医生可根据社区与家庭的背景多方收集资料，并根据病史、查体和实验室检查的结果，以流行病学的方法得出最可能的判断，制订处理计划，并予以追踪和不断修正，运用流行病学方法还能帮助全科医生随时从个别患者发现人群的疫情，从而将临床医学与社区疾病监测有机地结合。

3. 家庭可利用资源 全科医生在进行健康问题评估的过程中，还需要评估家庭可利用的资源。通过绘制“家系图”（genogram），了解家庭结构并评价其功能，以及家庭各个角色之间的相互关系和相互作用，判断患者健康问题的发生、发展和预后与其家庭之间是否存在着联系，以便通过家庭评估，利用家庭的内外资源进行必要的协调指导，使其对患者问题的解决起到积极的作用。

（四）健康管理计划

诊断明确的患者通过三个方面的管理为患者提供长期的负责式的照顾。①制订进一步诊查计划（提供机会性预防）；②制订治疗计划，包括药物治疗和非药物治疗计划，其中，非药物治疗包括行为干预计划，饮食、运动等健康教育指导；③随访计划。纳入慢性病的精细化管理，是否需要医联体内专家会诊。

例如健康问题评估为：2型糖尿病；高血压2级（很高危）；代谢综合征（高脂血症；高尿酸血症；脂肪肝）。目前患者面临的问题：血糖控制不佳；超重；合并有高脂血症、血管硬化、高尿酸血症、脂肪肝；糖尿病知识缺乏，饮食及运动不合理。针对这个患者制订如下管理计划。

1. 进一步诊查计划 继续控制血糖，改善胰岛素功能；控制血压、稳定斑块，降低心血管风险事件；防治糖尿病肾病；提供机会性预防；纳入慢性病的精细化管理；医联体内专家会诊。

2. 药物治疗计划

（1）药物治疗方案 对于长病程、同时合并大血管病变高危风险因素（高血压、高血脂）的2型糖尿病患者，经口服较大剂量联合治疗的降糖药后，血糖、糖化血红蛋白不达标，应以2021版2型糖尿病防治指南为依据，明确胰岛素的治疗路径，进行胰岛素治疗方案的调整。予以基础胰岛素＋口服降糖药物联合治疗，可减少患者胰岛素注射次数，增加患者治疗的依从性，以解决现患问题。

（2）提供机会性预防 季节性注射流感疫苗，糖尿病患者，免疫力减低，疫苗可预防感染。

（3）健康维持 绝经后妇女，应作骨密度检查，每两年一次，筛查骨质疏松；50岁以上应作大肠镜检查，每10年1次，筛查肠癌。

3. 非药物治疗计划 ①糖尿病知识缺乏：需要进行糖尿病知识宣传，达到糖尿病控制目标。②超重：如何合理饮食，控制体重，联合糖尿病小屋进行饮食指导。③高脂血症、高尿酸血症：运动处方的开立。④宣教：团队护士对患者进行糖尿病知识的宣传，如何进行血糖监测及血糖监测的意义。⑤健康管理师饮食指导：低盐饮食（强调改善嗜咸饮食），按照食物等分量进行食物搭配，营养均衡。⑥指导规律运动：每周至少运动5天，每次至少30分钟的有氧运动；减重，控制腰围。

4. 随访计划 根据慢病精细化管理要求，家庭医生签约服务"签约一人、履约一人、服务一人"向签约群众提供连续性、立体化的健康服务管理。

家医团队（医生、护士、药师、健康管理师，医联体专家）联合精细化管理，增加患者对疾病的了解及重视程度，增强自我管理和就医的依从性。通过医患双方共同努力，可达到事半功倍的效果。

最后，全科医生的应诊过程需要围绕应诊任务，解决现患问题、连续性管理、增强患者遵医行为、健康教育、生活方式指导、机会性预防，贯穿于全科诊疗的全过程。

目标检测

答案解析

一、选择题

［A1/A2型题］

1. 医生用心倾听患者诉说，引导问句时一般采用哪种引导方式（ ）

A. 封闭式　B. 开放式　C. 渐进深入式　D. 迂回式　E. 聊天式

2. 下列哪项不是全科医生应诊的主要任务（ ）

A. 确认并处理现患问题　B. 提供机会性预防

C. 改善患者的就医和遵医行为　D. 对家庭功能进行常规评价

E. 对服务对象的连续性管理

3. BATHE 问诊不包括（　）

A. 了解患者的背景信息

B. 了解患者的疾病体征

C. 了解患者的情绪状态

D. 了解患者的自我管理能力

E. 了解问题对患者的影响程度

4. 有关患者就医的原因，说法错误的是（　）

A. 感觉身体不适就医

B. 由于病痛难忍就医

C. 紧张、焦虑至机体功能失调

D. 精神病患者通常会主动就医

E. 心中郁结情绪不佳

5. LEARN 模式不包括（　）

A. 倾听　B. 解释　C. 容许　D. 帮助　E. 协商

6. 关于 SOAP 的含义，说法不正确的是（　）

A. 主观资料的收集

B. 客观资料的收集

C. 心理评估量表检测

D. 健康问题评估

E. 健康管理计划

二、思考题

1. “以人为中心的健康照顾”的含义是什么？
2. 全科医生在应诊中的主要任务是什么？
3. 简述 SOAP 病历的含义和要点。

（史卫红　任天成）

书网融合……

本章小结　微课 1　微课 2　题库

第三章　以家庭为单位的健康照顾

PPT

学习目标

1. 通过本章学习，重点把握家庭的定义、家庭的结构、家庭的功能、家庭对健康的影响、家庭生活周期的健康照顾及其特点。

2. 学会运用家系图、家庭圈、家庭关怀指数量表进行家庭评估。

3. 具有以家庭为单位的健康照顾的服务理念，能够开展家庭访视并能分析影响家庭成员健康的因素，开展家庭访视。

情境导入

临床案例　患者，男，8岁，平素健康。去年冬天因反复腹痛就诊，治疗效果不明显，并出现情绪低落。今年5月，患者的母亲带他来社区卫生服务中心再次就诊。

医生接诊时，患者自诉腹痛难忍。腹部体格检查未见异常，发现他性格抑郁、焦虑，儿童一般不会无缘无故发生重大情绪转变，医生认为可能有别的事情困扰着小强。随后询问家庭生活背景，小强的母亲解释说，他们的家庭多年处于紧张压抑状态，因怀疑丈夫有外遇，夫妻经常争吵，家庭氛围紧张，夫妻已经分居。

讨论　1. 你认为患者腹痛的真正原因是什么？

2. 请提出指导性建议？

第一节　家庭的结构与功能

一、家庭的定义、家庭与健康的关系

（一）家庭的定义

家庭是人在社会中生存而产生的特殊社会团体，是社会的基本生活单位。

1. 传统的家庭定义　由一对通过婚姻结合，靠姻缘、血缘或收养关系生活在一起的2个或2个以上的人所组成的单位。

2. 广义的家庭定义　“以一对在一起生活了6个月以上的男女为核心的组合单位”。强调稳定的关系维持在6个月以上，即视为“家庭”。这种概念适合于西方的习俗，它包含了更广泛的具有家庭性质的男女组成单位。

3. 较完善的家庭定义　“家庭是通过情感关系、法律关系和生物学关系连接在一起的社会团体”。这一定义涵盖了现代的各种类型家庭，突出了法律婚姻、血缘和情感三大要素。

（二）家庭与健康的关系

家庭是社会生活的基础，是个人与社会相联系的桥梁。健康乃是一种在身体上、精神上的完美状态

以及良好的适应力，而不仅仅是没有疾病和衰弱的状态，这就是人们所指的身心健康。也就是说，一个人在躯体健康、心理健康、社会适应良好和道德健康四方面都健全，才是完全健康的人。从医学社会学的视角看，家庭是个人保健最为重要的社会基础，家庭关系、结构、职能和生命周期等对家庭成员的健康和情感有着极为重要的影响。

二、家庭的结构

家庭的结构主要是指家庭成员的组成和类型以及各成员之间的相互关系，包括了家庭的外在结构和家庭的内在结构。

（一）家庭的外在结构

家庭的外在结构即人口结构，又称为家庭的类型，主要有核心家庭、主干家庭、联合家庭和其他类型家庭。

1. 核心家庭 是指一对夫妇与其未婚子女组成的家庭，也包括无子女的丁克家庭或养父母及养子女组成的家庭。核心家庭的特征是人数少、关系单纯、结构简单。只有一个权力和活动中心，家庭成员间容易沟通、相处，其利益及资源易于分配。但同时可利用的家庭外资源也少，一旦出现家庭危机，得到家庭内外的支持较少而易导致家庭问题，如离婚率增高、留守儿童等家庭问题，也给家庭保障带来了新的危机。

2. 主干家庭 是由一对已婚夫妇与父母、未婚子女或未婚兄弟姐妹构成的家庭。主干家庭在垂直的上下代中有两对或两对以上夫妇，是核心家庭的扩大，有一个权力和活动中心，还存在一个次中心，但家庭关系不像联合家庭那样复杂。

3. 联合家庭 是指家庭具有两对或两对以上同代夫妇及其未婚子女组成的家庭。联合家庭结构复杂松散、不稳定、人数多、关系繁多。家庭内存在着多个权力和活动中心，多种关系和利益交织，决策过程复杂。但可利用的家庭内外资源较多，有利于家庭遇到压力时提高适应度，易于应付压力事件，克服危机。

4. 其他类型家庭

（1）单亲家庭 是父母单方及其子女或收养的子女组成的家庭，包括未婚有子女及未婚领养孩子组成的家庭。单亲家庭的特点是人数少、结构简单，家庭内只有一个权力和活动中心，但可能会受其他关系的影响。此外，经济来源相对不足。

（2）重组家庭 是由再婚而组成的家庭，指夫妇双方至少有一人已经历过一次婚姻，包括前段婚姻的子女及再婚所生育的子女。重组家庭的特点是人数相对较多、结构复杂，面临许多压力。

（3）特殊家庭 包括同居家庭、单亲家庭、丁克家庭、同性恋家庭、隔代家庭和群居家庭等。这些家庭形态有其特殊的心理行为及健康问题，面对时代的客观现象，研究、照顾特殊家庭也是全科医学的范畴。

（二）家庭的内在结构 e 微课1

家庭的内在结构是指家庭内部的构成和运作机制，是家庭整体的基本保障。主要表现在家庭角色、沟通类型、权力结构、价值观四个方面。

1. 家庭角色 是指家庭成员在家庭中的特定身份，反映其在家庭中的相对位置和与其他成员之间的相互关系。生活在自然社会中的自然人，每个人都有几种不同的社会与家庭角色，如男性有男人丈夫、儿子（学生、劳动者）、父亲（丈夫、劳动者）、爷爷等角色；女性有女人、妻子、女儿、母亲、奶奶等角色。

（1）角色期待　是指社会或家庭对成员所期望的特定行为模式，称为“角色期待”。包括了传统的角色期待和具体的角色期待两个方面。例如，儿子成年后，期望其能养家糊口，为家庭生活提供经济支持，决策大事，能撑起家庭大梁，维持家庭在社会上的声誉和地位；期望女儿能嫁得好，能把持好家务，生育照顾好子女，这是传统的角色期待。儿童的成长与家庭角色期待是分不开的。健康的角色期待对个体起到关心和促进成长的作用，是自我实现的动力，但不健康的角色期待，却会促使人成为病态人格。角色期待是极其复杂的行为模式，包括认知、态度和感情等的总和。做到既能符合家庭的期待、又能符合社会的规范，才是最理想的角色期待。

（2）角色学习　角色学习是在特定的社会和互动中掌握角色的行为规范、权利与义务、态度与情感、知识与技能的过程。角色学习是在人与人的互动和角色互补中进行，也是进入合格角色和成员社会化的重要过程。角色学习并不是单一的直线过程，比如父亲，并不只是一个父亲的角色，还有丈夫、儿子、职业角色、社会人等。因此，角色学习是一个发展变化的过程，人生的学习是无止境的，要适应角色的变化。

（3）角色认知　是根据一个人所表现出来的行为（表情、姿态、言语）来认识他（她）的身份或地位，包括对角色规范的认知、对所扮演角色的认知和关于角色扮演是否恰当的判断。我们常常将扮演某个角色的人其言行与我们所认同的这一角色的行为规范进行比较，然后判断这个人是学生、教师、农民、军人还是其他身份，同时评价这个人的言行是否合格。

（4）角色冲突　当个体在扮演角色时不能适应其角色期待，感到左右为难、心理困惑、矛盾的现象，称为“角色冲突”。一个人在家庭中的位置和所扮演的角色会随着年龄、环境的变化而改变，角色冲突可能是源于不同的人对同一角色的期待不同所引起，也可能发生在一人同时身兼几个角色时的角色间的转换调适不佳引起。

家庭成员也可在还没有足够准备的情况下进入另一家庭角色，家庭角色的这种不正常转变，会导致家庭功能失调，从而影响家庭成员的身心健康。如未婚母亲、再婚家庭。

角色冲突有三类，第一类是角色间的冲突，多个不相容角色之间无法协调，如因职业原因使父亲的角色与工作的角色无法协调产生冲突；第二类是角色内冲突，对同一个角色有几个不相容的期待，如妻子无法兼顾家务和孩子的学习，让丈夫对妻子的角色期待上产生矛盾；第三类是角色与人格冲突，或者是角色人格与真正人格相冲突，角色的行为规范要求与本人真正的人格特质相冲突，如家庭中孩子的期待高于实际，导致孩子的性格与角色之间产生冲突，引发个体情绪不稳定、甚至心理障碍。因此，家庭中健康的角色期待极为重要，需及时干预因角色冲突导致的家庭危机。

家庭角色的功能是影响家庭功能和家庭健康的重要因素之一，全科医生进行评估时，判断家庭角色是否具有充分功能时，依据以下五点标准。

（1）家庭各成员对某一角色的期待一致。

（2）家庭各成员适应自己扮演的角色模式。

（3）角色期待能满足成员的心理需要，符合自我发展的需要。

（4）家庭角色具有灵活性，在发生角色转换时都能适应转换的角色规范。

（5）家庭角色的模式符合社会规范，能被社会认可。

每个家庭成员在家庭中的一切行为都与各自特定的角色有着密切的联系。因此，每个家庭成员都应该对自己的家庭角色有所认知，尽力履行家庭所赋予自己的角色行为和应承担的社会责任，同时掌握角色的技巧，适应角色的变化。早期预防心理伤害和家庭功能不良。

2. 沟通交流方式　家庭沟通交流是指家庭成员之间相互交换情感、思想、需要和愿望等各种个人信息的过程，也是维持家庭正常功能的重要途径以及评价家庭功能状态的重要指标。

沟通是通过发送者（S）、信息（M）和接收者（R）这一传递轴完成的，即S－M－R传递轴。这三个环节任一环出现问题，都会影响沟通的效果。家庭成员通过信息交流思想、表达感情和进行生活行动的合作，发送者与接收者通过传递信息来沟通。对发送者来说，信息表达不清、表达含糊、表达错误或信息中断会影响沟通。信息活跃、中断或减少也会影响成员间的情感交流。当今作为信息时代，信息更重要地反映在家庭里。作为接受者，不愿接受、理解错误等都会导致沟通不良，从而会产生负面影响。Epstein 描述了家庭 3 种水平的交往方式。

（1）根据沟通的内容分为情感性沟通与机械性沟通。沟通的内容与感情有关，则称为情感沟通，如"我想你了！"，沟通内容仅为传递普通信息或与居家活动有关，则称之为机械性沟通，如"去拿筷子"。家庭成员之间的交往以感情交往为主，旨在满足感情需要。

（2）根据沟通表述信息的清晰程度分为模糊性沟通与清晰性沟通。前者的表达掩饰、模棱两可、混淆不清的，如"锻炼比打牌好"掩饰着"我不喜欢你打牌"。后者的表达是清楚、明白、直接的，如"手机玩久了对眼睛不好！"。

（3）根据沟通时信息是否直接指向接收者分为直接沟通与间接沟通。比如"我今天值班"属于直接沟通；间接沟通没有针对某个接收者，而是泛指一些人，而深层的含义是针对某个人，如"我不喜欢以自我为中心的人"，又称掩饰性和替代性沟通。

观察家庭沟通的意义在于通过它了解家庭功能的状态。家庭要维持和谐，必须进行有效的沟通。有效的沟通应该是明确、平等和开放的。家庭成员之间缘于血缘与亲情关系，一般多是直接沟通。有时，家庭成员之间交往方式的问题是引起家庭问题的根本原因。当家庭成员之间出现交往障碍时，一般感情交往最先受到影响。而当机械性沟通亦中断时，家庭功能障碍已经到了相当严重的程度。掩饰性沟通或替代性沟通更容易出现在功能不良的家庭中。另不良的封建思想，也会影响家庭的沟通。

温暖和睦的家庭沟通良好，人人向往。有效的沟通应该是明确、平等和开放的。维持有效的沟通需要注意：①沟通的内容必须是明确具体的；②对自己有高度的自我了解，对别人有高度的敏感性，确实省察自己的感觉、愿望及需求，并倾听与觉察发送者的言行一致性；③以自我负责的态度清楚地使用第一人称"我"，传达信息；④能给予发送者适当的反馈；⑤坦诚、开放地表述自己的感觉愿望、需求及认识。

3. 家庭权利结构　家庭权利结构是指一个家庭成员影响家庭和其他成员的能力，反映了谁是家庭的决策者以及在作出决定时家庭成员相互作用的方式。

常见的家庭权力结构有以下四种类型。

（1）情感权威型　在家庭感情生活中起决定作用的人主宰大权，其他的家庭成员因对他的感情而承认其权威。

（2）分享权威型　家庭成员分享权力，共同决策，以个人的能力和兴趣为家庭分担责任，是理想的家庭权力结构，有利于家庭发展和个人健康成长。

（3）工具权威型　负责供养家庭、掌握经济大权的人是家庭的权威人物。如长兄、长姐，供养家庭的主角。

（4）传统权威型　以社会文化传统确认的权威。如传统公认的父亲、长子。

家庭权力结构并非一成不变，它随家庭生活周期的改变、家庭的变故、社会价值观等各种因素的变迁而转化形式。家庭权力结构是全科医生进行家庭评估和家庭干预的重要参考资料，只有了解到家庭的决策者，与之协商，才能有效地提供建议，实施干预。

4. 家庭价值观　价值观是看待事物所持的态度，人生的价值观是个体的精神髓核，它引导着人的行为。价值观的形成受个人信仰、传统观念和文化背景熏染。而家庭价值观是指家庭判断是非的标准以及对外界事务的价值所持的态度。主要是指家庭的疾病观、健康观等健康信念模式。家庭价值观常潜移默化地规范着家庭成员的行为方式，同时也影响着家庭成员对社会压力的态度和反应。家庭的健康观和疾病观更是关系到家庭成员的就医行为、遵医行为、预防保健的实施等，对维护家庭的健康至关重要。全科医生可通过对家庭成员价值观的了解，制订出切实可行的保健治疗计划，并采用健康教育手段，培养家庭树立科学的健康观和疾病观。

三、家庭的功能

家庭有社会属性和自然属性。比如家庭通过自身繁衍而形成的血缘关系的自然属性，这种属性是区别家庭与其他社会关系的重要特征。婚姻家庭是一定的物质社会关系和一定的思想社会关系的结合，作为社会关系的特定形式。婚姻家庭与社会关系有着密切的内在联系，家庭是个人与社会联系的最基本单位。孩子的成长历程与家庭的功能有着不可分割的关系，而家庭的功能满足家庭成员在生理、心理及社会的基本需求。现代家庭的主要功能有以下几个方面。

1. 感情需求 家庭成员通过情感和血缘联系在一起，相互之间通过有效沟通、相互支持、相互关爱、共同生活和娱乐等多种形式满足爱与被爱的需要。感情功能是形成和维持家庭的重要基础，家庭成员归属感与安全感的建立、爱的培养和表现、品德和情操的养成都离不开家庭。感情交流的密切程度是家庭生活幸福与否的标志。

2. 性生活功能 性的需求是人类基本的生理需求，性生活是家庭中婚姻关系的生物学基础。家庭在保证夫妻正常性生活的同时，又借助法律、道德和习俗的力量来限制家庭之外的各种性行为。

3. 生育的功能 家庭是人口再生产单位和教育的基本单位，家庭有着生育子女、传宗接代、延续种族的功能。

4. 抚养和赡养功能 家庭具有赡养老人，抚养孩子的责任与义务。家庭的第一重任是为其成员提供充足的物质资源，如金钱、生活用品、居住空间等。只有具备充足的经济资源，才能满足家庭成员的生理需求和医疗保健等需求。

5. 社会化功能 家庭作为将生物人转化为社会人的第一重要场所，并具有把其成员培养成合格的社会成员这一社会化功能。家庭在日常生活中向其成员传授生活技能和知识的同时传授社会知识和技巧，学习社会行为规范，发展建立人际关系的能力，以胜任自己的社会角色。人的心身发育，特别是心理发育的关键时期，主要是在家庭内度过的。如果在关键时期失去家庭的关爱、帮助和支持，则可能在多个方面影响到成年后的个体。

6. 赋予家庭成员地位的功能 合法而健全的婚姻家庭给子女提供了一个合法的地位。

第二节 家庭对健康的影响

一、家庭资源

家庭资源是家庭为了维持其基本功能，应付压力事件和危急状态所需要的物质和精神上的支持。家庭资源的多少，直接影响到家庭生活的水平、方式和家庭解除危机的能力。它包括了家庭内资源和家庭外资源。资源不足的情况下，应付压力的能力大幅降低，会出现家庭运转不良及家庭危机，成员易产生心理与健康问题。

（一）家庭内资源

家庭内资源一般包括以下几个方面。

1. 经济支持 指家庭对成员提供必要的生活资料、医疗保险费用、社会活动费用等能力。

2. 维护支持 指家庭对其成员名誉、地位、权利和健康的维护支持。

3. 医疗处理 指家庭提供和安排医疗照顾的能力。

4. 情感支持 指家庭对成员的关爱及精神支持。

5. 信息和教育 指为家人提供医疗信息及建议，家庭内部的健康教育。

6. 家庭结构上的支持 指家庭居住环境及器具配合患者的需求。

（二）家庭外资源

家庭外资源一般包括以下几个方面。

1. 社会资源 指亲朋好友及社会团体的关怀与支持。

2. 文化资源 所处的文化环境及同意支持的力度。

3. 宗教资源 指来自宗教信仰及宗教团体的支持。

4. 经济资源 指来自家庭之外的经济、赞助、保险、福利支持等。

5. 教育资源 指教育机会、制度、水平、方式等支持。

6. 环境资源 指所居社区的医疗设施、居家环境、公共环境的支持等。

7. 医疗资源 指医疗保健机构、卫生保健制度及卫生服务的可及性、可用性。

二、家庭对个人及家庭成员健康的影响及机制

（一）家庭对健康和疾病的影响

家庭是个人健康和疾病发生、发展的重要场所，因此全科医生要在家庭背景下了解个人的健康问题，才能找到真正的原因、真正的问题和真正的患者，才能更有效地维护个人健康。

家庭对健康和疾病的影响可从以下几个方面来考察。

1. 家庭与遗传病 遗传病获得于家庭，不单是生物遗传病，还有心理行为、精神遗传。家庭性遗传病，如血友病、地中海贫血等。许多慢性病都有家族遗传倾向，如高血压、糖尿病等。不仅如此，家庭病理影响因素还通过母亲的情绪－神经－内分泌轴而影响胎儿的生长和发育。研究表明，怀孕期间严重焦虑的母亲所生的婴儿有神经活动不稳定的倾向，神经质人格在家庭中重复出现，人格品质常遗传下一代。一个家族的素质，上下代际常具有相似性。

2. 家庭对儿童发育及社会化的影响 家庭会对每个人的生活产生最强烈和最持久的影响。个人身心发育的最重要阶段（0～20 岁）大多是在家庭内完成的。儿童行为和躯体异常与家庭病理有着密切的关系。

（1）家庭经济对健康的影响与年龄有关 年龄越小、相关性越大。肥胖是高血压、冠心病等疾病产生的危险因素，营养不良严重影响机体健康。所有儿童年龄组、下呼吸道感染的发病率和严重性与不利的家庭因素相关。孩子发生链球菌、肠道感染和葡萄球菌感染、婴幼儿意外事件与缺乏家庭照顾，不良的居住环境有关。

（2）儿童的躯体和行为异常与家庭病理关系密切 父母亲情的长期剥夺与自杀、抑郁和社会病理人格相关。3～5 岁是儿童身心发育的关键时期，可以说是父母造就了孩子的人格。家长应尽可能避免与孩子的分离，无法避免时，应采取一些必要的措施，尽量减少儿童心灵上的创伤。

素质提升

言传身教，树立正确的“家庭教育”观

成长环境决定了孩子未来的一生，不在乎贫富，而在于性格和习惯的养成，乃至人生观、价值观。父母是孩子的第一任导师，父母在教育孩子的过程中要尽量做到不吼叫、不打骂，积极主动地给孩子做好优秀的榜样。只有让孩子明白“有所为有所不为”，懂得明辨是非对错，孩子的成长过程才会少走弯路。父母的不良行为会成为孩子健全人格上的绊脚石，阻碍孩子的健康成长。

父母还应注重孩子的心理健康发展，孩子才能够有和谐的身心面对一切困难阻碍，而不会因为偶然的失败而滋生心理阴影。

只有父母言传身教，以身作则，做好孩子学习的榜样，用良好的言行举止潜移默化地对孩子进行教育，才能够让孩子接受父母对他灌输的正确教育，培养健全的人格，最后才能拥有一个光明的未来。

3. 家庭对疾病传播的影响 家庭中传染性疾病及呼吸道疾病更易传播，病毒感染如肝炎、艾滋病是家庭聚集现象在家庭中有很强的传播倾向。

4. 家庭对疾病恢复的影响 家庭的支持、合作与监督对各种疾病尤其是慢性病和残疾患者的治疗、康复有着很大的影响。比如在糖尿病患者的饮食控制中，家人的合作与监督是最关键的因素；脑卒中瘫痪患者的康复，更与家人的密切支持相关。对于成年人的大部分疾病来说，丧偶、离婚和独居者的死亡率均比结婚者高得多，鳏夫尤其如此。有严重家庭问题的男性产生心绞痛的概率比正常家庭的人高出 3 倍；在有较高焦虑水平的男性中，能得到妻子更多支持和爱的那些人产生心绞痛的危险性明显低于那些得不到妻子支持和爱的人。

5. 行为方式和生活习惯对疾病的影响 家庭成员共同生活在同一个小环境内，相互影响，往往形成相似的生活方式。有资料表明，共同居住的家庭成员经常会出现同样的健康问题，即使他们并不是亲属关系。诺丁汉大学的研究人员对 8400 对已婚夫妇的健康报告进行分析，发现那些患有哮喘、忧郁症、溃疡或高血压等疾病的人，他们的配偶出现同样病症的危险性也非常高。夫妻之所以遇到同样的健康问题，源于他们共享同样的饮食、生活方式和环境。研究人员发现：一个家庭成员的健康状况会影响其他家庭成员的健康。家庭中的成员具有相似的生活习惯和行为方式，一些不良的生活习惯和行为方式也常成为家庭成员的“通病”，明显影响家庭成员的健康。

（二）对健康影响的机制

1. 直接影响机制 家庭因素如家庭压力或生活事件等，直接影响个体的情绪状态，从而导致机体发生病理及病理生理改变，出现健康问题及表现。生活压力事件等多种因素的作用下，引发机体中枢神经系统、内分泌系统和免疫系统功能紊乱或病理生理改变，甚至导致靶器官的器质性病变。其中，心理因素既可以是主要病因，又可以是重要诱因。

2. 影响行为机制 家庭的生活方式影响着个体的健康相关行为，比如说吸烟、酗酒、不良饮食习惯、静坐等，这些行为影响着个体的健康。

三、生活压力事件和家庭危机

（一）生活压力事件

生活压力事件是指家庭在其发展过程中不断出现的威胁家庭完整性、家庭的发展甚至生存的因素。若家庭不能妥善处理这些事件，将损害家庭的功能，出现家庭危机。家庭成员在遇到问题时，可以从其家庭中获得资源支持，如经济支持、精神鼓励等，但也可能从其家庭中遭遇诸多压力。疾病的康复与家庭的健康观念、就医行为有关，尤其是与居于家庭权力结构核心地位的成员有关。1967 年，Holmes 和 Rahe 在进行生活压力事件研究时，将生活压力事件分为家庭生活压力事件、个人生活压力事件、工作生活压力事件和经济生活压力事件四类。研究中，让被调查者将 43 个最常见的生活事件按压力感的大小和调适的难易度排序（表 3－1），结果发现，15 个最具压力感的事件中有 10 个是家庭生活事件，说明家庭成员绝大多数的压力来自于其家庭内部。家庭生活的重大事件对家庭成员造成的心理刺激和伤害，有些甚至难以愈合，这些严重影响了家庭的内动力。

常见的生活压力事件有以下几个方面。

1. 家庭生活事件 如离婚、丧偶、子女行为不端、家庭成员健康出现变化、家庭矛盾以及新家庭成员的加入等。

2. 个人生活事件 如开始恋爱、怀孕、疾病、残疾、生活习惯与环境的改变、获得荣誉、家属受到行政处分等。

3. 工作生活事件 如退休、严重差错事故、失业、调动工作等。

4. 经济生活事件 如财产损失、收入显著增减、大量借贷等。

急性生活事件引起的家庭问题是可以蓄积的，引起家庭或家庭成员最终产生一种紧张后效应。

生活变化单位（life change unite，LCU）累计积分对预计家庭成员疾病有一定的意义。中国正常人生活事件评定量表由我国张明园教授等人编制，在全国 10 个省市内对 1364 名正常人进行了社会心理调查和测试，将结果编制成了中国正常人生活事件量表，该表共 65 个项目，包括职业、学习、婚姻、恋爱、家庭和子女、经济、司法、人际关系等方面常见的生活事件，每项的评分以我国正常人（常模）的调查均值估计（表 3－1）。

表 3－1 中国正常人生活事件评定量表（单位 LCU）

家庭生活事件	合计	青年	中年	更年	老年	个人生活事件	合计	青年	中年	更年	老年
丧偶	110	113	112	100	104	开始恋爱	41	45	36	38	57
子女死亡	102	102	106	97	84	行政纪律处分	40	36	43	42	43
父母死亡	96	110	95	81	60	复婚	40	42	40	36	35
离婚	66	65	68	61	60	子女学习困难	40	34	44	44	29
父母离婚	62	73	58	53	54	子女就业	40	29	44	52	39
夫妻感情破裂	60	64	60	53	56	怀孕	39	44	38	33	27
子女出生	58	62	60	49	48	升学就业受挫	39	41	39	41	26
开除	57	61	52	54	74	晋升	39	28	44	47	40
刑事处分	57	49	59	62	80	入团入党	39	29	41	53	59
家庭亡故	53	60	52	44	32	子女结婚	38	34	41	39	33
家属重病	52	56	53	48	39	免去职务	37	36	38	36	34
政治性冲击	51	47	52	51	71	性生活障碍	37	42	36	32	49
子女行为不满	50	51	52	47	46	家属行政处分	36	31	40	42	36
结婚	50	50	50	50	50	名誉受损	36	37	37	35	33
家庭刑事处分	50	43	53	54	53	中额贷款	36	32	38	40	33
失恋	48	55	45	44	42	财产损失	36	29	40	43	34

续表

家庭生活事件	合计	青年	中年	更年	老年	个人生活事件	合计	青年	中年	更年	老年
婚外两性关系	48	48	52	41	39	退学	35	44	30	33	33
大量借贷	48	43	50	49	53	好友去世	34	40	33	28	26
突出成就荣誉	47	43	49	47	47	法律纠纷	34	32	35	34	37
恢复政治名誉	45	41	46	51	46	收入显著增减	34	28	38	42	23
重病创伤	43	42	43	46	47	遗失重要物品	33	31	34	39	31
严重差错事故	42	42	41	47	40	留级	32	38	29	30	26
夫妻严重争执	32	30	34	29	28	与上级冲突	24	21	27	23	30
搬家	31	22	36	39	25	入学与就业	24	26	25	23	14
领养子女	31	32	32	29	16	参军复员	23	20	23	32	25
好友决裂	30	36	28	25	23	受惊	20	20	21	25	14
工作量显著增减	30	25	31	35	38	业余培训	20	20	21	22	16
小额借贷	27	23	30	32	20	家庭成员外迁	19	17	20	20	19
退休	26	18	28	35	29	邻居纠纷	18	16	20	21	17
工作更换	26	25	27	26	25	同事纠纷	18	16	20	19	16
学习困难	25	26	25	23	17	睡眠重大改变	17	12	19	21	25
流产	25	25	26	25	23	去外地	16	12	18	18	22
家庭成员纠纷	25	23	25	29	19						

将过去一年个人遭遇的生活变化单位进行累计，0～149 分：无意义；150～199 分：轻度生活变故（33% 得病机会）；200～299 分：中等生活变故（50% 得病机会）；300 分及以上：重大生活变故（80% 得病机会）。生活事件对人们的影响往往是双重性的，令人高兴的生活事件同样可以产生压力。全科医生在其实际诊疗过程中，应考虑患者的个体差异，并观察重要生活事件对患者的健康影响及其在疾病发生、发展中的作用，并找到真正的问题。

（二）家庭危机

家庭危机（family crisis）是指家庭系统所出现持续的破坏、混乱或不能正常运作的状态。一般来说，家庭危机可分为耗竭性危机和急性危机。当一些慢性的压力事件逐渐堆积到超过个人和家庭所能召集到的适当资源限度时，家庭便出现了耗竭性危机。当种突发而强烈的紧张事件迅速破坏了家庭平衡时，即使能得到新的资源，家庭也不可避免地要出现急性危机。这些危机也可能对家庭发展及家庭完整性造成灾难性的影响。

总之，家庭是以爱为纽带的生活共同体。家庭危机是否发生，取决于生活事件的性质、大小及资源的多寡，其中事件的性质是其决定因素。小的生活事件，可以通过家庭的努力而摆脱，家庭功能可以维持正常。严重的家庭生活事件，导致家庭发展受到影响，家庭功能陷于瘫痪，产生病态危机。

在分析家庭危机时应注意以下四点：①家庭压力事件常引发家庭危机，但家庭危机并非都由家庭压力事件导致；②家庭异常互动模式、不成功的角色、不完整的结构、病态人格等，也可以引起家庭危机；③家庭危机出现的概率与社会因素有关，情感、经济价值观的突变，导致家庭危机综合征；④亚婚姻状态使爱情成为泡影，幸福感极低等。

四、家庭生活周期阶段的健康照顾 微课 2

（一）家庭生活周期

家庭生活周期是家庭遵循社会与自然的规律所经历的产生、发展与消亡的过程。通常经历从夫妻组成家庭开始，到孩子的出生、成长、工作、结婚、独立组成家庭，而后夫妻又回到二人世界，最后夫妻相继去世等时期。从新的家庭诞生，旧的家庭终结，形成家庭的周期循环。在家庭的建立与终结过程中，家庭要经历不断地变化和发展。家庭和个体一样有其产生、发展和结束的过程。

个体发育周期一般经历胎儿、新生儿、婴幼儿、学龄前儿童、学龄儿童、少年、青年、中年、更年、老年和死亡。从 20 世纪 70 年代开始，在“个体生命发展模式”的基础上，人们提出了各种“家庭生活周期”的模型，将家庭生活分为数个阶段，每个阶段包含了正常和可预见的转变。

在家庭的发展过程中，杜瓦尔（Duvall）根据家庭的功能将家庭生活周期（表 3 –2）分为新婚期、第一个孩子出生期、学龄前儿童期、学龄儿童期、青少年期、子女离家期、父母独处期（空巢期）和退休期 8 个阶段。家庭在每个阶段都有其特有的角色、责任及需求。家庭的生活周期与个体的发育时期是交织在一起的。某些特殊的家庭并不经历生活周期的所有阶段，可在任何一个阶段开始或结束，如离婚和再婚，这种家庭往往存在更多的问题。

（二）家庭保健服务

家庭保健服务是以家庭为单位，社区保健人员为帮助家庭成员预防、应对、解决各发展阶段的健康问题，适应家庭发展任务获得健康的生活周期而提供的服务。根据家庭生活周期的不同阶段，提供周全的保健服务，已成为全科医疗有别于专科医疗的特色（表 3 –2）。

表 3 –2　家庭生活周期及保健服务需求

阶段	定义	主要面临的问题	保健服务重点
新婚期	男女结合，一般 2 年	1. 性生活协调和计划生育 2. 稳定婚姻关系 3. 双方相互适应和沟通 4. 适应新的亲戚关系 5. 准备承担父母角色	婚前健康检查 性生活指导 计划生育指导 心理咨询
一个孩子出生期	最大孩子介于 0 ~30 个月	1. 父母角色的适应 2. 经济压力增加 3. 生活节律变化 4. 养育和照顾幼儿 5. 母亲的产后恢复	母乳喂养 哺乳期性指导 新生儿喂养 预防接种 婴幼儿营养与发育
学龄前儿童期	最大孩子介于 30 个月到 6 岁	儿童身心发展问题及安全保护问题	合理营养 监测和促进生长发育 疾病预防 形成良好的习惯 防止意外事故
学龄儿童期	最大孩子介于 6 ~13 岁	1. 儿童心身发展 2. 上学与学业问题 3. 性教育问题和青春期卫生	引导正确应对学习压力
青少年期	最大孩子介于 13 ~30 岁	1. 青少年的教育与沟通、与父母的代沟问题 2. 社会化、青少年的性教育 3. 与异性的交往、恋爱	防止意外事故 健康生活指导 青春期教育与性教育 防止早婚和早恋

续表

阶段	定义	主要面临的问题	保健服务重点
子女离家期	最大孩子离家至最小孩子离家	1. 父母与子女的关系改为成人间的关系 2. 父母感到孤独 3. 父母应发展自己社交及多种兴趣	心理咨询 消除孤独感 定期体检 更年期保健
父母独处期（空巢期）	所有孩子离家至家长退休	1. 恢复仅夫妻俩生活，女主人特别寂寞难过 2. 计划退休后的生活，重新适应婚姻关系 3. 在精神和物质上给孩子们支持，与孩子沟通，维持、适应与新家庭成员关系	防止药物成瘾 意外事故防范 定期体检 改变不健康生活方式
退休期	退休至死亡	1. 经济及生活的依赖性高 2. 面临老年性各种疾病 3. 心理变化、衰老、丧偶和死亡	慢性病防治 孤独心理照顾 提高生活自理能力 提高社会生活能力 丧偶期照顾 临终关怀

1. 新婚期 是组成家庭后的第一个家庭生活周期，夫妻双方从不同的家庭或从不相识走到一起共同生活，要适应角色的转换。新婚期的保健服务包括以下几个方面。

（1）婚前检查，结婚前对男女双方进行常规体格检查和生殖检查，以便发现疾病，保证婚后的婚姻幸福。婚前检查对于男女双方和家庭健康都有着重大意义。

（2）性生活知识、计划生育和遗传性疾病的咨询与教育。

（3）家庭与健康的关系，夫妻双方的重新适应与沟通，新的亲戚关系的适应，双方及双方家庭感受的接纳与理解，家庭、家族、社区等共同社会关系的建立和交往方式。

Kandel（1977）提出，婚姻必须面对的适应问题有 7 点：①作出决定的模式；②经济来源与支配；③学习沟通与接纳对方的感受；④在物质与精神上做好为人父母的准备；⑤学习夫妻生活所必需的人际交往技巧，建立共同的社会关系；⑥建立解决问题的共同合作模式；⑦建立共同的生活习惯，分担家务。如何在婚姻生活中保持适当的自主性、合作性和良好的适应性是这个阶段成败的关键。

2. 第一个孩子出生期 是家庭生命周期的第二期，常见的家庭问题有新生儿和婴幼儿的预防保健服务、母亲产后康复以及父亲的责任 3 个方面。

（1）新生儿和婴幼儿的预防保健服务

1）预防接种 预防儿童的传染病，必须让儿童按照规定按时接种各类免疫制剂。

2）详细的体检 婴儿出生后，医务人员上门进行新生儿家庭访视，满 28 天起应全面进行体格检查。1 周岁内，满 3、6、8、12 个月时各检查一次；1 ~3 周岁每半年检查一次。

3）身心发育情况 维护婴儿的身心发育，各种感官刺激是婴儿认知发展所必需的动力，予以相适应的体格锻炼，观察身心发育是否有异常或迟缓的现象。

4）喂养方法 母乳是婴儿最理想的天然食品，世界卫生组织要求 4 个月以内母乳喂养率达到 80%；及时添加辅食，添加辅食的过程也是训练婴儿的咀嚼、吞咽功能，满足婴儿不断增长的营养需要。

5）预防意外伤害的发生 年幼儿童缺乏独立生活能力，生活经验少，对危险的判断能力差，无自身防卫能力，好奇、多动，发生意外事故者较多，如创伤、灼伤、窒息、车祸、触电或溺水等。据全国调查 1 ~4 岁儿童的死因中，意外事故为首位，应引起家长重视。

（2）母亲的预防保健服务

1）产后的身体恢复与照顾　如产道清洁、伤口愈合、产后活动和避孕方法的选择与使用等。

2）家庭角色转换与心理调适　初为人母，由女儿转换为母亲，学会处理婴儿的生活与健康问题，减轻母亲的焦虑；夫妻关系的重新适应，照顾孩子不要忽略丈夫的感受；婆媳关系、母女关系的重新适应。

（3）父亲的预防保健服务

1）家庭角色转换与心理调适　家庭角色发生转换，理解妻子的角色转换与照顾重心的转移。

2）家庭经济压力调适　家庭成员增加，家庭经济开支加大，责任更重。

3. 学龄前儿童期　是家庭生命周期的第三期，要面临3个关键的问题：①学龄前儿童的身心发育、人格发展；②父母的角色功能与技巧；③如何运用各种资源去平衡子女发展的需要与父母成就发展的需要。

学龄前儿童身心健康的要点如下。

（1）身体健康　培养儿童良好的生活卫生习惯和独立生活能力；掌握某些技能，使儿童的骨骼、肌肉和各种脏器得到锻炼，提高适应能力和各种功能；预防意外伤害和感染。

（2）智能发育　身体发育的速度较前减慢，但智能的发育却明显加速。此期将开发儿童的智力即发展儿童的注意力、观察力、记忆力、思维力和想象力以及口语表达能力作为重点。提供足够的感官刺激与人际活动是帮助儿童发展的条件，游戏学习是最佳的途径。

（3）人格发育　学龄前期是人格发展的重要时期，模仿是儿童人格发展的最大特征，父母的思想、性格和行为对这个时期的儿童具有潜移默化的重要作用，父母是儿童的榜样。学龄前儿童对事物的认识水平比较低，许多抽象的道理还不能理解，直接的、形象的行为习惯常影响他们终身，如礼貌、善良、诚实等。

此期家庭健康的发展要点是：①父母的角色功能与沟通技巧符合家庭成员的心理需要；父母具备榜样的作用，与子女一起成长，不断进步；父母经常与子女沟通，努力缩短与子女心灵的距离，愿意听子女谈知心话，真实地了解自己的子女，教育子女健康成长；②父母能合理地运用家庭内外各种有效的资源去满足子女发展和父母成就发展的共同需求。

4. 学龄儿童期　此期面临的是儿童的身心发展、上学和性教育问题。

儿童入学是走向社会的起点，开始离开父母亲的怀抱，与家庭之外的环境接触，生活环境人际关系都发生了重大变化。学习知识、社会规范、道德价值及人际交往，认知能力和社会能力增加，自我中心的成分减少；思维方式由具体的形象思维逐步向抽象思维的转化，在认知能力上大有进步，对现实的知觉增加，自主能力性格逐渐形成，自尊心明显形成。

常见的问题：学龄儿童出现适应、学习、行为障碍，表现出情绪不安和身体不适等躯体症状；还有意外事故、感染、身体发育、营养和智力发育等问题。

5. 青少年期　此期面临青少年的教育与沟通、社会化，青少年的性教育及与异性的交往、恋爱的问题。

青少年期是人身心变化最显著的阶段。心理社会方面，青少年追求自我认同和独立自主的自我形象，要求家庭建立新的人际关系和交往方式。生理方面、身高、体重、体型发生重大变化，第二性征出现，性器官发育成熟，性功能开始出现。

常见的问题：青少年恋爱、婚前性行为及精神问题，青少年易于冒险，可能养成不良嗜好及不良习惯。

Duvall指出，青少年家庭有六大困境：①家长的严格管理与青少年对自由的追求；②家长对家庭的责任与青少年参与家庭事务；③学业成就与社会活动的均衡；④家庭需要稳定与青少年爱好活跃多变；⑤家长希望受到尊敬与子女采取公开批评的沟通方式；⑥对社会有所贡献的生活方式与追求无拘无束的生活方式。

全科医生除了应在性知识方面提供必要的教育与咨询外，还应注意体格发育的个体差异和所产生的心理障碍。

6. 子女离家期　此期要面对的是家庭结构和家庭关系的改变、生活重心完全转移到中年父母的身心健康问题等方面的照顾。

随着子女离家求学、创业、结婚离开或不离开家庭，父母与子女的关系已逐渐转换为成人间的关系，家庭结构和家庭关系发生变化；子女要自立、创业，父母不要过多地干预成年的子女，以精神支持子女为宜。

子女离家，父母开始重新关注对方，生活重心由子女身上重新转移到配偶身上，已沉睡的矛盾可能会重新触发而产生新的家庭危机。子女离家，父母感到空虚、寂寞，产生失落、无奈、无所依靠的感觉（尤其是母亲），严重时演变成各种身心疾病。

此期家庭的父母年龄已到中年，事业发展已到巅峰，工作生活的压力会引发身心健康问题，慢性病尤其是心脑血管疾病可能开始侵扰中年父母。

7. 空巢期　由于我国独生子女家庭的比例较大以及社会流动的加速，使得年轻一代离家的人数增多，我国大部分家庭提前进入空巢期。

此期要面对的是身体功能出现减退、更年期综合征、夫妻关系的重新适应、计划退休后的生活、适应新家庭成员的关系等问题。

父母随年龄的增长，开始感觉到机体老化的过程，已明显感到体力减退、食量减少、睡眠时间与质量等身体状况的变化，中老年常见疾病，如心血管疾病、关节炎、骨质疏松、前列腺增生等发生率增高。

父母可能会不同程度出现生理异常表现（如心悸、胸痛、胸闷、失眠、多汗、胃肠功能紊乱、月经紊乱和性功能减退）和精神异常早期表现（如敏感、多疑、烦躁、情绪低落、注意力不集中和情绪抑郁）等更年期综合征的表现。更年期综合征是这一阶段的特征性表现，除了接受精神、行为治疗外，必要时应考虑使用药物治疗。

在婚姻生活上，夫妻关系和性生活的重新适应常出现新的危机。

此期的家庭常有新家庭成员的加入，双亲可能升级为祖父母或外祖父母，家庭成员的关系要适应家庭结构与关系变化的转换。

8. 退休期　此期要面对的是老年性疾病及老年人的生活照顾、失落、无助和孤独的心理关爱等问题。

退休的父母身体功能逐渐衰减，各种慢性疾患困扰他们，防治慢性病、预防残疾尤为重要。

退休后经济收入减少，生活自理能力、社会适应能力减弱，精神与经济的支持和生活上的照顾，以及对下一代的依赖在两代关系中逐渐占据重要地位。

年迈的父母可能会由于疾病或疾病引起的残疾，朋友和亲戚逐渐去世，丧偶等产生无助、失落、孤独、焦虑和忧郁等心理与精神异常的健康问题，因此对老年父母的心理关爱和精神支持是非常重要的。

在老年期，面临着丧偶和临终的问题。丧偶对生者是一个致命的打击。丧偶后，家庭原有的某些生活方式和规律几乎全部破坏。家庭应该调整生活方式，使子女亲友重新建立和谐的依恋关系，使老人感受到虽然失去了一个亲人，但家庭成员间的温暖与关怀依旧，使他们尽快走出丧偶的阴影，投入新的生活。

高龄衰竭或重病的老人面临着临终的问题，要给予他们精神上的抚慰，目标是提高临终者的生命质量，通过消除或减轻病痛与其他生理症状，排解心理问题和精神烦恐，帮助病患家庭成员承担一些劳累与压力。

第三节　家庭评估

一、概念

家庭评估是针对原因不明、与家庭相关的个体和家庭健康问题进行评估，综合分析家庭相关资料，对家庭的结构和功能、家庭生活周期、家庭资源等做出评价。进一步分析家庭与个人健康之间的相互关系、家庭存在的健康问题，得到调适个体和家庭问题的解决途径。

二、家庭评估内容

家庭评估的内容包括家庭结构和家庭功能评估。家庭结构与家庭功相互关联、相互影响；不同的家庭结构有与之相适应的家庭功能，家庭功能会影响家庭的内在结构。

三、家庭评估方法及应用

家庭评估方法有客观评估、主观评估、分析评估和工具评估等几种类型。

（一）客观评估

客观评估是指对家庭客观的环境、背景、条件、结构和功能进行了解和评价，如家庭基本资料、家系图等。

1. 家庭基本资料

（1）家庭的环境　①家庭的地理位置，即居住区与社区机构的教育、医疗保健、生活配套服务设施等距离。②周围环境，如空气、绿化、用水、土壤、噪声、震动和辐射等。③居家条件，如居住面积、空间分配、居住设施、卫生条件、安全程度、舒适程度、潜在的危害、饮用水、厕所、食物来源、厨房设施和烹调方法等。④邻里关系。⑤社区服务状况。

（2）家庭各成员的基本情况　包括姓名、性别、年龄、家庭角色、职业、文化程度、婚姻状况和主要的健康问题等。

（3）家庭经济状况　家庭的主要经济来源、年总收入、人均收入、年总开支、年积累数额、消费观念、经济目标。

（4）家庭生活史　主要的家庭生活事件、家庭生活周期、家庭问题、家庭成员的健康问题等。

（5）家庭的健康信念和行为　包括生活方式、健康维护和健康促进，疾病预防和保健，主要疾患的自我保健能力，选择卫生保健的类型及经济承受能力，自身对健康的关心程度及求医行为，家庭对患者的支持程度和照护能力，医疗保健服务的可用性、可及性、熟悉程度和利用程度。

2. 家系图　以绘图的方式来表现家庭关系的类型，称为家系图。家系图能描绘家庭的人口结构，还能表达家庭成员的基本状况。家系图一般包含三代人，既可以从最年轻的一代开始向上追溯，也可以从中间一代开始上下展开，根据不同性别、角色和关系用不同的符号来表示，同代人中年龄大的排在左边，年龄小的排在右边，每个人的符号旁边注明年龄、出生或死亡日期、婚姻状况、遗传病或慢性病等资料。还可以根据需要，在家系图上标明家庭成员的职业、文化程度、主要经济来源的人、家庭重大生活事件及成员主要健康问题等资料（图 3－1）。

一般从家系图中可获得以下几个方面的资料：家庭成员的基本资料、家庭人数、家庭结构类型、家庭生活周期、家庭关系、遗传病的发病情况等。家系图是了解家庭客观资料的最佳工具，是家庭健康档案的重要组成部分，可在 10～15 分钟内完成，在全科医疗中被广泛应用。

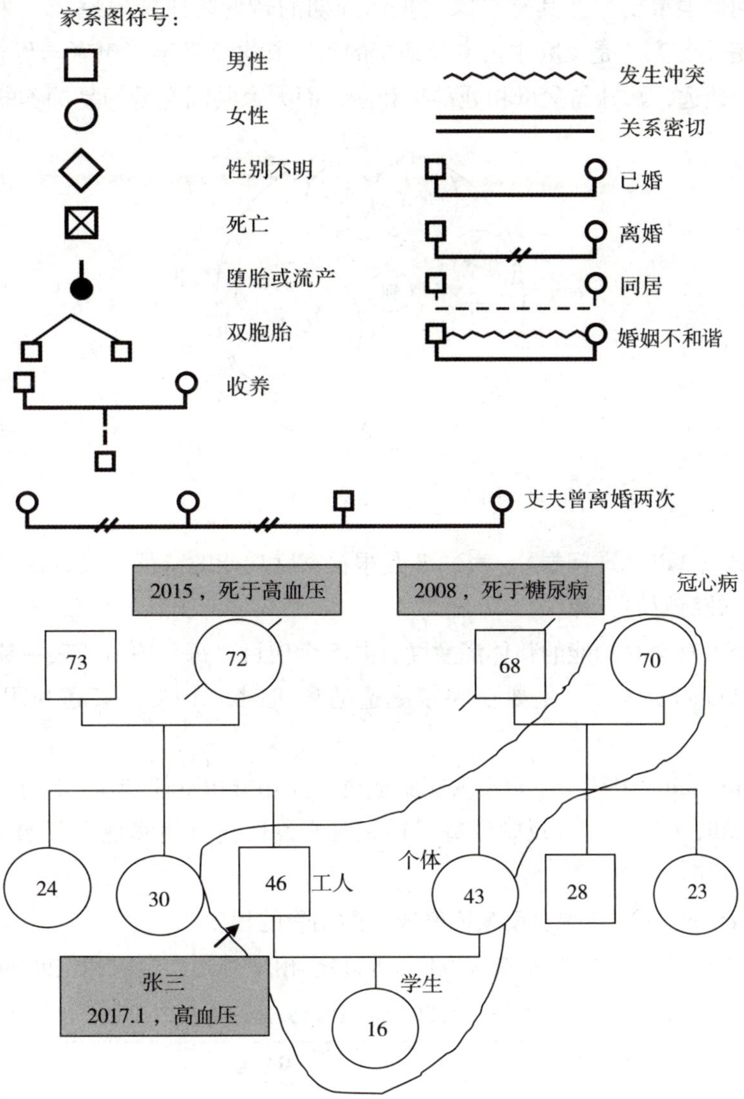

图 3－1　家系图绘制范例

（二）主观评估

主观评估是指用自我报告或主观测验等方法分别了解家庭成员对家庭的主观感觉、印象、愿望和反应，如家庭圈与家庭关怀度指数、家庭适应度与凝聚度。

1. 家庭圈　是由家庭成员以简单的绘图方式来描述家庭关系的情感倾向、感性认识、成员之间关系的密切程度，以及他们的社会关系。具体方法是患者先画个大圈，再在大圈内画上多个小圈，小圈代表自己和家庭中的其他成员。小圈的大小由家庭成员的权威性或重要性决定，在家庭中占主导地位的圈大。圈与圈之间的距离表示相互之间的联系或密切程度。其他朋友和宠物，只要患者觉得他们也是“家庭”的一部分，也可画在圈内。患者在画圈期间，医生可以离开房间，一般只需要 2 ~ 3 分钟，画完后，要求患者解释其所画家庭圈的含义；同时，全科医生还可以询问一些与家庭关系有关的特殊问题，如距离与亲密度的关系、个人界限、角色关系、交往方式、决定权以及家庭生活变化情况等。

医生应该明确地告知，家庭圈无所谓对与错，每位家庭成员所画的家庭圈可能是不同的，通过对家庭圈的研究，医生可以了解患者的情感反应以及家庭可能存在的有关心理问题和社会问题。

家庭圈是一种了解家庭结构与功能的简单方法，所反映的只是患者当前对家庭关系的主观感觉，是容易变化的，画圈的日期也很重要，尤其是在家庭生活周期的转变阶段或家庭成员发生严重疾病时。如图 3－2 所示，在这个家庭中父亲才是家庭中占主导地位的人，其次是母亲，患者与母亲的关系较为亲密，与父亲和妹妹的关系比较疏远，妹妹与父母相处都很和谐，而大家共同宠爱的是饲养的动物小狗。

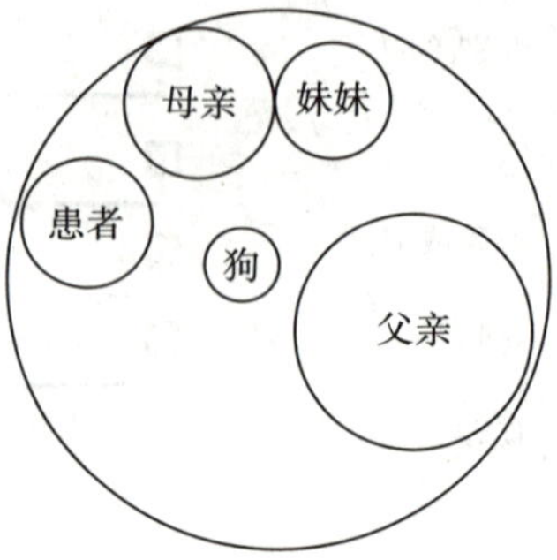

图 3－2　家庭圈绘制范例

2. 家庭关怀度指数（APGAR 问卷）　表3－3 是根据家庭功能的特征，设计的“家庭关怀度指数”量表，是主观评估法中比较简便的一种。

第一部分：测量个人对家庭功能的整体满意度，共 5 个项目，每个项目代表一项家庭功能。

（1）适应度（adaptation，A）　主要反映家庭遭遇危机时，个人和家庭利用家庭内外资源的情况如何。

（2）合作度（partnership，P）　主要反映家庭成员间互相分担责任和作出决定的方式如何。

（3）成长度（growth，G）　主要反映家庭成员在身心发展与自我实现方面如何获得家庭其他成员的支持和指导。

（4）情感度（affection，A）　主要反映家庭成员间相爱的程度。

（5）亲密度（resolve，R）　主要反映家庭成员间共享相聚时光、金钱和空间的情况。

表 3－3　家庭功能 APGAR 评估问卷

家庭档号：　　　　填表人：　　　　病历号：　　　　年　月　日

家庭功能评估表（Family APGAR）

下面 5 个题目，能够让我们更了解你和你的家庭，请就实际情况，在适当空格内打［√］，若有更多资料，请写在［补充说明］栏内，在这里所谓的“家人”是指与你住在一起的家人或感情联系最密切的人，如有问题请随时提出讨论。

	经常这样	有时这样	几乎很少
1. 当我遭遇困难时，可以从家人得到满意的帮助	□	□	□
补充说明：			
2. 我很满意家人与我讨论各种事情，以及分析问题的方式	□	□	□
补充说明：			
3. 当我希望从事新的活动或发展时，家人都能接受且给予支持	□	□	□
补充说明：			
4. 我很满意家人对我表达感情的方式，以及对我的情况（如愤怒、悲伤、爱）的反应	□	□	□
补充说明：			
5. 我很满意家人与我共度时光的方式	□	□	□

此部分由本科人员填写

Family APGAR 得分：

Family APGAR 评估：

签名：

（李孟智．家庭医学与家庭医业管理．哈佛企业管理顾问公司出版，1988）

采用封闭式答题方式。表中 5 个问题，每题都有 3 个答案，若答“经常这样”得 2 分，“有时这样”得 1 分，“几乎很少”得 0 分。然后将 5 个问题得分相加，总分 7 ~ 10 分表示家庭功能良好，4 ~ 6 分表示家庭功能中度障碍，0 ~ 3 分表示家庭功能严重障碍。另外，通过分析每个问题的得分情况，可以粗略了解家庭功能障碍的基本原因，即哪一方面的家庭功能出了问题。

第二部分：了解接受测试者与家庭中其他成员间的关系，分良好、较差、恶劣三种程度。

这种方法属于患者自我评价的一种类型，主要反映个别家庭成员对家庭功能的主要满意度。这种方法简单易行，可在 5 分钟内完成，一般用于门诊患者的家庭功能筛检。“家庭关怀度指数”可以帮助全科医生了解患者可能会得到的家庭照顾以及可获得的支持程度。若“关怀指数”比较高，则表明患者能得到良好的家庭照顾或支持；相反，患者将更依赖于医疗保健服务。值得注意的是，个人对家庭的满意程度并不能完全地反映家庭功能的实际状况，比如父母与儿童对家庭的期望值、满意程度明显不一致；婚姻满意度也会随着家庭生活周期的转变而出现变化。

当患者频繁求医而又不具有特异性，以及治疗的顺从性突然改变，或出现明显的行为问题，应该想到家庭功能失调的情况予以评估，以便早期评估并实施干预为妥。

3. 家庭适应度与凝聚度 家庭适应度及凝聚度评估也是一种主观评估方法，由 Olson 等人于 1982 年和 1985 年修改为 FACES Ⅱ和 FACES Ⅲ，用来测定家庭的适应度（adaptability）和凝聚度（cohesion）。

家庭的适应度和凝聚度是家庭行为的两个方面。凝聚度描述：①家庭成员之间感情的联系；②家庭成员各自的自主性。适应度描述：①家庭重组结构；②家庭适应变化的能力。二者反映了家庭面对压力时对家庭权利结构、角色关系的调节能力。在凝聚度极高的缠结型家庭中，成员之间的联系过强而自主性不足；而在凝聚度极低的破碎型家庭中，成员之间的联系过弱而自主性过度。当适应度与凝聚度达到平衡时，家庭功能状态最佳。

在凝聚度方面，需要在过度亲密（它导致家庭系统缠结状态）和过度疏远（它导致家庭系统破碎状态）之间找到平衡点；在适应度方面，也需要在变化过多（它导致家庭系统混乱状态）和变化过少（它导致家庭系统僵硬状态）之间达到平衡。这种各状态的过渡和组合可用 Circumplex 模型（Olson，1979）来表达（图 3－3）。

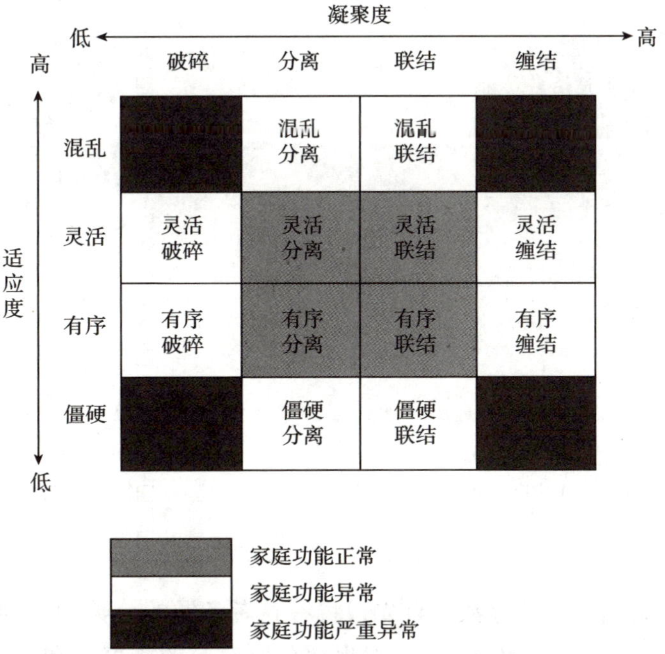

图 3－3 Circumplex 模型将家庭分为 16 种类型（Olson，1979）

在 Circumplex 模型分出的 16 类家庭中，中心的 4 类为凝聚度、适应度均达到平衡的家庭，是功能正常的家庭。最外围的 4 类为功能障碍最严重的家庭。

FACES Ⅱ 问卷分为三种，分别用于年轻夫妇双人家庭、有青少年的家庭和成人家庭。每种问卷都由 30 个问题组成（表 3－4）。

表 3－4　FACES Ⅱ 成人问卷

问题	从不 1	很少 2	有时 3	经常 4	总是 5
1. 遇到困难时，家人能互相帮助	□	□	□	□	□
2. 在家里，每个人都能自由发表意见	□	□	□	□	□
3. 同外人讨论问题比同家人容易	□	□	□	□	□
4. 做出重大的家庭决定时，每个家庭成员都能参与	□	□	□	□	□
5. 家庭成员能融洽地相聚在一起	□	□	□	□	□
6. 在为孩子定规矩时，孩子也有发言权	□	□	□	□	□
7. 家人能一起做事	□	□	□	□	□
8. 家人能一起讨论问题，并对做出的决定感到满意	□	□	□	□	□
9. 在家里，每个人都各行其是	□	□	□	□	□
10. 家务活由各家庭成员轮流承担	□	□	□	□	□
11. 家庭成员相互了解各自的好友	□	□	□	□	□
12. 不清楚家里有哪些家规	□	□	□	□	□
13. 家庭成员在做决定时同其他家人商量	□	□	□	□	□
14. 家庭成员能畅所欲言	□	□	□	□	□
15. 我们不太容易像一家人那样共同做事	□	□	□	□	□
16. 解决问题时，孩子的建议也予以考虑	□	□	□	□	□
17. 家人觉得互相很亲密	□	□	□	□	□
18. 家规很公正	□	□	□	□	□
19. 家庭成员觉得同外人比同家人更亲密	□	□	□	□	□
20. 解决问题时，家庭成员愿意尝试新途径	□	□	□	□	□
21. 各家庭成员都尊重全家共同做出的决定	□	□	□	□	□
22. 在家里，家人一同分担责任	□	□	□	□	□
23. 家人愿意共同度过业余时间	□	□	□	□	□
24. 要改变某项家规极其困难	□	□	□	□	□
25. 在家里，各家庭成员之间相互回避	□	□	□	□	□
26. 出现问题时，我们彼此让步	□	□	□	□	□
27. 我们认同各自的朋友	□	□	□	□	□
28. 家庭成员害怕说出心里的想法	□	□	□	□	□
29. 做事时，家人喜欢结对而不是形成一个家庭群体	□	□	□	□	□
30. 家庭成员有共同的兴趣和爱好	□	□	□	□	□

问题的右侧有每个答案相对应的分数。首先，将答卷者各题的分数用下列方法（表 3－5）分别算出凝聚度和适应度的得分；然后，在表 3－6 中找出得分所对应的凝聚度和适应度的性质；便可将所评估的家庭归入 16 种家庭类型当中其中的一种。

表 3－5　计算凝聚度和适应度的方法

凝聚度	适应度
1. 第 3、9、15、19、25、29 题得分之和	1. 第 24、28 题得分之和
2. 用数字 36 减去步骤 1 的结果	2. 用数字 12 减去步骤 1 的结果
3. 其余所有奇数题及第 30 题得分之和	3. 其余偶数题得分之和（第 30 题除外）
4. 步骤 2 和 3 的结果之和	4. 步骤 2 和 3 的结果之和

表 3－6　凝聚度和适应度得分的转换表

凝聚度	0～50 分 破碎	51～59 分 分离	60～70 分 联结	71～80 分 缠结
适应度	0～39 分 僵硬	40～50 分 有序	46～54 分 灵活	55～70 分 混乱

（三）分析评估

分析评估是利用家庭动力学原理、家庭系统理论和家庭发展的一般规律来分析家庭的结构和功能状况，推测家庭与个人健康之间的相互作用机制和家庭问题的归因。

家庭动力学是指反映家庭的组成成分、家庭关系、家庭成员间相互作用和家庭最终目标的运作机制。根据家庭动力学的基本原理，对组成家庭内在结构的各个部分分别进行评价，最终找出家庭问题的根源。

1. 家庭界限　即家庭成员对外活动的规则，包括评估家庭与外界联系的原则、通透性，家庭对外部资源的利用程度、对环境变化做出反应的能力等。

2. 家庭权力中心　评估家庭权力中心的家庭观念、道德准则、法律意识和个人的品质与能力通常决定和调控家庭成员行为的方式。

3. 家庭角色　评估家庭角色的认知、角色的期待、角色的适应性和弹性、角色的扮演情况和角色的行为被社会认同的状态。

4. 家庭空间和感情　评估家庭成员的空间、私密领地、情感交流、表达方式，相爱的程度，是否能满足家庭成员个性发展的需求及家庭共同的需求。

5. 交往方式　评估家庭成员感情交往的方式、交往能力，了解交往方式是否符合家庭成员的发展、家庭周期的转换。

6. 家庭资源　评估家庭内外资源是否充足、是否能充分利用、缺乏什么资源及缺乏的程度等。

7. 家庭价值观　是指家庭成员对家庭活动的行为准则和生活目的的共同态度或基本观点。价值观深深影响家庭成员的情感、思维方式和行为。它受传统观念、社会伦理道德和法律规范等因素的影响。

8. 家庭生活目标　家庭的生活目标决定着家庭动力学的全部过程，家庭成员为达成生活目标凝聚在一起，共同努力。

（四）工具评估

工具评估是指利用预先设计好的家庭评估工具来评价家庭结构和功能的状况。

1. 家庭评估模型（Mc Master 家庭评估模型）　Mc Master 模型阐明了一个家庭维持正常功能活动的基本条件和过程（图 3－4）。

这一模型认为，家庭必须具备其下几个方面的能力。解决家庭问题，需要家庭成员之间有效地交流，且需明白每一个家庭成员所承担的角色；在解决问题的过程中，家庭成员用其特有的交流方式进行情感沟通、互相关心、相互照顾；考虑到每个家庭成员发展的需要，其家庭应该具有适当控制家庭成员行为的能力；上面任何一个环节如果出现问题，都可能导致家庭功能出现障碍。Mc Master 家庭评估模

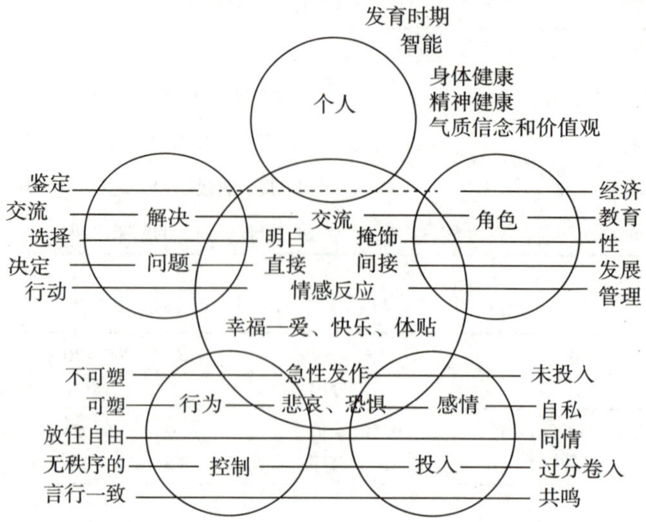

图 3-4 Mc Master 家庭评估模型

型提供了家庭功能整体性评估的基本思路。通过 Mc Master 家庭评估模型能回答以下几个问题。①压力来自何处？②家庭调适度如何？③家庭关系亲密度如何？④本次问题相关的家庭相互作用模式是什么？⑤如已经出现了家庭危机，在什么时候出现，为何会在这时出现？这是全科医生评价其家庭功能的参考体系。

2. 家庭外资源评估 ECO-MAP 图 把家庭作为对象，调查家庭外资源有关成分的有和无，多或少；并记录各种成分与家庭的联系强度，进行归类汇总后就可以用 ECO-MAP 图来表示（图 3-5）。图中圈的大小表示资源的多少，不同的连线表示联系的强度。

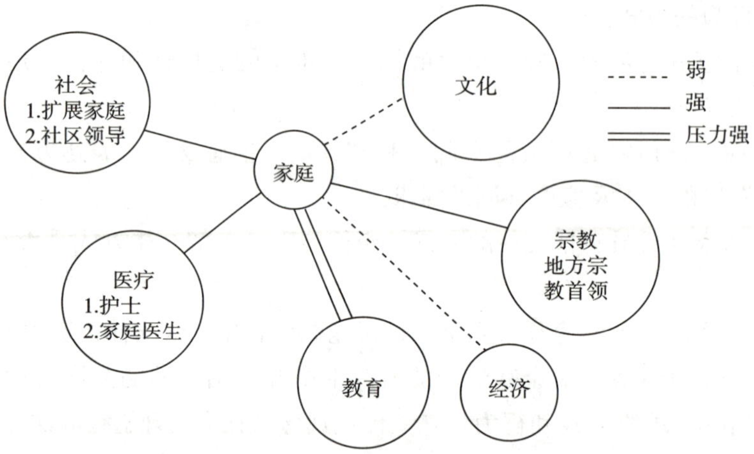

图 3-5 评估家庭外资源的 ECO-MAP 图

第四节 家庭照顾

一、家庭照顾及等级

全科医疗实践活动中，全科医生应考虑家庭与健康问题之间的密切联系，灵活运用“以家庭为单位的健康照顾”这一核心理论，积极动用有效的家庭资源，做好个体和家庭健康问题的照顾工作。由于全科医生业务水平、时间、兴趣的差异以及患者期望的不同等原因，全科医生在医疗活动中与家庭联系的程度也有一定的差异。Doherty 和 Baird（1986）将家庭照顾的服务等级分为 5 个等级（表 3－7）。

表 3－7　家庭照顾的服务等级

级别	内容
1. 对家庭的考虑最少	与家庭只讨论生物学方面的问题
2. 提供医疗信息和咨询	诊治中考虑家庭因素，能简单地识别家庭功能紊乱并转诊
3. 同情和支持	同家庭的讨论中，强调压力和情感对疾病和治疗的作用
4. 评估和干预	同家庭讨论，帮助他们改变角色和相互作用模式，以便更有效地适应压力、疾病和治疗病
5. 家庭治疗	定期同家庭会面，改变家庭内与身心疾病有关的不良相互作用模式

家庭照顾根据其提供的内容大致可分为：家庭咨询、家庭预防、家庭访视、家庭治疗、家庭病床、家庭康复、家庭护理。

（一）家庭咨询

咨询是通过人际交往和人际关系而完成的一种帮助过程、教育过程和成长过程。家庭咨询的对象是整个家庭，而不是家庭中的某个人。

家庭咨询的内容是所有成员共同面临的家庭问题，主要有：家庭遗传学咨询、婚姻问题咨询、患者病情控制及情绪变化问题、家庭生活问题、家庭成员关系问题、子女教育问题等。

家庭咨询涉及家庭生活周期的各个阶段、疾病的整个过程及问题的各个方面。这就要求全科医生具备良好的个人品质、丰富的人文社会科学与家庭医学知识、娴熟的人际沟通与组织管理能力、丰富的生活阅历和家庭咨询经验。

（二）家庭预防

党的十八大以来，党中央把建设“健康中国”上升为国家战略，坚持把维护人民健康权益放在突出位置。新时期我国卫生与健康工作方针提出坚持“预防为主”。家庭是重要的压力来源，也是疾病预防重要的资源和场所。全科医生可以根据家庭生活周期，提前预见每一个阶段存在的家庭问题。针对这些问题，开展三级预防，并在家庭的参与下实施（表 3－8）。

表 3－8　家庭三级预防的实施

三级预防	具体措施
第一级预防	建立良好的生活方式 健康维护 家庭健康教育
第二级预防	医患共同监测健康，定期体检和心理咨询 鼓励及时就医，早发现、早诊断、早治疗 监督遵医性、治疗、管理及用药安全
第三级预防	对慢性病成员连续性管理，督促遵医性，动态随访 关注慢性病患者的家庭变化，指导全体成员如何正确应对 对重病或临终家庭，提供心理治疗、家庭照顾和临终关怀

（三）家庭访视

家庭访视是指在服务对象家庭里，为了维持和促进健康而对服务对象所提供的有目的的交往活动。家庭访视体现了以家庭为背景的情境性照顾，保持了与家庭的密切往来，提供了居家式的服务。

1. 家庭访视的适应范围

（1）某些急症患者。

（2）行动不便者。

（3）有心理社会问题的患者。

（4）不明原因的不遵医嘱的患者。

（5）初次接诊的新患者。

（6）患多种慢性病的老人。

（7）临终的患者及其家庭。

（8）有新生儿的家庭。

（9）需要做家庭结构和功能评价者。

（10）需要实施家庭咨询与治疗者。

2. 家庭访视的种类 根据家庭访视目的不同，可以分为三类。

（1）评估性家访　目的是对照顾对象的家庭进行评估，通常是一次性的。常用于有家庭问题或心理问题的患者以及年老体弱患者的家庭环境考察。

（2）连续照顾性家访　目的是为患者提供连续性的照顾，常定期进行。主要用于患有慢性病或行动受限的家庭病床患者及临终患者。

（3）急诊性家访　目的是临时处理附近的紧急情况，多为随机性的。

（四）家庭治疗

家庭是社会的一个功能单位，是个体成长和社会化的主要场所之一，对个体心理发展有重要影响。生活在不良或病态的家庭关系环境中，家庭成员心理健康会受到消极影响，导致个体逐渐产生心理和行为问题。但是这些问题，往往不是家庭成员单独进行心理咨询和治疗所能解决的。这时，家庭治疗也许是最合适的心理咨询方法。

家庭治疗是以家庭为治疗对象，利用标签患者的症状行为观察、扰动家庭固有的结构、情感等级、行为模式，以帮助家庭扩大沟通、建立有效的互动方式，降低内部张力，促进家庭功能。

20 世纪 50 年代，家庭治疗作为一种新的心理治疗技术发展起来，它是以格式塔理论和社会建构等为理论基础建立起来的一种全新的心理治疗方法，其最大的特色就是心理医生在受理有心理障碍的来访者时采取的以“家庭”为治疗对象，而非仅仅针对来访者个体。它认为来访者的问题是整个家庭成员群体相互作用的结果，因此心理治疗不能单从来访者个体着手，而应以整体的家庭系统为心理咨询的对象，只有把来访者个体生活周围的不良环境给清除了，心理治疗的效果才能得到巩固，这也是它区别于其他心理治疗方法的标志。家庭治疗自 20 世纪 80 年代传入国内以来，研究人员进行了一系列的治疗实践和研讨。

1. 家庭治疗的特点

（1）针对家庭成员的沟通与互动关系，而不看重个人的问题行为。

（2）从家庭系统的角度去解释个人的症状与成员间关系。

（3）以家庭整个的改变来促使个人的改变。

2. 家庭治疗的适应问题

（1）各种存在有精神或心理问题的家庭。

（2）亲子关系不良。

（3）青少年成长中的困惑。

（4）婚姻与情感冲突。

（5）家庭周期变化面对特殊问题。

（6）各种意外应激事件对家庭的挫折。

3. 家庭治疗一般规则

（1）签订治疗协定　取得家庭成员的认可。

（2）预备性会谈　绘制家谱图，了解来访背景和标签患者的治疗经历。

（3）治疗性会谈　布置家庭作业和确定回访日期。可兼有对成员的个别访谈。

（4）长间隔短疗程　每月一次，一次50分钟。

许多证据表明，21世纪精神和心理问题将成为人群健康的主要问题，发病率增长迅速，多为社会原因所导致。参与家庭治疗，需要拥有资深的心理学阅历和掌握精神分析的方法。治疗应该营造有益于精神的环境，依托家庭治疗构建良好的家庭氛围。全科医生方便进行家庭照顾，也更懂得家庭。

（五）家庭病床

随着人口老龄化程度的加深，很多年老体弱、长期卧床或行动不便的患者承受着生理、心理、经济上的三重痛苦，家庭病床服务作为居家医疗、居家护理、医养结合的重要部分应运而生，也是建立全方位、全生命周期优质高效医疗服务体系的重要举措。

家庭病床是医疗单位对适合在家庭条件下进行检查、治疗和护理的某些患者，在其家庭就地建立病床，要求遵循普及与提高相结合、中西医结合，医疗、预防、保健、康复相结合的方针。家庭病床服务就是把医疗网格化服务延伸了，更精准地对接老年人群等多样化、差异化的医疗服务迫切需求。

家庭病床服务主要包括临床专科、全科医疗、基本护理、康复照护、药事服务、指导评估服务、安宁疗护等。

由于家庭病床弥补了专业医疗机构病床的相对不足，降低了医疗费用，避免了医院住院中的交叉感染，患者在其所熟悉的环境中接受治疗，因此受到了很多家庭和患者的支持和欢迎，尤其是高龄老人、行动不便或卧床者及临终患者。

申请家庭病床服务的流程是：首先，能患者或家属向签约机构提出建床申请，并携带患者相关病史资料以及身份证等，到所选择的签约机构申请收治；其次，签约机构组织建床评估后，给出是否建床的答复；然后，确定建床的，按住院程序在签约机构办理建床手续。此后，由签约机构指定责任医生和护士，签订协议，提供服务。

家庭病床服务能够在患者需要的时候及时出诊，还能利用家庭出诊及社区健康教育讲座等，有针对性地进行健康干预。这种方便快捷、服务周到、贴近社区居民生活的服务方式，是非常适合基层医疗卫生的　种诊疗模式。

（六）家庭康复

康复是指应用各种有用的措施以减轻残疾的影响和使残疾人重返社会。

随着社会人口老龄化程度的加重以及慢性病患病率的增加，人民群众对各种康复服务的需求也不断增加。以家庭为基地的家庭康复在减轻医疗费用、改善患者生活自理能力和生活质量方面发挥着巨大的作用。

家庭康复是全科医生对综合医疗机构出院后的患者在家庭内为其提供后期康复指导甚至终身照顾的卫生服务，使患者尽可能地恢复正常功能，参加社会生活，提高生存质量。对于医院康复服务欠发达地区以及就医不便的地区，家庭康复尤为重要。

（七）家庭护理

家庭护理是护理的一个组成部分，是对患者实施非住院护理的方法。家庭护理与临床护理从形式上和护理质量上有一定的差异，从患者的角度看，会对家庭护理产生亲切和信任感，产生相互支持、相互依赖的情感，提高患者的生存质量。

全科医生和护理人员通过家庭护理可以向家庭传递如何促进和维持健康的知识和技能，维持家庭的结构和功能的良好状态，为家庭和其中成员的健康保驾护航。

家庭护理的主要内容如下。

（1）从心理上给患者安慰。如肝癌患者急躁易怒，家属应谅解忍让。

（2）居住环境保持清洁舒适，房间对流通风。

（3）基础护理应做到：①“六洁”，即口腔、脸、头发、手足皮肤、会阴、床单清洁；②“五防”，即防压疮、防直立性低血压、防呼吸系统感染、防交叉感染、防泌尿系感染；③“三无”，即无粪、无坠床、无烫伤；④“一管理”，即膳食管理。

（4）用药安全。遵医嘱按时、按量用药，做好药品保管。

（5）健康教育，指导患者自我护理，纠正不良的生活习惯，不吸烟，不喝酒，提高自我护理能力，避免有害的应激源造成的不良影响，协助其维持心身平衡。

（6）鼓励患者参与正常人的生活，参加轻松的工作，适量地学习，在工作和学习中重新确立自己的生存价值。

二、家庭医生签约服务

为贯彻新时代党的卫生与健康工作方针，推进实施健康中国战略，落实《中华人民共和国国民经济和社会发展第十四个五年规划和2035年远景目标纲要》要求，进一步加快推动家庭医生签约服务发展，2022年3月3日，国家卫生健康委、财政部、人力资源社会保障部、国家医保局、国家中医药管理局和国家疾控局联合印发《关于推进家庭医生签约服务高质量发展的指导意见》，提出在确保服务质量和签约居民获得感、满意度的前提下，循序渐进积极扩大签约服务覆盖率，逐步建成以家庭医生为健康守门人的家庭医生制度。到2035年，家庭医生签约服务覆盖率达到75%以上，基本实现家庭全覆盖。

家庭医生既可以是全科医生，又可以是在医疗卫生机构执业的其他类别临床医生（含中医类别）、乡村医生及退休临床医生。鼓励各类医生到基层医疗卫生机构提供不同形式的签约服务，积极引导符合条件的二、三级医院医生加入家庭医生队伍，以基层医疗卫生机构为平台开展签约服务。家庭医生既可以个人为签约主体，也可组建团队提供签约服务。

服务内容主要有提升医疗服务能力、提高基本公共卫生和健康管理服务质量、保障合理用药、开展上门服务、优化转诊服务、加强中医药服务等。家庭医生应通过日常诊疗服务全方位掌握签约居民及其家庭成员健康状况，加强与签约居民联系，引导签约居民逐步形成到基层医疗卫生机构首诊的就医选择，进而形成有序的就医秩序。

服务协议应明确签约双方的责权利，列出服务清单。服务协议有效期可为1～3年，可根据居民需求和基层医疗卫生机构工作实际，允许服务关系稳定的家庭医生和签约居民签订2年、3年有效期的服务协议。支持家庭医生与居民以家庭为单元签订服务协议，鼓励各地探索以党政机关、企事业单位、产业园区、商务楼宇等功能社区为签约对象，签订服务协议。

加强家庭医生签约服务宣传，扩大签约服务群众知晓率，引导更多居民利用签约服务。重点做好签约服务内涵内容宣传，合理引导居民预期。要发掘优质高效推进家庭医生签约服务的典型案例，以点带面，发挥正面示范引导作用，为家庭医生签约服务发展创造良好的社会氛围。

答案解析

目标检测

一、选择题

［A1/A2 型题］

1. 由两对或两对以上的同代夫妇及其未婚子女所构成的家庭称为（　）
   A. 核心家庭　B. 主干家庭　C. 联合家庭　D. 传统家庭　E. 现代家庭
2. 家庭的内在结构不包括（　）
   A. 家庭角色　B. 家庭人数　C. 权力结构　D. 沟通类型　E. 价值观
3. 哪项不是家庭的基本功能（　）
   A. 抚养或赡养功能　B. 满足情感需要　C. 社会化　D. 经济功能　E. 预防疾病
4. 根据家庭的不同发展时期，将家庭生活周期分为（　）
   A. 3 个阶段　B. 6 个阶段　C. 7 个阶段　D. 8 个阶段　E. 9 个阶段
5. 传统的家庭历来是男性掌握家政大权，这种属于哪种权力结构（　）
   A. 工具权威型　B. 感情权威型　C. 分享权威型　D. 传统权威型　E. 转换权威型
6. 家系图（　）
   A. 对家庭结构、遗传史及重要事件的描述　B. 对家庭功能进行描述　C. 描述家庭生活周期　D. 描述家庭资源　E. 对家庭人际关系情感的描述
7. 家庭圈（　）
   A. 家庭问题　B. 家庭破裂　C. 家庭危机　D. 家庭压力　E. 家庭结构与关系
8. 家庭照顾分为（　）等级
   A. 1 个　B. 2 个　C. 3 个　D. 4 个　E. 5 个

二、思考题

1. 以家庭为单位的健康照顾的含义是什么？
2. 谈您认为全科医生应该如何开展优质的家庭照顾？

（唐　艳　王翔宇　史卫红）

书网融合……

本章小结　微课 1　微课 2　题库

第四章　以社区为范围的健康照顾

PPT

学习目标

1. 通过本章学习，重点把握社区卫生诊断概念、目的及步骤；社区干预的概念和特点；社区筛检的概念及目的；COPC 的定义、基本要素和分级。

2. 学会收集社区卫生诊断资料，设计社区干预计划及效果评价，选择合适的社区筛检项目，筛检试验评价的内容，COPC 的实施步骤。

3. 具有以社区为范围健康照顾，运用社区卫生诊断手段，有效促进社区健康的能力；实施社区干预项目和评价筛检试验的技能；实施 COPC 并进行评价的能力。

情境导入

临床案例　某社区居民区流行病学抽样调查被医生诊断患有不良生活方式病的顺位为高血压 116 人（9.57%）、冠心病 47 人（3.88%）、糖尿病 31 人（2.56%）、肥胖 22 人（1.82%）、肿瘤 8 人（0.66%）、脑卒中、慢性阻塞性肺疾病各 7 人（0.58%）。高血压危害知晓率仅为 37.90%，知晓其发病因素的为 13.41%，高血压患者定期检测血压率为 5.36%。高血压患病人数 116 人，高危人群：有家族史者 530 人，BMI≥24 者 254 人，血压为正常高限者 56 人，酗酒者 188 人。各高危人群呈现一共同特征，即在 36~60 岁年龄组分布较 6~17 岁、18~35 岁、61 岁以上年龄组多。引人关注的是：有家族史的高危人群呈现低年龄化倾向，6~17 岁组 161 人（30.4%），18~35 岁组 150 人（28.3%）；另外，呈现出男多女少的特点。

讨论　1. 调研的结果提示主要的卫生问题是什么？

2. 从哪些方面着手制定防治保健策略？

人类健康与环境息息相关，机体需要持续与外界进行空气、物质、信息的交换。因生活需要使人群居住在一定的地域，形成了活动的范围——社区。以社区为范围的健康照顾，提供以社区为范围的健康照顾，是全科医学的重要特征之一，也是全科医学的突出优势所在。社区是影响个人及其家庭健康的重要因素，提供以社区为范围的健康照顾是把社区医学的观念、流行病学和医学统计学的方法与为个人及其家庭提供连续性、综合性、协调性服务的日常医疗保健活动相结合，从以个人为中心的健康照顾到以家庭为单位的健康照顾，再到以社区为范围的健康照顾，全科医学的关注视野明显增大。通过动员社区各种资源，参与和实施社区卫生服务计划，主动服务于社区中的所有个人和家庭，维护社区的人群健康。以社区为单位，特定社区人群为背景，重视预防保健的社区医疗，分析社区、环境、行为等与个人健康的关系，由重视个人健康扩大到社区的健康，称为以社区为基础的基层医疗（community oriented primary care，简称 COPC）。微课 1

全科医疗的实施使 COPC 的原则更容易在基层贯彻，COPC 为全科医疗社区卫生保健服务提供了理想的参考模式。全科医疗的实施使 COPC 模式的原则更容易贯彻到基层医疗服务中去。

第一节　社区及社区卫生服务体系

一、社区的概念、功能及构成要素

（一）社区概念

社区是伴随着人类的出现而产生，在上古氏族社会就有了社区的雏形，人群是构成社区的重要元素。社区是社会学中的重要概念。多年来，在不同的历史时期、不同的研究和应用领域，对社区的定义有所不同。

社会学界普遍认同社区的概念起源于德国著名社会学家滕尼斯 1887 年出版的著作《共同体与社会》，该著作中将社区定义为“以家庭为单位的历史共同体，是血缘共同体和地缘共同体的结合”。

我国社会学家费孝通教授将社区定义为：“社区是若干社会群体（家庭、氏族）或社会组织（机关、团体）聚集在某一地域里所形成的一个生活上相互关联的大集体。”社区不全同于行政区域划分，更趋于一组共同生活、具有共同特征和共同需求的区域人群组成的社会。聚集在这一地域的社会群体，生活上互相关联，从事文化、经济、政治等社会实体活动。

世界卫生组织（WHO）于 1978 年在阿拉木图召开的国际基层卫生保健大会上将社区定义为：“社区是以某种经济的、文化的、种族的或某种社会凝聚力，使人们生活在一起的一种社会组织或团体。”社区可以大到一个国家，小到一个街道。社区有共同的利益需求、共同的服务，如交通、学校、经济交往等，同时面临共同的问题，如环境卫生、教育、医疗设施等。长居社区的人群，产生共同的习俗及生活方式，为了达到共同的目标，社区必须组织起来相互合作、集体行动、共同发展。不同的社区，具有特征性的文化背景、生活制度和管理机制，形成了人们的健康观念和行为模式。

从社区卫生服务的角度看，目前国际上对社区概念采用最多的是 WHO 对社区的定义，而国内多采用费孝通对社区的定义。不管采用哪一种社区的定义，其最核心的内涵是社区中的人们具有某种内在的联系。

（二）社区功能

社区功能是指社区工作在不断满足社会需求的过程中所发挥的作用，其基本功能有五个方面。

1. 自治功能　主要体现在社区组织和社区成员通过自我教育、自我管理、自我服务、自我约束，加强对社区公共事务和公益事业的管理和服务。

2. 服务功能　主要体现在为社区居民和单位各方面的生活需求提供社会化服务，包括生活服务、医疗服务、咨询服务等。

3. 保障功能　主要体现在通过挖掘社区资源和实行社会互助、救助和保护社区内弱势群体。

4. 教育功能　提高社区成员的文明素质和文化修养。

5. 安全稳定功能　化解各种社会矛盾，保证居民生命财产安全。

（三）社区构成要素

1. 一定的地域　一定的地理区域范围，为社区人群进行生产和生活活动提供场所。至于其面积的大小没有一定的标准。WHO 提出的社区面积为 5000～50000km^2。

2. 一定数量的人群　人群是社区的主体，有血缘关系、有家族性、有一定的社会关系，以某种生产关系为基础而聚集在一起。社区人口的数量无一定的要求，但 WHO 认为，一个有代表性的社区，其人口数量在 10 万～30 万之间。

3. 一定的生活服务设施 社区生活服务设施包括学校、文化市场、医院、交通、通信、商业网点等。这些生活服务设施可以满足居民的物质需要和精神需要，也是社区成熟度的重要指标。

4. 特定的生活方式和文化背景 由于长期生活在同一地域，社区居民有某些共同的需要，如物质生活、精神生活、社会生活等；也有某些共同的问题，如生活状况、教育水平、卫生服务、环境污染问题等。他们往往有一些相同的生活方式，因此他们不仅具有一定的共同利益，而且具有特有的行为准则、文化背景，以维持人际关系的相互协调。

5. 一定的生活制度和管理机构 为满足社区居民的需要和解决社区面临的问题，社区应建立特定的生活制度和规章制度。社区管理机构如街道办事处、居委会和各种社团组织可保障制度的落实，是开展社区医疗保健的组织保证。

社区的五个要素中，人群和地域是两个关键要素。社区人群、地域的大小往往有较大的不同，但任何社区一般都具有以上几个要素，使社区成为一个有组织的社会实体。

二、社区卫生服务的概念、工作内容和特点

（一）社区卫生服务概念

社区卫生服务（community health service，CHS）是社区建设的重要组成部分，是在政府领导、社区参与、上级卫生机构指导下，以基层卫生机构为主体，全科医生为骨干，合理使用社区资源和适宜技术，以人的健康为中心、家庭为单位、社区为范围、需求为导向，以妇女、儿童、老年人、慢性病患者、残疾人、贫困居民等为服务重点，以解决社区主要卫生问题、满足基本卫生服务需求为目的，融预防、医疗、保健、康复、健康教育、计划生育技术服务功能等为一体的，有效、经济、方便、综合、连续的基层卫生服务。

（二）社区卫生服务工作内容

（1）开展社区居民健康调查，建立健康档案，提供个人与家庭的合同式健康管理服务。

（2）进行社区卫生诊断，制订社区主要健康问题的干预计划并开展慢性非传染性疾病的规范管理。开展健康教育和卫生科普宣传。负责社区内传染病防治及计划免疫。运用适宜的中西医药及技术，进行一般常见病、多发病诊疗。

（3）与所在区域内大型综合医院和专科医院建立定点协作关系，开展双向转诊服务。

（4）提供基本医疗急诊服务和院外急救。

（5）提供出诊、护理、家庭病床等家庭卫生服务；开展临终关怀服务；提供精神卫生服务及心理健康咨询服务。

（6）提供妇女、儿童、老年人、慢性病患者、残疾人等重点人群保健服务。

（7）提供康复服务；开展计划生育咨询、宣传及适宜技术服务；负责辖区内社区卫生服务信息资料的收集、整理、统计、分析、上报。

（8）根据社区卫生服务功能和社区居民需求，提供其他适宜的基层卫生服务。

（三）社区卫生服务特点

1. 公益性 社区卫生服务除了基本医疗服务以外，其他康复等服务都属于公共卫生的服务范围。

2. 主动性 医院的医生都是等患者上门，而社区卫生服务则是主动性服务，上门服务，为社区病患提供家庭病床服务。

3. 全面性 社区卫生服务为社区全体居民提供服务。除了患者外，健康、亚健康、残疾等人群也是它的服务对象。

4. 综合性　社区卫生服务是多位一体的服务，除了基本医疗外，还包括预防、保健、康复、健康教育及计划生育指导等。

5. 连续性　居民从生命的准备阶段到生命结束，根据生命各周期及疾病各阶段的特点及需求，社区卫生服务全程都提供有针对性的服务。

6. 可及性　社区卫生服务开在居民家门口，步行15分钟就能到达，方便居民看病。社区卫生服务提供基本医疗服务，药品是基本药品，技术是适宜技术，价格比大医院低，这种服务居民不仅能够承担得起，而且还使用方便。

三、社区卫生服务体系

我国社区卫生服务体系是由社区卫生服务指导中心、社区卫生服务中心、社区卫生服务站三级构成。

1. 社区卫生服务指导中心　由区域中的二级甲等及以上医院承担，主要任务是：社区卫生服务人员的业务进修、医学院校毕业生毕业后教育、接受社区卫生服务中心的转诊患者、社区卫生服务的科研与教学工作等。

2. 社区卫生服务中心　社区卫生服务中心一般与城市街道办事处所管辖的范围一致，提供社区基本公共卫生服务和社区基本医疗服务，至少设日间观察床5张；根据当地医疗机构设置规划，可设一定数量的以护理康复为主要功能的病床，但不得超过50张；设置临床科室、预防保健科室、医技及其他科室；建筑面积不少于1000m^2，布局合理，充分体现保护患者隐私、无障碍设计要求；具备开展社区卫生服务工作的基本设备。社区卫生服务中心以辖区内每万人至少配备2名全科医生，医护比为1∶1。

3. 社区卫生服务站　社区卫生服务站的服务人口一般为10000～15000人；建筑面积不少于150m^2，布局合理，充分体现保护患者隐私、无障碍设计要求；至少配备2名执业范围为全科医学专业的临床类别、中医类别执业医生，每名执业医生至少配备一名注册护士；有与开展的工作相应的基本设备；具备基本药物120种以上，包括常用急救药品与中成药。

社区卫生服务人员主要由全科医生、护士及专业卫生技术和管理人员组成。要把人员队伍建设作为促进社区卫生服务持久与健康发展的基础性和战略性任务抓紧抓好，努力造就一支高素质的以全科医生为骨干的社区卫生服务队伍，适应居民对社区卫生服务的需求。

第二节　社区卫生诊断 微课2

居民的健康与其生活环境密不可分，全科医生在实施COPC前，首先要了解所服务社区的特征。应用流行病学及统计学方法进行社区调查，通过社区诊断确定社区的主要健康问题、居民的健康需求、可利用的卫生资源、适宜的解决问题方法及采取的计划、实施与评价方法，以达到预防疾病促进健康的目的。

一、社区卫生诊断概述

（一）社区卫生诊断的概念

社区卫生诊断也称为社区需求评估。每个社区都拥有自身的特征和健康问题，社区卫生诊断就是把社区作为一个被照顾者，用流行病学、卫生统计学、社会医学、心理学等定性和（或）定量的方法收集并分析资料，明确社区及其与健康相关的特征，掌握社区卫生服务资源，确定社区主要卫生问题的过程。社区卫生诊断是制订社区卫生干预计划的前提和基础，并为评价干预效果提供基础资料，并为政府及卫生行政部门等制定社区卫生相关政策、合理配置卫生资源提供重要参考。

社区卫生诊断与临床诊断不同。社区卫生诊断着眼于人群，临床诊断则针对就医的个体患者。社区卫生诊断是社区卫生工作者主动地对社区健康状态进行描述，并确定社区内主要的卫生问题的过程；临床诊断则是临床医生在疾病发生之后，对患者进行物理检查和实验室检查后得出的结论（表4－1）。

表4－1 社区卫生诊断与临床诊断的比较

项目	社区卫生诊断	临床诊断
对象	群体、社区环境	个人
问题	事件、反应、健康问题、健康状况	症状、体征
检查	社区资料、社区调查	病史、体检、实验室检查
诊断	以发现社区健康问题及优先解决问题顺序订出社区卫生计划	明确疾病和病因
处理	制订社区卫生计划、干预、评估效果	制订个人治疗方案
流程	与社区交流＋记录＋调查→社区卫生诊断	病史＋体检＋实验室检查→临床诊断
目的	预防疾病、促进健康	治愈疾病、缓解症状

（二）社区卫生诊断的目的

（1）发现社区健康问题，辨明社区卫生服务的需要与需求。

（2）对社区卫生问题进行排序并确定社区中需要优先解决的卫生问题。

（3）判断造成社区健康问题的原因，了解解决问题的程度及能力。

（4）提供符合社区需求的卫生服务计划所需要的资料。

（5）为社区综合防治效果的评价提供基本数据。

（三）社区卫生诊断的意义

社区卫生诊断是社区卫生服务工作周期的重要环节。社区卫生诊断完成以后，制定社区卫生服务工作目标。在计划实施后，要对其效果进行评价，检查是否达到了预期的目标。随后又开始新一轮的社区卫生诊断，发现新的卫生问题，如此周而复始，循环往复，不断推动社区卫生服务工作的开展。

（四）社区卫生诊断的内容

社区卫生诊断的主要内容是根据以上不同的社区卫生诊断目的来确定的，一般包括以下内容。

1. 确定社区的环境状况 包括自然环境和人文社会环境。自然环境如安全饮用水、环境污染、家庭居住环境及工作学习环境等。人文社会环境如社会经济水平、教育水平、家庭结构与功能、社区休闲环境等。

2. 确定社区人群健康状况及其健康问题 采用流行病学和统计学方法，调查社区人群的健康状况，如传染性疾病和慢性非传染性疾病的病种，各病种的发病率、患病率、死亡率及在不同人群、不同地区、不同时间上的分布状况等。

3. 明确社区可利用的资源与可动员的潜力 社区内可用于社区卫生诊断及解决健康问题的资源。主要包括以下内容。

（1）社区的经济资源 社区的经济资源是指社区整体的经济状况、产业性质、公共设施、交通状况等。这些资源的丰富程度及分布状况直接影响卫生保健服务的提供和利用。

（2）社区的机构性资源 社区的机构性资源包括医疗卫生机构，如诊所、卫生院、医院、红十字站、疗养院等；社会慈善机构；社会福利机构如基金会等；文化教育机构；社区团体如协会、工会、宗教团体等。对于这些机构的功能及其可用性和可及性的掌握，有助于社区卫生服务的连续性与协调性发展。

（3）社区的人力资源　社区的人力资源包括各类医务人员和卫生相关人员，后者如行政人员、居民委员会人员、宗教团体人员等，这些人员都是社区卫生服务的有效资源。

（4）社区可动员潜力　社区动员潜力是指社区内可动员来为医疗卫生保健服务的人力、物力、财力、技术和信息等资源，包括居民的社区意识、社区权利结构及运用、社区组织的活动、社区居民对卫生事业的关心程度、社区人口的素质与经济能力等。

（5）社区组织、机构和政策支持　社区组织、机构和政策支持包括社区领导层、相关组织机构的理解与支持，对 COPC 有利或不利的政策、法规等。

4. 确定应优先解决的社区卫生问题　一个社区在同一时期所面临的卫生问题往往是众多的，由于卫生资源的限制，不可能同时解决所有的卫生问题。因此，应根据具体情况确定优先解决的问题和制订解决方案，才能最大限度地发挥有限资源的作用。对优先解决问题所涉及的人群，应采用相应的流行病学和统计学方法，对其社会、经济、人口等方面的特征进行详尽的描述和分析。

二、社区卫生诊断的步骤

完整的社区卫生诊断工作一般包括如下步骤。

（一）确定社区卫生诊断的目的及工作方案

成立相应的工作小组，确定此次社区卫生诊断的目的、任务和方法及需要的信息和资料，界定所调查的社区及人群，提出工作组织与工作方案，并做好相应的培训和准备工作。

（二）收集社区资料

明确了社区卫生诊断的目的后，社区卫生服务者需要收集从个人、家庭到社区各个层面多角度的信息，作为制订社区卫生政策和措施的依据。

（三）对收集到的社区资料进行整理、分析

首先应对来自不同渠道的资料进行整理、评价，剔出不合格的数据。然后再将符合要求的资料运用卫生统计和流行病学方法进行统计、分析、归纳、综合，以发现社区存在的问题，综合分析卫生问题的原因。

1. 数据收集　对于已收集的调查问卷、访谈记录或录音等，均必须有专人保管、专人检查，看是否达到指定的要求。如调查问卷应没有缺项，访谈记录或录音应完整等。对不符合要求的调查资料应退回重新收集整理，不符合要求的调查资料的数量控制在总数的 10% 以下。

2. 数据处理

（1）数据资料的质量评价　对收集到的社区卫生诊断资料，在开始分析之前应先评价数据的可靠性，并通过数据的整理，逻辑检错，垃圾数据处理等手段，把数据变为可供分析的数据库。因数据的来源不同，质量评价的内容也不同。

现有调查资料：应用现有调查资料时应注意评价：①不同年代的资料所选择的诊断标准是否一致；②本次社区卫生诊断的目的与原收集资料的目的是否一致；③现有资料的完整性，收集的资料有无指标缺失或数据缺失等先天缺陷；④数据覆盖的人口面和代表性等。

专项调查资料：定性资料的评价应重点查看访谈对象的态度与合作程度、访谈环境、主持人访谈技巧及记录的质量，以此来评价访谈资料的质量。定量资料在应用时应从调查表设计、调查员质控、被调查者应答态度和调查环境控制四个方面进行评价，以确定收集到的数据质量是否合格、可靠。

（2）数据资料的处理　对于定性调查资料，一般是将定性资料与数据进行半定量转化后再分析，

或是将相同与类似的定性资料与数据进行合并与归类后再进一步的分析。对于定量调查资料，一般是利用计算机建立数据库。在建立数据库时，有两个人分别录入数据，然后再互相对照校正，以保证数据录入的准确性。

3. 数据分析 对定性调查的数据，常用描述法、排序法、积分法等进行分析研究。对定量调查的数据，目前国内常用 SPSS 和 SAS 统计分析软件包对数据进行分析。

4. 影响因素分析 在实际工作中，全面、综合分析卫生问题的影响因素时，常用原因树法和鱼骨图法。原因树分析法是采用专家咨询的方法来共同探讨某一问题的原因，是一种常用的问题原因分析方法。

（四）做出社区卫生诊断，完成诊断报告

1. 确定社区健康优先问题 社区在一定时期内所面临的卫生问题是多方面、多层次的。由于卫生资源的有限性，不可能同时解决众多的卫生问题，满足人们多方面的需求。为此，必须根据一定的原则来确定需要优先解决的健康问题，并对其施加必要的干预措施，以达到预期目标。

（1）确定优先问题的原则 根据普遍性（影响范围大）、严重性（最危险的）、有效性（原因清楚，对干预的敏感程度高）、可行性（技术、经济、人力、物质资源）以及群众关注程度、问题的常见性、社会经济效益等方面的综合考虑，来决定优先卫生问题。

①普遍性 所确定的需优先解决的卫生问题在社区人群中普遍存在，具有共性的特点，通常是以某种卫生问题的发生频率的高低来表示。如使用某种疾病的发病率和患病率高来表示该病受累人群比例大，与该病相关的危险因素分布广，该行为与疾病的结局关系密切。

②严重性 该卫生问题对社区居民的健康状况影响较大，造成的后果也较为严重。如某病致残、致死率高；慢性病所致的生活自理能力丧失，生活质量下降，家庭负担过重等。

③紧迫性 该卫生问题已引起政府和社区居民的强烈关注，是必须在近期内得到解决的问题。如对儿童进行脊髓灰质炎疫苗的强化免疫。

④可干预性 该卫生问题能够通过某些特定的措施加以解决或改善，如通过健康教育，采取首诊测血压制以及定期测量血压，可以改变社区居民的不良生活习惯和治疗高血压患者，以达到控制高血压和降低心脑血管疾病发生率的目的。

⑤效益性 是指在相对固定的资源条件下，解决该卫生问题所取得的社会效益、经济效益和健康效益，即具有较高的成本效益，如新生儿接种乙肝疫苗可以预防乙肝的发生，被认为具有较高的成本效益。

（2）确定优先问题的依据 依据是对人群健康影响（造成损失）的程度，发病率、就诊人数（率）、住院人数（率）、平均住院天数、致残率、失能率、死亡率、死因构成比、生活质量指标、经济损失指标、医疗保险费支出，以及个人、集体、社会因病而损失的时间和经济收入等指标。

（3）确定优先问题的方法 可使用选题小组方法或德尔斐专家咨询法确定重点卫生问题及其优先顺序。

2. 确定目标人群 目标人群可分为三级，一级目标人群：是他们的行为使其自身或其他人处于发生疾病的危险，防治项目是通过干预策略改变其行为的人群；二级目标人群：是影响并能使一级目标人群采取健康行为的人群；三级目标人群：是政策制订者、各级政府官员、专业人员等，他们可以通过制订政策、法律和影响，促进健康行为。

3. 确定主要的健康危险因素 危险因素是指与健康结局有联系的个体或人群特征及暴露的环境因素，它可以直接观察、直接或间接测量，与发生不良结局的概率（危险性）增加有联系。在因果关系中，经常存在着一果多因或一因多果的现象，需加以注意。危险因素可以是不良结局的原因，也可以是

不良结局的指征；既可以是病因因素（如孕期高血压与孕妇死亡），也可能仅仅是疾病的促进因素，或仅是统计学上有联系的预测因素（如文盲与围生期死亡）。

任何卫生问题的原因都是多因素的，因此，需要掌握目标人群的主要危险因素，如吸烟、饮酒，社区人群的健康信念、求医行为等；此外，要明确社区的环境状况，包括安全饮用水的普及情况、环境污染情况、家庭居住环境以及各种学习环境等自然环境和经济水平、教育水平、家庭结构与功能、社区的休闲环境等人文社会环境。搞清病因类型，确定主要危险因素并进行干预，特别是对行为的干预应成为社区卫生服务的重点工作。

4. 撰写社区卫生诊断报告　通过社区卫生状况调查，将所获得的信息进行分析总结，发现社区存在的主要卫生问题和主要危险因素，做出诊断，形成社区卫生诊断报告。报告中应包括的内容主要有：开展社区卫生诊断的背景、目的、意义，主要社区卫生问题及其问题的大小、严重程度、影响范围，问题的原因以及这些原因中的可控因素和不可控因素，解决该问题的资源与可行性等。

（1）社区卫生诊断报告的基本内容　社区卫生诊断报告的内容因不同的社区情况和不同的调查目的应有所不同，但其基本内容应包括以下几个方面。

①社区的基本情况，包括社区总面积、人口总数、家庭数、男女性别比、年龄分层、民族分布等；社区的经济文化情况，包括社区人均收入、低收入人数、医疗保险覆盖率、学历分布等；社区的环境状况等。

②调查的目的、内容、方法及调查人群。

③调查结果与分析　包括社区居民的健康情况、疾病的死亡率与死因顺位、患病率与疾病顺位、孕产妇/新生儿死亡率、疫苗接种率、不良行为比例、健康知识知晓率等等。

④诊断出的主要卫生问题及其原因。

⑤解决主要卫生问题时社区可利用的资源　医院与卫生机构的数目、医护人员的数目、床位数、居委会或社会志愿人员数目、学校或大型企事业单位等等。

⑥提出解决问题的策略、方法和建议　包括对卫生政策的改进建议，对目前社区主要疾病的一、二、三级预防，与相关部门的合作，以及在目前社区背景下对社区居民健康的干预计划或干预措施等等。

（2）社区卫生诊断报告的撰写要求

①实事求是　在撰写社区卫生诊断报告时最基本也是最重要的要求是实事求是，如实地反映社区的情况，如社区高血压、糖尿病的患病率到底是多少，社区吸烟、肥胖的情况如何。

②共性与个性相结合　每个社区卫生诊断除了以上所写的一些共性问题外，往往不同的社区还有各自的特点，如在少数民族聚集的社区情况与汉族社区会有所不同。

③突出重点　在报告中健康问题（疾病与非疾病）必然是重点，特别要突出主要的健康问题，为进一步进行社区卫生服务需求评价提供基础与依据。如有的社区（特别是北方），高血压是主要的健康问题，而有的社区（特别是东南沿海）胃肠道疾病是主要的健康问题。

④可行性与可操作性　进行社区卫生诊断的最终目的是为进行有效的社区干预服务，提高社区的健康水平。因此，撰写社区卫生诊断报告时需要有在目前社区背景下对社区居民健康的干预计划或干预措施的内容，为了使社区干预切实可行，干预计划或干预措施应注意可行性与可操作性。

（五）制定社区卫生工作计划

社区卫生计划是根据社区卫生诊断结果，结合社区卫生服务工作的实际情况，为在一定的时间内达到某一个目标，科学地制定本社区卫生服务站（中心）的行动计划。

任何一项计划，无论周期长短都必须有科学的周密的计划设计。一项完整的社区卫生服务计划包括设计、实施、评价三个基本要素。在做出社区卫生诊断，确定了社区健康问题的优先解决顺序后，就要根据现有的社会资源情况，针对优先解决的问题，设计社区卫生服务计划，确定解决这些问题的最适宜方案，明确规定该方案的组织与实施办法，并制定评价计划效果的相关指标，以评价计划项目的达标情况。

（六）计划的实施、监督与评价

为满足居民卫生服务的需求和社区公共卫生发展的需要，对既定的计划必须认真加以落实，要逐层分解任务目标，责任到人，对计划实施的全过程加强检查监督，及时发现问题及时解决，对于服务的结果和完成任务的质量加以评价、验收，保证社区卫生诊断工作的全面落实和目标的全面实现。

三、社区卫生诊断的资料收集

1. 社区卫生诊断所需的资料信息 社区卫生诊断的内容涉及许多方面，故需收集相应的资料信息。资料的收集应根据主要卫生问题的特点及干预项目的性质来确定，防止盲目地收集所有资料。社区卫生服务中需要收集的资料如下。

（1）社区健康状况资料 如患病率、发病率、疾病别发病率、死亡率、死亡原因、平均期望寿命等。

（2）卫生资源情况资料 指卫生服务的覆盖率、公平性、可及性。如卫生费用的数量与来源、医疗卫生机构的数量与分布、卫生技术人员的数量与结构。

（3）卫生服务利用资料 指卫生服务的需要及利用率。如就诊人数、住院人数、住院率、平均住院日及其影响门诊和住院利用的因素等。

（4）行为、生活方式资料 指滥用药物、就医习惯、不良行为与生活方式、健康危险因素、自我保健意识与能力、健康信念模型等。

（5）相关人口学信息 如社区的人口数、性别、人口结构、职业特点、文化程度、重点人群和高危人群的特征。

（6）社会和经济指标资料 包括收入、就业、生活环境与条件、生活秩序、业余文化生活等方面。

（7）社区背景信息 如地理位置、自然资源、风俗习惯以及交通情况；社区内的政府机构、各类团体分布情况等。

2. 资料的来源 社区卫生服务的资料来源有两种：一是现有的统计资料；二是专项调查资料。

（1）现有的统计资料 包括统计报表、经常性工作记录和既往已做的调查，简单归纳见表4－2。

表4－2 现有统计资料来源

可能的资料来源	内容	注意事项
社区卫生服务中心、服务站，其他基层卫生机构	居民个人健康档案、家庭健康档案、社区健康档案	资料的连续性、完整性、准确性、时效性
疾病控制中心	生命统计资料	标准的一致性
卫生局或医院	疾病现患率	资料分母的定义与范围
疾病控制中心	疾病监测资料	覆盖人口面和代表性
企事业单位、学校	健康体检记录	诊断标准
科研院所	疾病现患及危险因素的调查、研究结果	标准的统一
政府行政部门	有关政策、组织、机构的文件	日期、有效期、保密与否
公安局	出生、死亡资料	死因诊断依据
公安局、统计局	人口学资料	标准化与可比性
交通管理局	交通事故登记资料	分类与标准

首先需要对现有资料进行质量评价，经确定为可靠、可用的资料后再进行数据分析，得出项目所需的信息。其优点是方便、易得，缺点是资料的完整性、准确性、针对性较差。

（2）社区专题调查资料　专题调查是指针对社区的某一问题进行专门的调查，通过对社区进行定性调查和定量调查，可以获得社区居民健康状况调查资料、危险因素调查资料、社会经济状况调查资料等，可分为定性调查和定量调查。

①定性调查　常用的方法主要有参与性观察法、深入访谈法、专题小组讨论法和选题小组讨论法等。其特点是研究结果不能以数据来表示，主观性强，不能推论一般，但能获得深入的信息，可以表明某种趋势，对所研究问题具有探索性意义。

②定量调查　常用的方法有问卷访谈法、现场自填法和信访法等，其特点是结果可以用数据来表示，较为客观，说服力强，能够推论一般，但不能得出深入的信息资料。

由于社区卫生诊断的被调查对象主要是人群，所以在社区卫生诊断中定性调查与定量调查相结合运用，可对定量调查的结果进行补充，有时还可解决定量调查不能解决的问题。

专题调查的优点是可以对特定的问题及其影响因素进行深入细致的研究，针对性强、准确性好；缺点是现场调查需要消耗大量的人力、物力和财力。

素质提升

做社区居民健康的守门人，辩证看待环境与健康的关系

全科医生作为高质量的基层卫生保健服务的最佳提供者与组织者，同时也是社区居民为其健康问题寻求卫生服务时最先接触、最经常求助的诊疗者。全科医生提供的是首诊服务，因此我们也称其为首诊医生。如果将基层医疗视为整个医疗保健体系的门户，则全科医生就是这个门户的“守门人”，他担负着为社区居民提供方便而有效的医疗保健的责任，将大多数患者的问题解决在社区。

社区是一个复杂的系统，从整体上看，人群的健康受到不同层次的影响而具有多重性和复杂性的特征。从社区的宏观层次分析，社区与人群健康的关系受到整个社区及其相邻的周边社会大环境的根本性影响，包括自然环境、社会心理环境的影响等。人和环境的辩证关系主要体现在人类对环境有适应性，在物质上有统一性，人与环境也会有相互作用，人与环境之间需要生态平衡等。维持机体与环境的动态平衡非常重要，会对健康产生积极作用，如果平衡被打破，则会对人类健康产生威胁。马克思说“人创造环境，同样环境也创造人。”因此，辩证看待环境与健康的关系，对于人类与环境的和谐相处，对于人类社会的可持续发展都非常重要。

第三节　社区干预

一、社区干预的概念

社区干预是指在社区环境下，充分协调、利用社区各方面资源，有组织、有计划地开展一系列疾病防治和健康促进相关活动，以创造有利于健康的环境。通过改变人们的行为和生活方式，达到降低危险因子水平，预防疾病，促进健康，提高生活质量的目的。

社区干预有以下特点。

（1）社区干预是有组织、有计划的一系列活动。

(2) 社区干预不仅限于个人认知、行为、生活方式改变，还要进行外部环境、健康相关政策的改变。

二、社区干预的步骤

在进行社区干预前要完成社区卫生诊断，通过社区卫生诊断，指导干预计划的制定，提供干预所需的基线资料。首先，确定社区重点健康问题的优先解决顺序，分析影响因素和可利用资源，设计干预计划；其次，进行干预的可行性分析和障碍研究；然后，组织和利用社区资源，实施干预计划；最后对干预的结果进行全面评估，以了解干预的效果。

（一）社区干预计划的制订

干预计划的制订要点如下。

1. 社区卫生诊断

2. 制订目标 包括总目标和分目标。总目标是长期的、综合的目标；分目标是通过干预可达到的、可测量的目标。

目标包括 5 个方面，即 5 个 W（where，who，what，way，when）——何地、对谁、达到什么变化、通过什么途径、何时。

3. 确定目标人群 目标人群分为一级目标人群、二级目标人群和三级目标人群。一级目标人群是实施建议健康行为改变的对象；二级目标人群是对一级目标人群有重要影响的人，能激发、教育、支持和加强一级目标人群的健康信念和行为，如卫生保健人员、家庭成员；三级目标人群主要是决策者、领导、提供资助者。

4. 时间进度 明确计划实施的时间界限，即计划的起止时间，其中包含 3 个时段：准备工作所需的时间、完成计划所需的时间和干预措施产生作用所需的时间。

5. 选择策略和活动的原则 干预活动有计划、有步骤地进行，不同策略和活动相互支持和补充，同时应遵循以下原则。

(1) 有效性。

(2) 易为社区接受。

(3) 能覆盖较大人群。

(4) 符合成本 - 效益原则。

(5) 有利于可持续发展。

6. 质量控制方法 质量控制是保证计划顺利实施的关键环节，制订实施质量控制的具体方法，及时发现问题，必要时对计划进行适当调整。

7. 结果评价 应预先制订评价计划，选择有效的评价方法。

（二）社区干预的实施

社区干预计划一旦确定，必须严格按计划执行。

1. 培训 根据干预目标，针对不同目标人群进行培训，包括对领导、卫生人员、非卫生人员的培训，每次培训要有明确的目的，教员事先提供教材，教学方法除了讲课外，可采用讨论方式、案例介绍等。培训的内容包括：项目所涉及的有关知识、目的和意义、对目标体系的理解、干预方法的操作训练与评价等。

2. 宣传 针对目标人群开展多种形式的宣传活动，使社区居民理解干预项目的意义，更好地接受干预措施。通过宣传，提高社区居民的认识，促进其态度和行为的改变。

3. 管理 成立干预小组，定期布置、检查和汇报工作。在管理中尤其要注重做好年度计划制定，干预活动实施和评价的指导，做好不同部门间的协调。注重深入现场，及时发现问题，解决问题。

4. 干预活动的信息　收集，包括定期收集信息，不定期地调查，信息反馈，尤其注重干预活动实施的过程记录。

5. 干预活动分阶段开展　先从小范围开始，精选干预内容，可做预试验，然后扩大干预范围。

6. 资源的组织与利用　充分利用现有组织和资源，进行多部门的合作。

（三）社区干预效果的评价

评价是根据一定原则或标准检查确定项目干预计划、策略和活动的过程。评价的目的是发现工作能否按计划进行，是否存在问题，从所采取的行动中获得知识和吸取经验教训，以便改进今后或正在实施的活动。评价是管理和改进干预的重要内容，应贯穿于整个项目计划设计、实施和评价的全过程。准确的信息是获得评价成功的重要条件。评价种类主要有形成评价、过程评价、效应评价、结局评价和总结评价。

1. 形成评价　形成评价是对新制订的干预策略、健康教育材料，通过预试验评价它们在实际条件下的作用，根据评价结果改进干预策略和材料。

2. 过程评价　过程评价用于检查项目按设计执行的程度，也是开展其他评价的先决条件。针对的主要问题有：项目执行得如何；干预是否针对原定目标；完成多少百分比；是否接受了标准的干预（组织、实施和内容）；项目目标和干预的关系如何；具体说明干预在什么条件下、由谁、向什么目标人群、提供了什么活动，它们实施的质量如何，哪些活动有效或无效，如何改进，计划费用如何等。因此，过程评价是促使计划取得成功的有利因素。

过程评价的内容包括工作人员质量，传播渠道和教育材料的作用，目标人群和非项目工作人员参与的程度，环境支持和政策贯彻的力度，运用社区组织的能力等。

过程评价的指标包括干预活动覆盖率、干预活动参与率和有效指数等。

3. 效应评价　效应评价主要用于判断干预措施对人群健康的影响程度，包括各项健康指标的改善程度，可分为近期影响评价和远期效果评价。近期影响评价是指实施过程中产生的直接效果，是效果评价的重点，包括目标人群的知识、态度、行为和技能的改变。常用的指标有健康知识知晓率、行为改变率等。远期效果评价是指干预活动实施后的长期效果，如疾病的患病率、居民健康状况的改善、居民生活质量的改善等。

4. 结局评价　结局评价针对的主要问题是健康促进干预的长期结果，观察人群健康和生活质量的改变。就慢性病而言，在产生行为改变后往往要5年或更长的时间，才能产生生理、疾病和死亡情况的改变。因此，对社区干预效果的评价主要强调过程评价和近期效果评价。积累这方面的有关数据，对继续干预做长期评价有重要的意义。在意外损伤、性病干预中，有时在相对短的时间内可能产生变化。常用的指标主要有生理指标、疾病指标和生活质量指标。

5. 总结评价　总结评价是将形成评价、过程评价、效应评价、结局评价等进行综合，作出总结性概括。对计划执行情况作出全面的反映。并且对项目完成情况，成本效益，项目的可持续性，可推广性等进行总的评估。

第四节　社区筛检

一、社区筛检的概念

根据疾病自然史大致可将疾病的进展分为易感期、临床前期、临床期和结局四个阶段。人们希望在疾病发生之前就开展针对病因的干预，阻止疾病的发生。但由于许多慢性疾病（如恶性肿瘤）的病因复杂，这一目标往往难以实现。随着医学技术的发展，人们已经可以在某些疾病的临床前期或早期，通过适当的检测技术，将机体出现的一些异常特征（如肿瘤的早期标志物、血压升高、血脂升高等）及早检测出来，并采取适当治疗，最终可以明显提高疾病的治愈率和患者的生存质量，降低人群死亡风险。据此，人们提出在表面健康的人群中开展筛查，这也是抗击慢性疾病，保障人群健康的重要公共卫生措施。

患者对疾病早期的症状往往难以觉察，而且有些疾病发生隐蔽，又无明显的特异性，容易产生疏忽。当有明显的不适到医院就诊时，可能已是疾病的中晚期，此时往往难以治疗。因此，在疾病的临床症状和体征出现之前，通过某些检查，早期发现这些患者，有利于早期诊断和早期治疗。另外，对那些具有健康危险因素的人群实施干预措施，可逆转健康向疾病的方向发展。

社区筛检是针对临床前期或早期的疾病阶段，运用快速、简便的试验、检查或其他方法，将社区表面健康人群中那些可能患病或缺陷的个体，同那些可能无病者鉴别开来的一系列卫生服务措施，又称为三早预防，即早发现，早诊断，早治疗，达到降低疾病的死亡率，改善患者预后的目的，也是疾病的二级预防措施。

筛检的主要目的是早期发现隐匿的病例，以便进一步确诊，做到早期治疗，以延缓或阻断病情的发展，改善预后。通过筛检发现某些疾病的高危人群，以便早期发现疾病的危险因素，通过控制这些因素来避免疾病的发生。有助于了解疾病的自然史，提示疾病的“冰山现象”，还能够指导合理分配有限的卫生资源。

疾病的筛检一般不是诊断性的，筛检出来的阳性或可疑阳性者应指导就医，进一步确诊后治疗。

二、社区筛检的原则

筛检是一项预防性医疗活动，服务对象表面上是健康的人群。筛检需要耗费一定的人力、物力资源，因此，并不是所有疾病都适合通过筛检早发现、早诊断。社区筛检时应注意考虑以下几个问题。

1. 筛检的疾病应是当地一个重大的公共卫生问题 该疾病的发病率高，影响面广，如发现迟将造成严重后果。疾病自然史清晰，有较长的临床潜隐期；有早期标识物，且有简单易行的筛检方法。治疗干预效果明确有效，对副作用有清楚认识。因此，对这类疾病的筛检容易引起群众的重视和支持，工作易于开展，同时能取得较大的社会和经济效益。

2. 有合适的筛检试验 要求筛检试验有较高的特异度和灵敏度，且简单易行、安全有效、价格低廉。应有符合不同经济发展和卫生资源水平的筛检方法可供选择，以保障筛检出的可疑患者有能力接受进一步的诊断和治疗。

3. 疾病治疗 对筛查出的不同阶段结局均有行之有效的干预方案，且确保早期治疗的效果应优于晚期治疗。

4. 社区筛检应该从项目开始进行评价 评价内容主要有目标人群是否明确，筛查－治疗程序是否有效，是否符合成本－效益原则，是否符合公平性、伦理学原则，是否有项目质控、风险应对机制等。

三、筛检试验的评价

在筛检试验评价中，理想的筛检试验应具有对人体无害、操作方便、结果真实可靠且费用低廉等特点。筛检试验方法是否有效是开展筛查项目的基础。评价筛检试验是否有效，主要包含筛检试验的真实性、可靠性和收益三个方面。

（一）真实性

真实性也称效度，指测量值与实际值相符合的程度，又称为准确性。公认的最可靠的诊断方法称为金标准，将受检对象按金标准判定为病例和非病例，用待评价的筛检试验把受检对象分为阳性和阴性（表4-3）。评价筛检试验真实性常用的指标有灵敏度与假阴性率、特异度与假阳性率、正确指数。

表4-3 筛检试验评价的四格表

筛检试验	金标准		合计
	有病	无病	
+	a（真阳性）	b（假阳性）	a+b
-	c（假阴性）	d（真阴性）	c+d
合计	a+c	b+d	a+b+c+d

1. 灵敏度与假阴性率 灵敏度又称真阳性率，即实际有病且被筛检试验标准判断为阳性的百分比，它反映了筛查试验发现患者的能力。

$$灵敏度 = a/(a+c) \times 100\%$$

假阴性率又称漏诊率，指实际有病，根据筛检试验被确定为阴性的百分比，它反映的是筛检试验漏诊患者的情况。

$$假阴性率 = c/(a+c) \times 100\%$$

灵敏度与假阴性率之间为互补关系，灵敏度=1-假阴性率。

2. 特异度与假阳性率 特异度又称真阴性率，即实际无病且被筛检试验判断为阴性的百分比。它反映了筛检试验确定非患者的能力。

$$特异度 = d/(b+d) \times 100\%$$

假阳性率又称误诊率，即实际无病，但被筛检试验判断为阳性的百分比。它反映的是筛检试验误诊患者的情况。

$$假阳性率 = b/(b+d) \times 100\%$$

特异度与假阳性率之间为互补关系，特异度=1-假阳性率。

3. 正确指数 正确指数也称约登指数，表示筛检方法发现真正患者与非患者的总能力。正确指数=（灵敏度+特异度）-1。范围在0~1之间，指数越大，其真实性越高。

（二）可靠性

可靠性也称信度、精确度或可重复性，是指在相同条件下用某测量工具（如筛检试验）重复测量同一受试者时获得相同结果的一致程度。

1. 研究设计 一般可与真实性研究同时开展。同时由两名或多名检查者采取同样的检查程序对筛查人群进行同时盲法检查，再比较重复检查结果的一致情况。

2. 信度指标

（1）连续性资料 同一个或同质样品重测可采用标准差和变异系数反映可靠性，两个参数越小，可靠性越好。对不同质样品（对象）重测采用两次测量值相关系数（r），$r \geq 90\%$，一致性较好；此外，还可以采用配对 t 检验，$P > 0.05$，一致性较好。

（2）分类测量资料 可用符合率和一致性检验说明可靠性。

符合率是评价筛检试验可靠性的一个重要指标，它是指两次检测结果相同的人数占受试者总数的百分比。

一致性检验是评价不同地点或不同操作者对同一试验结果一致性的指标，它考虑了机遇因素对一致性的影响并且加以校正，从而提高了判断的有效性。

3. 影响筛检试验可靠性的因素

（1）受试对象生物学变异　如血压值在上下午、冬夏季不相同。血糖值在饭前、饭后不相同，身体上下肢、左右侧反应不尽相同等。此时，同一测量者用同一方法对同一被观察对象的测定结果也有不同。因此，应严格规定观测的条件（如时间、部位等）。

（2）实验室条件　如试剂的稳定性及被测物质数值的波动（如被测物的昼夜差异）。试验方法可受试剂质量、配制方法、温湿度等因素影响。仪器也可受外环境因素（如温度、湿度、安静、振动等）的影响，使测量值发生误差。因此，在进行诊断时必须对仪器、药品、条件等有严格的规定。

（3）观察者误差　包括观察者自身的变异（如不同时间、条件下）和观察者之间的变异。如多人筛检高血压时，必须预先经过训练，使几名观察者判断同一人同一时间点的血压值差异在 2mmHg（0.26kPa）之内。

（三）收益

收益也称收获量，指经筛检后能使多少原来未发现的患者得到诊断和治疗。该类指标反映人群在短期内因筛查得以早诊早治的获益情况。收益主要是评价筛检试验在人群中的应用效果。评价筛检试验收益的重要指标主要有预测值、生物学效果和卫生经济学评价等。

1. 预测值　预测值是应用诊断试验结果来估计受检者患病与否及其可能性大小的指标。分为阳性预测值和阴性预测值。

阳性预测值是指试验结果阳性人数中真阳性人数所占的比例。

阴性预测值是指试验结果阴性人数中真阴性人数所占的比例。

当一项诊断试验的灵敏度和特异度确定后，预测值受现患率的影响，现患率愈高，阳性预测值愈高，因此在患病率较高的人群中开展筛检的意义较大，其收益也较大。

2. 生物学效果　生物学效果评价，是根据筛查能改善疾病的中间或终末结局状态（发病或预后）的观察终点来设定的，通常采用率为指标；另外，筛查效果一般都是通过对比研究来体现，故需要计算相对比指标。

筛检试验灵敏度越高，发现的新病例相应越多，漏诊率也就越低；并且早发现、早诊断、早治疗带来的治愈率、阴转率和生存率等相应越高，病死率相应越低。

3. 卫生经济学评价　疾病筛查是国家或地区的重要公共卫生服务项目，WHO 要求在实施公共卫生服务项目之前，应开展相应的经济学评价，其目的在于优选出投入一定的资源（成本）后，获益（健康产出或经济产出）最大的筛查方案。筛查评估涉及成本、效果、效用和效益的综合分析。

（1）筛查成本　筛查成本是提供卫生服务过程中所消耗的资源。

（2）成本效果分析　效果是指在筛检项目开展后，健康改善方面所取得的生物学效果，包括延长寿命，提高生存率等。

（3）成本效用分析　效用是指生活质量改善等，可用质量调整寿命年的增加，伤残调整寿命年的减少等指标来表示。

（4）成本效益分析　效益是指将健康改善的结局用货币价值来衡量。

四、社区常见疾病的筛检

1. 高血压的筛检　高血压是常见的慢性病，也是我国心脑血管疾病最主要的危险因素及导致患者死亡的主要原因。最新的流行病学调查显示，我国 18 岁及以上居民高血压患病率约为 27.9%，与前 5 期调查结果比较呈整体上升趋势。然而，高血压可防可控，基层医疗卫生机构是高血压管理的“主战场”，全科医生是高血压管理的主力军。早期开展高血压防治，效果是很明显的。研究表明，如果整个人群的舒张压降低 6～8mmHg，冠心病的发病率可降低 25%，脑卒中的发病率可降低 50%。因此，早期发现、早期诊断、早期治疗高血压是预防心脑血管疾病的一个重要手段。

高血压筛查是实现管理目标的第一步。基层医疗机构应对 18 岁及以上居民实行首诊血压测量制度，积极提倡社区居民家庭血压测量以及利用各种机会性筛查测量血压。推荐使用经国际标准认证合格的上臂式自动（电子）血压计进行家庭血压监测，若血压≥135/85mmHg 即可初步考虑高血压可能，应立即就诊进一步明确诊断。

（1）普通人群高血压筛查　对于健康成年人，应每 2 年至少测量 1 次血压，最好每年测量 1 次。

（2）易患人群高血压筛查　高血压易患人群包括：①血压高值［正常高值达收缩压 130～139mmHg 和（或）舒张压 85～89mmHg］；②超重（BMI 24～27.9kg/m²）或肥胖（BMI≥28kg/m²），和（或）腹型肥胖（腰围男≥90cm，女≥85cm）；③高血压家族史（一、二级亲属）；④长期高盐饮食；⑤长期过量饮酒（每日饮白酒量≥100ml）；⑥年龄≥55 岁。一般要求易患人群每半年测量血压 1 次。

2. 糖尿病的筛检　随着社会经济的发展、人口老龄化、生活方式的改变，糖尿病患病人数急剧上升，糖尿病及其并发症给人类健康和社会发展带来了严重的负担。医学界对糖尿病的预防、治疗及控制已从传统意义上的药物治疗为主转变为系统管理。

糖尿病是全科医疗中常见的慢性病。糖尿病前期人数远多于糖尿病患者，是糖尿病最重要的危险人群。全科医生承担首次医学诊疗服务，有机会接触大量疾病未分化期患者，有机会对糖尿病患病前的特殊群体进行早期干预，阻止糖尿病前期进展为糖尿病。

糖尿病社区筛查是发现未就诊糖尿病患者的重要途径。目的是主动发现可疑糖尿病患者以预防和控制糖尿病的发生发展。2017 年国务院发布的《中国防治慢性病中长期规划》明确指出：慢性病的防控策略要实施早诊断、早治疗，降低高危人群发病风险，促进慢性病早期发现，推动慢性病的机会性筛查，及时发现慢性病患者和高危人群，及时提供干预指导。

糖尿病早期的社区筛查不仅能够以较低的成本筛检出无症状患者，更能提高社区居民对糖尿病的知晓率。目前我国居民对糖尿病的患病知晓及相关知识知晓率均较低，部分人群对糖尿病症状主要危险因素、并发症等完全不知晓，在社区规律进行糖尿病筛查，可使居民早期正确认识自身的慢性病危险因素，提高自我发现预防、治疗糖尿病的意识。

糖尿病社区筛查的目标人群主要有 2 型糖尿病（T2DM）高危人群、糖尿病前期人群和糖尿病患者。

T2DM 高危人群的筛查在全体人群中进行，目的是筛查出 T2DM 高危人群及 T2DM 前期患者。筛查方法有周期性健康检查、社区机会性就诊筛查、糖尿病筛查问卷和糖尿病风险程度评价。糖尿病前期及糖尿病患者的筛查在高危人群中进行，目的是筛查出糖尿病患者。对于成年人的糖尿病高危人群，不论年龄大小，宜及早开始进行糖尿病筛查，并每年至少筛查一次。空腹血糖检查是简单易行的糖尿病筛查方法，宜作为常规的筛查方法。糖尿病前期及糖尿病患者的筛查与诊断均以血糖水平为标准。对检测结果异常者，首先进行饮食控制，并进行适当体育锻炼，必要时给予药物治疗。

第五节　以社区为导向的基层医疗

20 世纪 30 年代，南非医生 Sydeny. L. Kark 首次提出以社区为导向的基层医疗（community oriented primary care，COPC）这一概念。他及其同事在南非的 Pholela 和以色列的 Kiryat Yovel 开始对 COPC 进行了初步的尝试，开展了以社区为范围的综合性的医疗和预防服务，并在医学院校的支持下组建了一个多学科的基层医疗团队，包括医生、护士、健康教育者和记录员。应用临床流行病学、社会心理学、基础医学和基层医疗等方法进行社区卫生需求评估，掌握社区卫生状况、人口学、行为和环境等特征，提供综合性的预防、治疗和健康教育等服务。他们不仅成功地实施了 COPC，而且取得了良好的效果。Kark 等人在实践中发现，社区的健康问题与社区的生物性、文化性、社会性特征密切相关。基层医疗不应局限在患者和疾病上，而应注意与社区环境和行为的关系。20 世纪 80 年代 Fitzhuangh Mullan 报告了 COPC 在美国实施的情况，并指出 COPC 的特征是传统的公共卫生与临床医学实践的结合。

一、以社区为导向的基层医疗的定义及基本要素

（一）以社区为导向的基层医疗的定义

以社区为导向的基层医疗（COPC）是指将以个人为单位、治疗为目的的基层医疗与以社区为范围、重视预防保健的社区医疗两者有机结合的基层医疗实践，即在基层医疗中，重视社区、环境、行为等因素与个人健康的关系，把服务的范围由狭小的临床医疗扩大到流行病学和社区的观点来提供照顾。COPC 是一种将社区和个人的卫生保健结合在一起的系统性照顾策略。COPC 的内涵主要包括三个方面：①把握社区居民健康问题及其背景；②将个体与群体健康照顾融为一体；③合理充分地利用社区资源。

（二）COPC 的基本特征

COPC 是基层医疗的一种服务模式，是社区群体卫生保健与个体卫生保健的结合，其基本特征主要体现在如下方面。

（1）将流行病学、社区医学的理论和方法与临床技术有机地结合。

（2）开展的项目是为社区全体居民健康负责。

（3）通过社区卫生诊断确定社区健康问题及其主要特征。

（4）根据问题解决的优先原则，制订可行的解决方案。

（5）社区参与充分发挥了全科医生作为社区健康协调者的角色，动员社区资源参与 COPC 实施。

（6）同时关心就医者和未就医者。

（7）保证医疗保健服务的可及性和连续性。

（三）COPC 的基本要素

开展 COPC 一般需要三个基本要素。

1. 一个基层医疗单位 该基层医疗单位（如社区卫生服务中心、街道医院或乡镇卫生院）应能够为社区居民提供可及性、综合性、协调性、连续性和负责性健康照顾。

2. 一个特定的社区或人群 可以是生活型社区或功能型社区，也可以是生活型社区或功能型社区人群中的特定人群。

3. 一个确定及解决社区主要健康问题的实施过程 是指社区卫生诊断和 COPC 的实施过程。

二、以社区为导向的基层医疗的实施与发展等级

（一）COPC 的实施

COPC 的实施过程是一个动态的、周而复始的循环过程，从确定社区及目标人群，到通过社区卫生诊断明确社区特征和需要优先解决的卫生问题，再到卫生服务计划的制订与实施和效果评价，对于 COPC 实施本身来说是动态的过程，而对于社区健康照顾来说，第一个 COPC 实施的终点也将是下一个 COPC 实施过程的起点。COPC 的指导思想就是通过不断更新的社区卫生服务计划实施而不断地追求社区健康新的目标，促进社区人群健康水平的不断提高（图 4－1）。

1. 确定社区和社区人群以及基层医疗单位 实施 COPC 时，首先要确定社区的范围，如确定某个街道、居委会、乡、镇为一社区。在确定社区人群时，全科医生既要考虑整个人群，又要特别关注那些不

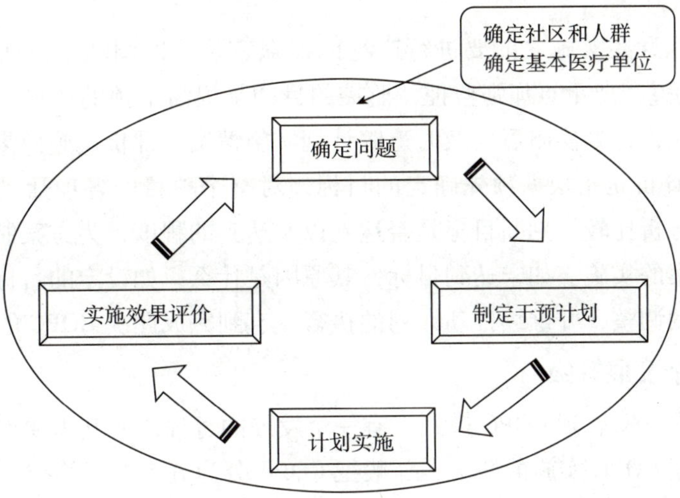

图 4－1　COPC 实施过程

常来看病的人群的情况。同时，还要确定一个主要负责的基层医疗单位，如确定由街道社区卫生服务中心为负责实施 COPC 的基层医疗单位等。

2. 通过社区卫生诊断，确定社区主要健康问题　确定人群后，全科医生要运用流行病学、卫生统计学的理论和方法评价社区人群的健康问题和主要危险因素、卫生服务状况和可利用的卫生资源，确定社区主要的健康问题。社区健康状态的评价及主要健康问题的确定，除基层医疗单位和全科医生外，还需要与流行病学专家、社会医学专家以及社区行政机构共同讨论研究。

3. 确定需优先解决的健康问题　大多数社区不具备同时解决社区人群中所有健康问题的人力、物力及财力，所以必须集中有限的资源全面综合地解决某一个或者某几个主要的健康问题。同时应考虑社区的客观需要和居民的需求及社区现有的和潜在的资源，并结合社区居民和相关部门的意见，确定解决问题的优先顺序。

在确定优先解决的健康问题时，应遵循以下五个原则。①普遍性：即所确定的要优先解决的健康问题在社区的人群中普遍存在，而不仅仅局限于某一区域或人群。通常以某种卫生问题发生频率的高低来表示，如疾病的发病率和患病率等。②严重性 即所确定的要优先解决的健康问题对社区内居民的健康状况影响很大，所造成的后果较为严重，如慢性病所致的生活自理能力丧失、生活质量下降、家庭负担过重等。③紧迫性 即所确定的要优先解决的健康问题已经引起了政府的强烈关注，国家出台了相应的政策，要求必须在近期内解决，如对儿童进行脊髓灰质炎疫苗的强化免疫。④可干预性：即所确定的要优先解决的健康问题能够通过某些特定的措施或活动加以解决或改善，如改变不良生活行为习惯可以降低高血压的发生率。⑤效益性 即在相对固定的资源条件下，解决该健康问题所取得的社会效益与经济效益均最佳，即具有较高的成本效益。如给新生儿接种乙肝疫苗可预防乙型肝炎的发生，减低乙型肝炎的发病率。这一干预措施被公认为具有较高的成本效益。

4. 制订社区干预计划　确定优先解决的问题后，应制订社区干预的计划。计划包括确定目的和目标，以及实现目标的策略和方法，即应明确要做什么；何时做；怎样做及由谁来做。应结合社区居民和社区管理机构的意见制订计划方案，以便取得支持，保证计划的落实。计划要尽可能详细，一般分为四步：工作准备、布置任务、实施和评价。

5. 计划实施　COPC 实施以基层医疗单位为主，并动员社区各种资源，如慢性病防治机构、健康教育机构、居委会、工会、学校等。政府、其他社会团体的参与尤为重要，COPC 的实施要积极争取行政部门的支持。COPC 项目的负责人应有较强的社会工作能力，一般由基层的单位负责人和社区管理机构的领导共同承担。

计划实施过程中应注意在实施之前要进行广泛的群众宣传，以调动全体居民的积极性，主动配合 COPC 的实施。对实施的过程要重点加强监控，监控的目的是提高干预的质量。必须在实施前建立质量监控的技术和评价的方法，计划实施后要及时追踪计划实施情况，评价实施效果，及时调整实施方案。

6. 计划评价 计划评价是指根据预先确定的目标，对整个项目的各项活动的发展和实施、适合程度、效率和效益等进行分析比较，判断目标是否达到以及达到的程度，为方案制订者提供有价值的反馈信息，以改进和调整方案的实施。如未达到目标，其原因是什么，如设定的目标不合理、实施的人员不适当等，对此应做相应的调整，并继续推动计划的执行，直到完成此次 COPC 的计划。

（二）COPC 的五个发展等级

从单纯的基层医疗服务发展到 COPC 模式，有一个发展的过程，尤其需要医生和社区转变观念，更新知识和服务技能。根据 COPC 实施的情况，一般把 COPC 分为五个发展等级。

0 级：未开展 COPC，无社区的概念，不了解所在社区的健康问题，只对就医的患者提供非连续性的照顾。

1 级：对所在社区的健康统计资料有所了解，缺乏社区内个人健康问题的资料，根据医生个人的主观印象确定健康问题的优先顺序及解决方案。

2 级：对所在社区的健康问题有进一步的了解，有间接调查得到的社区健康问题资料，具备制订计划和评价的能力。

3 级：通过社区调查或建立的健康档案资料能掌握社区 90% 以上居民的个人健康状况，针对社区内的健康问题采取对策，但缺乏有效的预防策略。

4 级：社区每位居民均能建立个人健康档案，掌握个人的健康问题，建立家庭健康档案和社区健康档案，采取有效的预防保健和疾病治疗措施，建立社区内健康问题资料的收集渠道和评价系统，具备解决社区健康问题的能力和协调管理社区资源的能力。

0 级是 COPC 的原始阶段，4 级是 COPC 实施的理想阶段，也是 COPC 的目标。目前我国大部分医疗单位处于 0 级和 1 级阶段之间。

（三）COPC 的实施注意事项

（1）COPC 的实施必须得到社区组织的广泛支持，社区参与是 COPC 实施的基础，COPC 应将提高社区参与能力作为重点，注重社区各种资源的协调和利用。

（2）COPC 的实施需要全科医生具备全科医学的知识、技能，具备一定的社会工作能力，充分发挥团队合作精神，稳步推进 COPC 的实施。

（3）COPC 的实施应在了解社区居民健康状况的基础上进行。

（4）COPC 的实施过程中，应加强过程评价，了解进展情况和效果，进行信息反馈，调整计划，达到预期的目的。

（四）COPC 的实施条件

国外多年开展 COPC 的经验证实，COPC 的实施应具备保证实施过程顺利进行的各种条件。

（1）来自政府、基金会或个人的资金支持。

（2）有一定的学术力量支持。

（3）知识结构合理、能够开展 COPC 的社区医疗服务团队。

（4）基层医生/全科医生有积极开展 COPC 的意愿，并有足够的时间保证。

三、全科医生在以社区为导向的基层医疗中的作用

COPC 是全科医生提供完整的社区健康照顾的重要手段。尽管 COPC 的重要特征是社区参与，但美国七个地区 COPC 模式研究表明，实施 COPC 是由全科医生来执行的，而不是由社区本身来执行，每个地区 COPC 计划至少有一名全科医生参与。全科医生应把提供以社区为导向的基层医疗作为自己的基本职责，这种服务把预防医学的观念、流行病学的方法与为个人及其家庭提供连续性、综合性和协调性服务的日常诊疗活动相结合，通过实施 COPC 主动服务于社区中的所有个人和家庭，从而维护整个社区的健康。

COPC 的实施需要团队合作，需要社区参与，体现了全科医学综合性和协调性等原则。传统的基层医生主要扮演治疗者的角色，面对的主要是个体的患者。在 COPC 中，全科医生面对整个社区，不仅是医疗者，而且还承担领导者、协调者、教育者、监督者、管理者等多种角色，责任从个人服务扩大到家庭服务，从家庭服务扩大到社区服务。全科医生除临床医学知识外，还应加强流行病学、社区医学、行为医学、环境与职业医学、生态学、社区健康评价等相关知识的学习，以确保全科医生多种角色的发挥和功能的完善。

目标检测

答案解析

一、选择题

［A1/A2 型题］

1. 社区结构要素哪项是错误的（　）
   - A. 相对不固定的人群
   - B. 一定的地域范围
   - C. 必需的生活服务设施
   - D. 特定的文化背景
   - E. 生活方式和认同意识
2. 以社区为范围的健康照顾必须做到（　）
   - A. 对辖区内的居民进行健康登记
   - B. 在社区服务机构内设立基层医疗卫生机构
   - C. 以一定的人群健康需求为基础，提供个体和群体相结合的服务
   - D. 社区居民健康状况进行健康档案管理
   - E. COPC 强调基层医疗工作侧重于个人疾病的诊治
3. 关于社区卫生诊断，叙述不正确的是（　）
   - A. 社区卫生诊断又称社区需求评估
   - B. 社区卫生诊断与流行病学诊断没有区别
   - C. 了解居民的卫生需求属于社会学诊断内容
   - D. 社区卫生诊断的目的在于明确需优先解决的卫生问题
   - E. 社区卫生诊断要了解现有的社区发展政策
4. 社区卫生诊断的资料来源不包括（　）
   - A. 健康档案记录
   - B. 社区出生登记资料
   - C. 询问病史
   - D. 横断面调查资料
   - E. 环境监测记录

5. 实施 COPC 的目的主要在于（　）
   A. 社区卫生诊断　　B. 社区动员　　C. 社区干预
   D. 社区参与　　E. 明确社区及人群的特征
6. 社区筛检项目选择的条件不包括（　）
   A. 所查疾病或健康问题必须是社区中的重大卫生问题
   B. 对检查出来的问题有有效的治疗方法
   C. 所检查的疾病有较长的潜伏期
   D. 高危个体是周期性健康检查的唯一对象
   E. 设立检查项目时考虑成本效益
7. COPC 的实施包含 5 个阶段，以下哪项是理想和完美的阶段（　）
   A. 0 级　　B. 1 级　　C. 2 级　　D. 3 级　　E. 4 级
8. 下列哪项不是确定社区需优先解决卫生问题的原则（　）
   A. 普遍性　　B. 严重性
   C. 治疗费用高，预防控制成本低　　D. 具有有效而简便的预防控制方法
   E. 综合性

二、思考题

1. 试比较社区卫生诊断与临床诊断的区别。
2. 如何评价社区筛检项目？
3. 什么是 COPC？有哪几个基本要素？

（王翔宇　杨喜艳　李光才）

书网融合……

本章小结　　微课 1　　微课 2　　题库

第五章　以预防为先导的健康照顾

PPT

学习目标

1. 通过本章学习，重点把握临床预防的概念和内容以及常见的临床预防服务方法；熟悉健康教育与健康促进的概念，内容和方法；了解社区传染病和突发公共卫生事件的处理原则。

2. 学会以预防为先导的健康照顾原则，并把全科医疗理念贯穿于社区卫生服务整个过程中。

3. 具有以预防为先导的健康照顾理念，能运用临床预防的方法，依据临床预防的原则，针对不同的人群开展预防服务。

情境导入

临床案例　患者，男，45 岁，离婚，律师。

主观资料：因 6 周以来反复出现上腹部烧灼感，进食后加重。服抗酸药可以减轻。无恶心、呕吐、腹泻、便秘。类似情况以往也曾发生，但以 2 个月前离婚后更为加剧。近日睡眠不好，有时靠安眠药入睡。每日吸烟 20 支，每日饮咖啡 4 ~5 杯。

既往史：30 岁曾查出乙肝表面抗原阳性。

家族史：父亲 75 岁时死于大肠癌。

客观资料：患者紧张焦虑。腹软，上腹部有轻压痛。无包块。大便隐血试验阳性。

讨论　1. 该患者存在哪些健康危险因素？

2. 如何为该患者制订健康维护计划？

第一节　临床预防服务

“以预防为先导的健康照顾”是全科医学的重要原则之一，它是指全科医生在全科医疗服务中，针对健康期、无症状期、未分化期、临床前期和治疗康复期提供主动的、有针对性的预防服务，如健康教育和健康促进、指导社区居民的自我保健、临床预防等，提供生命全周期全过程的保健服务，促进生命质量的提高。“以预防为先导的健康照顾”也是社区卫生服务的重要内容，充分体现了以人为本，以健康为中心的全科医疗理念和连续性全程健康照顾的特点，是居民健康守门人的全科医生职责所在。

一、全科医学的预防医学含义

预防医学是现代医学的一个分支，它是以人群作为研究对象，以“环境 - 人群 - 健康”作为工作模式，探索环境因素对人群健康的影响及规律，研究如何采取适当的干预措施，消除和控制危险因素，达到预防和控制疾病，保护和促进健康，提高生命质量为目的的一门学科。随着社会的进步和现代医学的发展，医疗卫生服务从以患者和疾病为中心的被动式服务，逐渐转变为以人群健康为目标、预防疾病和促进健康为中心的防治结合型主动服务。预防医学的重心也从传染病的群体预防，逐渐转移到慢性病的群体和个体相结合的预防。因此，以全科医生为主体，针对患病个体和社区人群进行预防、治疗、保健、康复和健康教育一体化的临床预防医学应运而生。全科医生在社区卫生服务中，需要强化预防医学观念，坚持预防为主的原则，把公共卫生和临床预防医学相结合，把群体预防和个体预防相结合，这样才能提供连续性、协调性和综合性的卫生服务，真正成为居民健康的“守门人”。

（一）预防为主原则与三级预防策略

“预防为主”是我国既定的卫生工作方针，提供预防服务是全科医生的重要职责。全科医生在开展的社区卫生服务中，应依据预防为主的原则，有针对性地采取三级预防策略，以达到预防疾病，促进健康的目的。

1. 一级预防 又称病因预防，是在疾病还未发生时针对引起疾病的主要危险因素采取的预防措施，是最积极最有效的预防措施，投资少，经济和社会健康效益大。目的是控制和消除疾病的危险因素，防止疾病的发生，提高人群的健康水平。

全科医生及其团队提供的一级预防服务主要包括：鉴别阳性家族史和不良环境因素和行为因素；倡导养成健康、科学和文明的生活和行为习惯；指导合理营养和平衡膳食；动员进行适当的体育活动等；鼓励保持积极乐观的情绪和良好的社会心理状态；开展个体健康教育和自我管理教育；有组织地进行预防接种和实施计划免疫；开展婚前卫生工作、妊娠期和儿童的卫生保健及老年人的保健；为高危人群和职业人群提供保护措施等。

2. 二级预防 又称临床前期预防，是在疾病出现临床症状或体征之前所开展的“三早”预防工作，即早期发现、早期诊断和早期治疗。对于传染病，还要加疫情早报告及病人早隔离工作，从而尽快防止疾病的进一步传播。实现“三早”的主要办法是开展社区宣传，提高群众的防病意识和卫生保健技能，提高全科医生的医疗诊断水平，采用灵敏度和特异度较高的临床和实验室筛检方法及灵敏可靠的疾病监测系统。对于某些有可能逆转、停止或延缓发展的疾病，“三早”预防策略的实施就显得更加重要。

全科医生及其团队提供的二级预防服务主要包括：早期疾病筛查和健康体检；高危人群和重点人群的健康项目的检查；指导居民的自我检查和自我发现；疾病早期诊断及时治疗；疾病早期心理疏导等。

3. 三级预防 即临床期预防，是在发病后期对患者采取积极合理的治疗，防止病情进一步恶化，预防或尽可能减少并发症、后遗症和伤残出现；对已经丧失劳动能力或残疾者，通过家庭和社区的护理、康复训练、亲属和社会的关心以促进生理功能和心理的康复，争取做到“病而不残，残而不废”，延长寿命和提高患者的生命质量。

全科医生及其团队提供的三级预防服务主要包括：疾病的临床规范治疗和管理，防止临床事件的发生；患者遵医行为的管理，防止疾病的复发；康复治疗和训练；康复咨询、康复器械的应用和指导；支持性医疗和护理；并发症的治疗以及临终关怀等。

在三级预防策略中，第一级预防最为重要。不同类型的疾病，有不同的三级预防策略。对于多数疾病，不论其致病因素是否明确，都应强调第一级预防。如多数恶性肿瘤疾病的预后较差，其发病原因虽然未完全明了，但一些致癌因子已经得到认同，因此，针对其致癌危险因素的第一级预防更为重要。有些疾病的病因是多因素的，如心脑血管疾病、代谢性疾病等，通过筛查可以做到早发现、早诊断、早治疗，从而能有效地改善预后。除了针对其危险因素积极进行第一级预防外，还应该重视第二级和第三级预防。对于那些病因和危险因素都不明确，又难以早期觉察的疾病，只有采取第三级预防措施。

对很多传染病来说，针对个体的预防同时也是针对公众的群体预防。例如，如果个体的免疫接种达到一定的人群比例后，就可以保护整个相应的人群。传染病的早发现、早隔离、早治疗，阻止了其向人群的传播蔓延，也是群体预防的措施。有些危险因素的控制既可能是第一级预防，也可能是第二级或第三级预防。例如，高血压的控制，就高血压疾病本身来说，是第三级预防，但对脑卒中和冠心病来说，是第一级预防。

根据三级预防措施服务对象的不同，可将预防服务分为社区预防服务和临床预防服务。社区预防服务是在社区范围内进行的，以群体为对象开展预防工作。临床预防服务是在临床场所进行的，以个体为对象开展预防服务。社区预防服务主要由公共卫生人员实施，临床预防服务主要是由临床医务人员进行，全科医生实施的是个体与群体相结合的预防。

（二）全科医生的预防医学观念

全科医生是业务综合程度较高的新型医学人才，经过严格、系统、规范的长期培养，主要在基层医疗卫生机构承担预防保健、常见病、多发病诊疗和转诊、患者康复和慢性病管理、健康管理等一体化服务，被称为居民健康的“守门人”。全科医生的预防医学观念主要体现在以下几个方面。

1. 珍惜每一次提供预防服务的机会 把与个人及其家庭的每一次接触都看成是提供预防服务的良好时机，并适时地提供有针对性的预防服务。

2. 对健康与疾病的全面认识 熟悉健康新观念；树立预防为主、以人为本、健康为中心的理念；在关注躯体疾病的同时，更注重关注人的整体健康，采取以预防为先导的综合预防保健措施；正确认识和解决个人、家庭和社区的主要健康问题。

3. 对疾病与发病机制的综合认识 依照现代医学模式，即生物－心理－社会医学模式，从人的自然属性和社会属性的整体性研究疾病的病因与发病机制，利用“多因多果”和“单因多果”的疾病因果观和预防为主、防治相结合的系统思维方法分析研究健康及影响健康的各项因素。

4. 服务对象全 服务对象覆盖社区所有的人群，不分性别、年龄、健康状态、亚健康状态、疾病状态，以个体健康为中心、家庭为单位、社区为范围提供综合性预防保健服务，并把预防服务看成日常医学实践的重要组成部分。

5. 重视个体预防与群体预防相结合 当全科医生在为个人及其家庭提供服务时发现某问题在社区中广泛存在或某疾病在社区中有流行倾向时，便不再停留于个人及其家庭的预防上，而是利用社区内外可利用的各种资源，积极开展社区预防。全科医生还必须着眼于全社区，在进行社区诊断的基础上，制订和实施社区规划性的干预计划，重点解决人群健康问题，主动维护和促进社区居民的健康。

6. 采用以预防医学为导向的病史记录和健康档案 这是全科医生有计划地为个人、家庭和社区提供预防服务的重要组织工具，一般包括：针对来就诊的患者及其现患疾病，制定相应的疾病预防计划；根据个人的年龄、性别、职业、健康危险因素等特征制定有针对性的健康体检计划；根据个人和家庭的基本情况、生活周期、资源状况、功能状况等资料，为家庭制定周期性健康维护计划；根据具体的预防服务项目，建立针对人群的预防医学档案。

7. 把工作目标明确指向提高社区全体居民的健康水平 如果全科医生把注意力集中于经济效益上，就不会在预防服务上花费太多的时间和精力。因此，全科医生在国家的养老、医疗等保障体系中开展工作，就可以把真正服务的目标指向提高社区全体居民的健康水平，并使全科医生在预防服务方面得到合理的经济补偿和激励。

（三）全科医生在预防服务中的优势

鉴于医学的主要任务已从以防病治病为主逐步转向以维护和促进健康、提高人的生命质量为主；服务对象不再仅限于患者，而包括相当数量的正常人以及亚健康人群（约占总人群的75%）；服务内容也不仅仅是要解决躯体的缺陷或某个系统的异常而带来的问题，还应当满足人们寻求健康生活方式指导和心理咨询的愿望；医生开出的处方不仅仅全是药物处方，还包括自我保健、自我管理、疾病管理、心理疏导和提高生活质量等多内容的处方。从这个意义上讲，全科医生的服务内涵和工作方式体现了“中医养生治未病”和西方医学“零级预防”相协调的未来世界医学发展的新趋势。由于全科医生在社区工作的独特优势，在提供生命周期的全过程服务中贯彻预防为主的原则，实施以预防为先导的健康服务，满足服务对象的生理、心理和社会的多维需求。全科医生在预防服务中的优势主要体现在以下几个方面。

1. 全科医生的专业优势 全科医生所接受的教育和训练，使得他们既掌握临床知识和技能，又懂得预防保健、健康管理等知识和技能，为提供有针对性的预防性服务打下了良好的基础；全科医生所具有的预防服务的理念和技能，使他们在为患者提供治疗服务的同时，还可提供健康保健服务和康复服务等。

2. 全科医生的工作方式 全科医生对所辖社区的所有居民，利用自身的技术和协调能力，将预防工作融入所提供的连续性综合服务过程中。

（1）基于连续性服务提供预防服务 全科医生所提供的服务是"从生到死"的连续性照顾过程。这种持续性服务贯穿了人生各个阶段，从围生期保健开始直到临终关怀，全科医生在照顾人的一生中了解个人、家庭和社区的背景资料，开展人的生命全周期和家庭生活全周期各阶段的健康危险因素的评价，制订规划性的预防服务计划，落实和监督预防服务计划的实施并进行效果评价。

（2）利用全科医生协调能力提供预防服务 全科医生有较强的卫生服务资源的协调能力，不仅可以利用和协调医疗资源，对处于疾病/健康问题发生、发展不同阶段的人提供各种预防服务，必要时还可以协调社区和社会资源（如所在辖区的疾病预防控制中心）开展社区人群的公共卫生服务。

（3）利用地域优势提供预防服务 全科医生工作立足于社区，与居民关系密切、接触频繁，既能提供首诊服务，又增加了社区居民就医的机会，这为全科医生开展预防性服务提供了有利条件。

（4）基于相对固定人群提供预防服务 全科医生服务于社区固定的全体居民，因其独特的工作方式，与个人及家庭在提供长期服务的过程中建立了良好的医患关系，因此全科医生可以通过这种彼此信赖的朋友式的医患关系，对个人及其家庭开展深入细致的健康教育，帮助个人、家庭改变不良的生活习惯和行为方式，实施全方位、立体化的预防保健服务。

3. 全科医生独特的服务理念 全科医生独特的服务理念一是以生物－心理－社会医学模式为基础；二是以预防为先导；三是以个人为中心、家庭为单位、社区为范围；四是不分性别、年龄、学科、宗教信仰提供全方位、全周期的卫生与健康服务；五是提供预防、医疗、保健、康复、健康教育、计划生育技术指导和健康管理等全方位健康照顾。

二、临床预防服务的特点和实施原则

自20世纪70年代起，预防医学的主要任务由原来的群体预防为主逐步转向以个体预防和群体预防相结合，从生物学预防扩大到心理、行为和社会预防，从独立的预防服务转向"医、防、保、康、教、计"一体化的综合性预防服务，从以公共卫生人员为主体的预防转向与临床医生共同参与的协同预防。因此，以基层临床医生为主体的临床预防应运而生。

（一）临床预防的概念

临床预防又称个体预防，是在临床医疗卫生服务过程中，医务工作者在对导致健康损害的主要危险因素进行评价的基础上，对患者、健康者和无症状者实施的具体的个体预防干预措施。临床预防服务更注重纠正人们的不良行为和生活方式，强调医患双方以相互尊重的方式进行健康咨询并共同决策，以早期诊断和治疗，推行临床与预防一体化的、连续性的卫生保健服务。因此，全科医生应掌握临床预防医学的知识、技能和方法。

（二）临床预防的特点

临床预防具有公共卫生的理念，与公共卫生相比，更多使用临床医学的方法，预防的对象更个体化，也较少使用群体活动和法律手段来达到目的。与临床医学相比，临床预防更积极地关注疾病的预防，而临床医学则被动地应付各种疾病的诊断治疗；临床预防对有病或无病者均提供预防照顾，而临床医学一般仅服务于已病者（患者）。概括起来讲，临床预防具有以下特点：①以临床医生为主体；②在患者诊疗过程中提供机会性预防；③防治结合；④所提供的预防性服务是综合性预防；⑤以慢性病为主的预防；⑥在社区中提供个体与群体相结合的预防。

（三）开展临床预防服务的意义

（1）开展临床预防服务，可贯彻落实国家预防为主的卫生与健康工作方针、政策，推动全民健康促进工作。

（2）在人群中进行健康教育、疾病筛检和早期诊断，并给予及时治疗和适时保健，可显著改善患者的生命质量，并可延长寿命。

（3）提供预防接种和综合防治不仅对急、慢性传染性疾病有效，而且对慢性非传染性疾病也有良好的预防效果。

（4）强调和实施临床预防服务，可以提升临床医生的预防意识，通过采取早期预防措施，对阻止疾病的发生和发展有积极的意义。

（5）社区卫生服务将临床和预防紧密结合，有助于改善医患关系和社区预防保健计划的实施。

（6）在临床工作中开展疾病预防工作具有明显的及时性、针对性和有效性，有利于提高服务对象的依从性，能充分发挥全科医生的优势。

（四）临床预防服务的实施原则

1. 降低发病率、伤残率及死亡率原则　降低发病、伤残及死亡率是临床预防服务的基本原则。在社区卫生服务过程中，应采用行之有效的一、二级预防措施，以增强居民体质，降低一般疾病的发病率。

2. 选择适合干预的危险因素原则　通过全面收集个人信息、体检结果和实验室检查资料，以及对健康危险因素进行评价，来确定最佳预防措施和方案。临床预防对健康危险因素的选择可参照如下标准，一是健康危险因素在人群中的流行情况，二是健康危险因素对疾病影响的大小。两者应综合考虑，一个相对弱的健康危险因素假若流行范围广，则比一个相对强的却流行范围小的健康危险因素更值得关注。

3. 选择适当的疾病开展临床预防服务　临床预防对疾病的选择可以参照以下标准：一是将疾病的严重性和危害性作为优先考虑因素；二是将疾病的预防是否具有确切效果作为决定的参考指标。对于急性传染性疾病，监测和控制疫情具有显而易见的效果；而对于慢性病，可以采用有效期望寿命或伤残（失能）调整寿命年来评价疾病临床预防所带来的成本效益。

4. 遵循个性化原则　遵循个性化的原则是指全科医生在临床上应考虑患者的不同年龄、性别、行为生活方式和存在健康危险因素的程度，选用适宜的方法；对可能造成服务对象承受过大精神压力和经济负担的方法不应当选择。

5. 健康咨询、健康教育优先原则　通过健康咨询和健康教育，可以使某些表面上看似健康的人提高警觉，有助于早期发现疾病线索，提高疾病的早期诊断率，以便及时治疗。

6. 医患双方共同决策原则　开展临床预防服务，在要求扩大临床医生的职责范围的同时，也要尊重患者的知情同意权，是否开展以及如何开展服务都应在医患双方协调一致的基础上做出决策。

7. 实施效果评价原则　采用循证医学方法对临床预防服务的效果与效益、副作用和干预措施（如操作的难易度、费用、安全性和可接受性等）进行评价，旨在不断优化临床预防服务项目，提高其社会效益和经济效益。

三、临床预防服务的内容与方法

全科医生在诊疗过程中常用的临床预防服务方法包括健康教育与健康咨询、免疫接种、疾病筛检、化学预防、健康危险因素评估以及生长发育评价等。

（一）健康教育与健康咨询

1. 健康教育 在临床预防服务中常对患者开展健康教育，即患者教育，它是全科医生日常医疗实践的重要组成部分，也是全科医生与患者进行交流的一种重要方式。全科医生也对健康人群或有健康问题的特殊人群开展必要的健康教育。患者健康教育的基本内容有：戒烟教育、营养教育、控制体重和减肥教育、运动疗法教育、应对过度紧张方法教育等。鉴于患者的性格、生活背景、工作背景和可用资源各不相同，需要和要求亦不一样，而疾病又常常与各自独特的生活方式和行为习惯有关。所以，在全科门诊医疗实践中应根据不同患者的实际情况而采取有针对性的健康教育措施。

患者健康教育的原则：①个性化和科学性原则；②互信和自愿原则；③简单明了，便于实施原则；④循序渐进和连续性原则。

2. 健康咨询 健康咨询是全科医生与咨询者之间进行的交流，通过开展有针对性的相关知识教育，改变咨询者的不良行为生活方式，减少疾病和损伤的危险因素，阻止疾病的发生和发展。

健康咨询的内容：包括建立良好的医患关系、面向全体患者提供咨询、让患者了解行为与健康之间的关系、全科医生和患者一起评估改变行为存在的障碍、取得患者对改变行为的承诺、患者参与选择拟干预的危险因素以及同意通过随访监测自身行为改变所取得的进展等。

健康咨询的方法：①个体咨询，通过与个体谈话交流，给予个体有针对性的指导；②群体咨询，组织社区特殊人群，定期举办专题讲座及小组讨论等；③文字教育法，以健康教育小处方、报刊、小册子等为载体，传播健康知识；④形象化教育法，采用实物、示范表演等方式；⑤利用电影、电视、微信、短信等方式进行教育。

（二）免疫接种

免疫接种是将抗原或抗体等生物制品通过适当的途径和方法接种到人体内，使机体产生特异性的免疫力，以提高人群免疫水平，预防和控制传染病的发生和流行。免疫接种是公认的最有效的一级预防措施，具有有效、经济、方便的特点。免疫接种分为计划免疫和非计划免疫。

1. 计划免疫 是指根据某些传染病的发生规律，将有关疫苗，按科学的免疫程序，有计划地给人群接种，使人体获得对这些传染病的免疫力，从而达到控制和消灭传染病的目的。如我国对7周岁以下儿童有计划地进行卡介苗（BCG）、脊髓灰质炎减毒活疫苗（OPV）、百白破三联疫苗（DTP）、麻疹疫苗（MV）和乙肝疫苗（HepB）的基础免疫和加强免疫接种，从而达到防治结核、脊髓灰质炎、百日咳、白喉、破伤风、麻疹及乙型肝炎等疾病的目的。

2. 非计划免疫 是指居民自愿接种的且费用自付的其他疫苗。如预防水痘的水痘疫苗、预防甲型肝炎的甲肝减毒活疫苗或甲肝灭活疫苗以及预防狂犬病的狂犬病疫苗等。

（三）疾病筛检

筛检是指运用快速、简便的检验、检查或其他手段，从健康的人群中，发现那些表面健康但可能有病或有缺陷的人。筛检仅是初步检查，不是诊断。对筛检阳性和可疑阳性的人必须进行进一步诊断，确诊后才能进行治疗。

1. 筛检的目的 早期发现可疑患者，做到早诊断、早治疗，提高治愈率，实现疾病的二级预防，如宫颈癌、乳腺癌、直肠癌的筛检等；发现高危人群，实施相应的干预，降低人群的发病率，实现疾病的第一级预防，如筛检高血压可以预防脑卒中等；了解疾病自然史，进行疾病动态监测等。筛检不仅应用于疾病的筛检，也广泛应用于某种疾病的高危人群的筛检。需要注意的是，筛检可能出现少量的假阳性和假阴性。

2. 筛检的原则　见表5－1。

表5－1　疾病筛检原则汇总表

筛检的原则	主要内容或要求
拟筛检的疾病应是当地重大公共卫生问题	拟筛检的疾病应是患病率或死亡率高、影响面广或易致伤残、严重的生理缺陷，或已成为当地重大的公共卫生问题等的疾病，并且推迟发现将会造成严重的后果或社会问题
有符合筛检试验条件的方法可供选用	拟采用的筛检方法和技术安全、简便、易行、经济，重复性好、无创伤性，具有较高的灵敏度、特异性，易为群众接受
有较高的筛检效益和临床应用价值	拟选择的筛检方法有较高的阳性检出率，筛检出来的疾病或缺陷有进一步确诊的方法、较好的预后、有效的治疗方法和防治措施，而且早期诊断和治疗的效果明显比常规诊断和治疗的效果好
拟筛检的疾病病史明确，具有较长的可识别的潜伏期	了解该疾病的自然史，包括从潜伏期发展到临床症状期的病史过程，不应盲目筛检

需要注意的是以上四项原则应根据不同情况来考虑，有时不完全满足上述各项要求，应权衡利弊得失。筛检计划应是一个连续的过程，还应进行定期检查。

3. 筛检的方法　见表5－2。

表5－2　疾病筛检方法汇总表

分类标准	分类
按筛检对象的范围分	整群筛检：指对一个地区的整个人群进行筛检，将患某病可能性较大的个体筛检出来 选择性筛检：在某范围内重点选择高危人群或具有某种特征的人群进行筛检 单项筛检：指用一种筛检方法，仅检查某一种疾病
按筛检项目的数量分	多项筛检：指同时采用多种筛检方法筛检多种疾病，然后再进一步检查以明确诊断
按筛检的目的分	疾病可疑者（临床前期患者）筛检；疾病高危个体筛检

4. 筛检实施的途径

（1）定期健康体检　定期健康体检是指在一定的时间内（一般为1年，也可以根据体检者个人的情况具体确定）进行一次全面的体检。其目的是：①早期发现潜在的致病因子，及时有效地治疗；②观察身体各项功能反应，适时予以调整改善；③加强对自我身体功能的了解，改变不良的生活习惯，避免危险因子的产生，提高健康水平。总之健康体检有利于对疾病的早期发现、早期预防、早期治疗，增加医疗效果，预防疾病继续恶化，以保持身体健康。

我国许多企事业单位都为职工设计了定期的体格检查，检查内容和间隔时间因工作单位不同而有所区别，但多数为一年一次，即年度健康体检，但检查项目并不是针对一定的年龄、性别、疾病的发展阶段，效果及效率均不高。

（2）周期性健康检查　周期性健康检查是应用格式化的健康检查表，根据不同性别、不同年龄段健康危险因素、易患疾病，高死亡原因的差异，设计出不同年龄段应做的健康检查项目。周期性健康检查目的是为个体积累健康基础信息，发现高危人群、亚健康者以及早期患者。周期性健康检查与既往的年度体检不同，它的检查项目的依据是“临床预防服务指南”，而“临床预防服务指南”是事先设计好的格式化表格，它所列的检查充分考虑了不同性别和不同年龄段人群对卫生保健的不同需求，同时也考虑了成本效益。周期性健康检查较年度体检更有科学性和针对性。由于周期性健康检查选择性强，减少了不适当的卫生服务，提高了医疗保健服务的质量和效率，充分利用了卫生资源，符合成本－效益原则。周期性健康检查表中的项目可以根据患者的具体情况发生改变，特别是可以增加危险因素服务项目。

（3）病例发现　病例发现又称机会性筛检，是对就诊病人实施的一种检查、测验或问卷形式的调查，而病人是因其主病来就诊，目的是发现病人就诊原因之外的、可能的其他疾病或健康问题。如一位因咳嗽、咳痰就诊的40岁女性患者，通过做宫颈涂片以检测其宫颈是否有问题。病例发现是全科医生在问诊中易于执行的早期诊断措施，对疾病的预防可达到事半功倍的效果。

（四）化学预防

化学预防是指对无症状者使用药物、营养素（包括矿物质）、生物制剂或其他天然物质作为一、二级预防为主的措施，提高人群抵抗疾病的能力，防止某些疾病的发生。对已出现症状的患者给予上述物质来治疗疾病，不在化学预防之列，而对于有既往病史的人给予预防性的化学物质预防疾病复发，当属化学预防。

常用的化学预防方法有：对有特效防治药物的传染性疾病，给易感者采用预防性服药措施；给育龄或怀孕的妇女和幼儿补充含铁物质来降低罹患缺铁性贫血的危险；孕期妇女补充叶酸以降低神经管缺陷婴儿出生的危险；绝经后妇女使用雌激素预防骨质疏松症和心脏病；补充氟化物降低龋齿患病率；用低剂量阿司匹林预防心肌梗死、心脏病、脑卒中以及可能的肿瘤等。医生在推荐化学预防时，一定要客观地介绍化学预防的进展和成果，分析所推荐方案的潜在利弊，由使用者参与是否使用，并密切观察由此带来的效果和伴随的副作用。

（五）健康危险因素评估

健康危险因素评估是指根据患者的生活方式、个人及家族史、体检结果及健康危险因素等指标，以流行病学资料和全国死亡统计资料绘制的图表为对照，预测与同种族、同性别、同年龄人群相比，其患病的概率和死亡概率，以及与实际年龄相比的健康年龄。其主旨是借客观数据来警示患者，激励其改变不良的生活方式和行为，以促进健康。

进行健康危险因素评估，应全面收集并评估个人的家庭遗传背景、生活环境、家庭状况、生活事件、个性特征、心理防御机制、行为方式、生活习惯、社会关系、职业、经济状况、宗教信仰、文化程度、健康信念模式和就医行为等方面，确定影响个人健康的主要因素；还应评价个人过去和现在的健康状况，确定现存的健康问题；最后，要预测未来可能出现的健康问题或现存健康问题的发展历程。在此基础上，为个人设计定期健康检查计划，以便及时控制健康问题的发生、发展，早期发现健康问题或一旦个人出现了一些轻微的症状便能马上做出早期诊断。

（六）生长发育评价

生长是人体作为一个整体在形态上不断增长的动态过程。发育是指组织特异性形式和功能成熟度的发展与完善，它反映了个人的遗传特性与环境之间的相互作用。遗传、营养、家庭、情感、团体、社会文化均可影响儿童的心理和生理发育。全科医生掌握儿童生长和发育的正常和异常类型，可帮助儿童最大限度地发挥其潜能。反映儿童生长状况的常用生理指标有：身高（反映骨骼的发育情况）、体重（反映人体软组织、骨骼和体液三者的综合增长水平及营养状况）、头围（代表脑组织和颅内结构的发育情况）、胸围（代表胸廓、胸肌和胸腔脏器的充实程度，表示人体横经的增长状况）、肺活量（在一定程度上反映呼吸功能的容量潜力）、握力和拉力（代表肌肉组织的短时爆发力）。

婴儿的发育包括发音、语言、肢体功能、情感反应、认知能力和智力水平等方面。青少年的发育包括第二性征的出现、性功能的成熟、语言能力、个性发展、情感反应、人生目标和智力水平等方面。

全科医生应根据最新的《国家基本公共卫生服务规范》对“0～6 岁儿童”包括生长发育指标在内的相应指标进行全面的健康管理，以确保其健康成长。

第二节　健康教育与健康促进

一、概述

近 20 年，健康教育和健康促进在全球得到快速发展，对维护和促进健康，提高人类的健康水平发挥了积极的作用，受到各国政府的重视。WHO 把健康教育作为“21 世纪人人享有卫生保健”的新策略，明确了全球卫生改革的目标方向。当今世界上发达国家和中国的疾病谱、死因谱发生了根本性变化，其死亡原因不再是传染性疾病和营养不良，而是被慢性非传染性疾病所取代。研究结果证明，这些疾病的发生与不良的生活方式、行为习惯、职业和环境等危险因素有关，而针对行为和生活方式问题不能期望用医药来解决，只有通过健康教育唤醒人们对健康的渴求，促使其自愿地采纳健康的行为和生活方式，才能远离或减少致病的危险因素，预防疾病，促进健康。

（一）健康教育与健康促进的概念

1. 健康教育　健康教育就是通过健康信息传播和行为干预活动，帮助个人和群体将本身存在的对健康的渴求引导发挥出来，使之自觉掌握健康保健知识，主动采纳有益于健康的行为和生活方式、消除或减轻影响健康的危险因素，达到预防疾病、促进健康、提高生命质量的目的。健康教育的核心是教育人们树立健康意识、促使人们改变不健康的行为生活方式，养成良好的行为生活习惯，以降低或消除影响健康的危险因素，最终为满足人们对美好生活向往的愿望提供坚实的健康基础。

2. 健康促进　健康促进是促使人们提高维护和改善他们自身健康的过程，是协调人类与环境的战略，它规定个人与社会对健康各自所负的责任。近 30 年来，健康促进越来越被广泛重视，其含义随着健康和社会经济的迅速发展而不断发展。1995 年 WHO 西太区办事处给健康促进的定义：健康促进是指个人与其家庭、社区和国家一起采取措施，鼓励健康的行为，增强人们改进和处理自身健康问题的能力。在 2000 年的第五届全球健康促进大会上，WHO 前总干事布伦特兰则作了更为清晰的解释：“健康促进就是要使人们尽一切可能让他们的精神和身体保持在最优状态，宗旨是使人们知道如何保持健康，在健康的生活方式下生活，并有能力做出健康的选择。”因此，健康促进是指运用行政或组织手段，广泛协调社会各相关部门以及社区、家庭和个人，使其履行各自对健康的责任、共同维护和促进健康的一种社会行为和社会战略。

健康促进涉及以下五个主要活动领域：

（1）制定促进健康的公共政策　党的十九大报告就曾明确提出要将健康融入所有政策。健康促进不仅仅是卫生部门的责任，还要求各级政府、各个部门、各个组织共同参与，都要把健康问题提到议事日程上。政府部门要制定有利于健康的政策，促进卫生资源的公平使用，消除或减轻影响个人、家庭的健康危险因素，使人们树立科学健康观，掌握相应的卫生保健知识和技能，能做出最有利于健康的选择。促进健康的公共政策多样而互补，它包括立法、财政措施、税收和组织的改革等。

（2）创造健康支持环境　人类与其生存的环境密不可分。健康促进必须创设一种对健康更加支持的环境，即安全、满意、愉快的工作条件和环境优美的生活条件，确保自然和社会环境向着有利于健康的方向发展。

(3) 强化社区行动　充分调动社区力量促进社区功能的发挥，让社区积极有效地参与各种卫生保健计划的制定和落实；利用社区资源，帮助社区认识自己的健康问题，并提出解决问题的办法，提高解决健康问题的能力。确定健康问题和需求是社区行动的出发点，社区群众的参与是社区行动的核心。动员社区居民积极参与“健康家庭”“健康社区”和“健康城市”建设。

(4) 发展个人技能　通过提供健康知识和自我保健信息，有计划、有目的、有针对性协助患者、健康者或有特定健康危险行为问题的人，学习和掌握必要的技能，帮助他们做出健康选择、改变不良行为习惯，采纳健康行为。使居民能更有效地维护自身的健康和他们的生存和生活环境，做出有利于健康的选择。

(5) 调整卫生服务方向　调整卫生服务方向是极为重要的，将健康促进和疾病预防作为卫生服务模式的一部分，调整卫生服务的目的、方向、策略，广泛动员可利用的资源，大力支持居民开展自我保健活动，提高卫生资源的分配效益和技术效益，缩短卫生投入及资源配置与人群健康需求之间的差距是适应人类健康发展和社会稳定发展的根本保障。

健康促进的5个活动领域全面针对除人类生物学因素外的所有影响健康的因素。可将健康促进视作对生物、心理和社会医学模式的进一步阐述，健康促进需要全社会的共同努力。

（二）健康教育与健康促进的基本特征

1. 健康教育的基本特征

(1) 健康教育是有计划、有组织、有系统、有评价的教育与社会活动。

(2) 健康教育的核心是帮助人们树立健康意识，建立健康行为和生活方式。追求“知－信－行”的统一，知识是基础，信念是动力，行为是目标。

(3) 实施健康教育的前提是调查研究，基本策略是信息传播、行为干预。正确的信息是行为转变的基础，行为干预是实现健康教育目标的手段。健康教育应该提供必需的知识、技能和服务，帮助个体、群体的行为转变。

(4) 健康教育的场所遍及社区、医院、学校、工厂、公共场所等。不同的场所有不同的目标人群、教育内容和教育方式。

2. 健康促进的基本特征

(1) 健康促进是健康与环境的整合，强调人与环境的协调发展。直接作用于影响健康的各种因素，包括环境、社会行为、生物遗传、卫生服务等，并在组织、政策、经济、法律等方面提供支持性环境。

(2) 健康促进涉及整个人群的健康和生活的各个层面，而非仅限于疾病预防。是以健康为中心的全民教育，强调个体和群体有组织地参与。

(3) 在疾病的三级预防中，健康促进强调一级预防甚至更早阶段，即避免暴露于各种行为、心理、社会、环境的危险因素，全面增进健康素质，促进健康。

(4) 健康促进的核心策略是社会动员，强调个体、家庭、社区和各种群体积极参与。

(5) 健康促进工作主体不仅是卫生部门，还包括各个领域和有关部门。

（三）健康教育与健康促进的意义

健康教育与健康促进是实现初级卫生保健的导向，是卫生保健事业发展的必然趋势。近20年来一些发达国家由于致力于健康教育与健康促进，使吸烟率每年以1.0%～1.5%的速度下降，冠心病和脑血管病死亡率分别下降了1/3和1/2。专家预测，未来中国心脑血管病死亡率的下降主要依靠健康教育和健康促进的大力开展。

健康教育与健康促进通过政策和教育、信息等手段，引导人们自愿放弃不良的行为与生活方式，减少自身制造的危险，追求健康，从成本－效益角度看远远低于医疗资源和高昂医疗费用的投入。广大居民自我保健意识所产生的维护及增进健康的行动，带给国家的期望寿命可以10年计量，是任何新医疗技术无法比拟的。

二、健康教育与健康促进的理论模式

模式是解决某一类问题的方法论，把解决某类问题的方法总结归纳到理论高度就是模式。健康教育的核心是行为改变，人类健康行为的建立及危害健康行为的改变受到诸多因素的影响，其形成过程相当复杂。以下介绍常用的健康教育与健康促进的模式。

1. 知－信－行模式（knowledge－attitude－belief－practice，KABP） 该模式是认知理论在健康教育中的应用，是改变人类健康相关行为的模式之一，它将人类行为的改变分为获取知识、产生信念及形成行为三个连续过程，“知”是知识和学习，是基础；“信”是信念和态度，是动力、关键，信念是指相信某事物或某现象是真实的、可信的，态度是个体对人、对事所采取的一种具有持久性而又一致性的行为倾向；“行”是产生促进健康行为、消除危害健康行为等行为改变的过程，是目标。人们通过学习，获得相关的健康知识和技能，逐步形成健康的信念和态度，从而促成健康行为的产生。知－信－行理论认为普及卫生保健知识，提高公民的健康素养是关键。

2. 健康信念模式（the heath belief model，HBM） 该模式是建立在需要和动机理论、认知理论和价值期望理论基础上，关注人对健康的态度和信念，重视影响信念的内外因素。HBM认为个体感知、积极采取行动是行为转变的重要因素。它被用于探索各种长期和短期健康行为问题。该模式由三个部分组成，个体的健康信念、行为的线索和行为的制约因素。人们要采取某种促进健康行为或戒除某种危害健康行为，必须具备以下三方面的认识：一是认识到某种疾病或危险因素的威胁及严重性；二是认识到采取某种行为或戒除某种行为的困难及益处；三是对自身采取或放弃某种行为能力的自信，即个人对自己的行为能力有正确的评价和判断，相信自己一定能通过努力，克服障碍，完成这种行动，达到预期结果。健康信念模式在采取促进健康行为、放弃危害健康行为的实践中遵循的步骤：首先，充分让人们对其危害健康行为感到害怕，认识到其危害健康的严重程度；其次，使他们坚信：一旦放弃这种危害健康行为、采取相应的促进健康行为会得到有价值的后果，同时也应清醒地认识到行为改变过程中可能出现的困难和反复；最后，使他们充满改变行为的信心。

3. PRECEDE和PROCEED模式 要开展有效的健康教育必先进行健康教育诊断。开展健康教育诊断一是为确定健康教育干预目标、策略和方法提供基本依据，同时也为健康教育干预效果评价提供基线资料。目前最有代表性且使用最为广泛的健康教育诊断思路是以美国健康教育家劳伦斯·格林为首的美国学者在20世纪70年代提出的基于知识获得和行为改变的PRECEDE－PROCEED模式，又称格林模式，它包括5个步骤：确定主要健康问题（步骤1、2），环境和行为诊断（步骤3），教育生态诊断（步骤4），管理政策诊断（步骤5）。PRECEDE意为首先对影响人们健康行为的重要因素（倾向、促成、强化因素）做出客观评估，然后针对性制定健康管理计划，再进一步实施与开展评估。PRECEDE－PROCEED模式提供了一个系统的框架，在该框架指导下，各种健康管理模式及干预措施可被恰当地应用于健康干预活动的不同阶段。该模式提供了全面系统、持续动态的指导，对促进健康教育、科研及临床工作起着至关重要的作用（图5－1）。

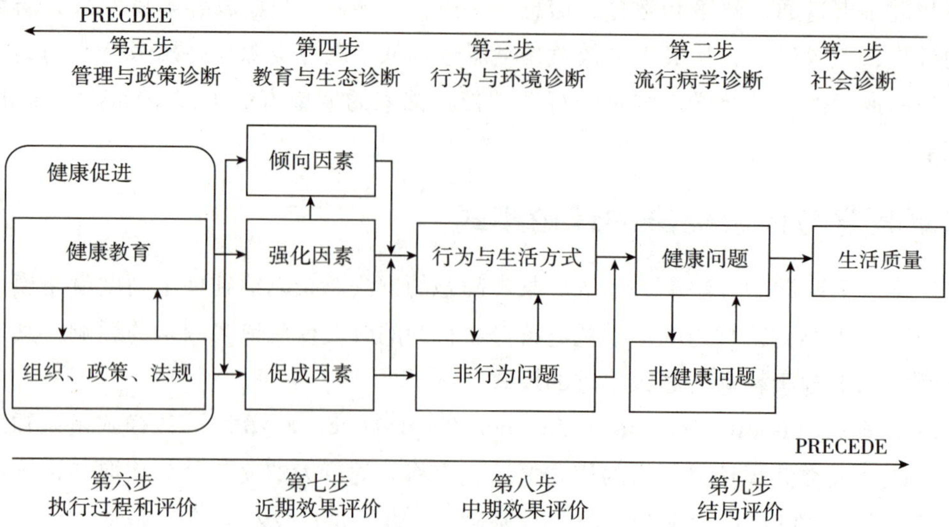

图 5－1　PRECEDE－PROCEED 模式

三、健康教育的内容与传播方式

1. 健康教育的内容　见表 5－3。

表 5－3　全科医生开展的健康教育的内容汇总表

健康教育项目	健康教育内容
健康意识教育	健康的认知态度、责任与价值观念
卫生与健康公德教育	卫生与健康政策法规、环境保护、食品和饮用水卫生、职业卫生、不损害别人健康等方面的公德教育
生活保健知识与行为教育	营养与合理膳食、适量运动、改善睡眠、戒烟、限盐、限酒等健康生活方式和行为习惯干预
常见疾病防治知识教育	重点是慢性病（如高血压、糖尿病、冠心病、癌症）的预防和治疗以及传染病的预防（如流感、艾滋病）
突发公共卫生事件预防及安全教育	火灾、交通事故等安全防范知识教育；个人及家庭急救知识教育，如烫伤和心肺复苏急救
心理卫生教育	普及心理健康保健知识；介绍良好人际关系的保持技巧；引导适度的情绪发泄与控制，预防心理问题的发生等心理平衡
生殖健康教育	优生优育、安全性行为、艾滋病预防
健康知识获取途径及鉴别教育	书籍、杂志、报刊、电视、微信、短信等

2. 健康教育的形式　一是提供健康教育资料（如发放印刷资料、播放音像资料等）。二是设置健康教育宣传栏。三是开展公众健康咨询活动。四是举办健康知识讲座等。五是通过网络传播健康知识及促进健康的技能宣传。

3. 健康教育的传播方式

（1）对个人传播　如个别谈话，谈心，咨询。

（2）对集体传播　如集会演说，讲座，座谈会，报告会，上卫生课，大组或小组讨论等。

（3）对大众传播　如报纸，杂志，书籍，广播，电视，电影，戏剧，演唱，墙报，幻灯，传单，标语，黑板报，宣传栏，摄影图片及模型、标本、展览等。

四、健康教育与健康促进计划设计、实施与评价

健康教育与健康促进是一项综合性和持续性的复杂系统工程，其内容涉及多个层面如政策、教育、服务等，其主要目的是预防疾病、促进健康。任何一项健康教育和健康促进活动都必须有科学的规划设计、实施和评价。

（一）健康教育与健康促进计划设计

1. 社区需求评估　在制订健康教育与健康促进计划时，首先考虑的应该是人群的需求，明确社区的主要健康问题，要了解社区居民需要解决哪些问题，哪些问题是最为迫切的，哪些问题是最需要优先解决的。通过居民的广泛参与，对资料的详细掌握和分析，可以准确了解需求信息。同时，还要了解开展健康教育和健康促进的资源和条件。

2. 确定优先项目　就是确定最优先干预的行为问题和健康问题。通过社区需求评估，发现社区居民的需求是多方面、多层次的，也就是健康问题或与健康相关的行为问题比较多，因此，需要根据问题的重要性和可行性确定优先开展的健康教育项目。优先项目能真实反映居民最迫切的需要，通过确定优先项目，把有限的资源应用于居民最关心、干预最有效的项目上。确定优先干预的健康问题，要考虑该问题对人群健康威胁的严重性、该危险因素的可干预性，同时还要通过成本－效益分析估计其社会效益和经济效益。

3. 制订项目目标　任何一个健康教育与健康促进计划都必须有明确的目标，它是项目计划实施和效果评价的根据。目标包括总体目标和具体目标。总体目标是宏观的，是给计划提供一个总体的努力方向，是计划理想的最终结果，一般不要求可测量。具体目标是为实现总体目标设计的具体的、量化的指标，是明确的、可测量的。健康教育的具体目标可分为教育目标和行为目标。教育目标是目标人群知识、信念和态度的理想转变程度；行为目标是健康促进对象行为转变的理想程度。

4. 制订干预策略　健康教育与健康促进的目的是使人群改变行为并创造支持性环境。许多内在和外在因素都会影响某一行为的改变，因此，要全面分析这些影响因素，才能制订出合适的干预策略。

5. 制订计划实施方案　将健康教育与健康促进干预活动和策略进一步具体化，按照时间进度，制订出具体、可操作的实施方案。

6. 制订计划评价方案　明确健康教育与健康促进项目的评价方法、评价指标、评价时间和评价实施者等。

（二）健康教育与健康促进计划实施

健康教育与健康促进实施是将计划落实为具体行动的过程。这个过程耗费时间长，动用经费多、人力多，是健康教育项目实现其目标的关键。一个健康教育项目的实施是一个多部门合作和协调行动的复杂过程，一般要完成五个方面的工作。

1. 制订实施时间表　制订项目实施具体的时间进度表，可以使各项活动在项目周期内得到合理安排，使项目人员能够遵守时间表协调一致地开展工作，从而保障活动项目的时间进度，为项目的顺利实施奠定基础。

2. 组建实施项目的组织机构　在制订好实施计划并开始实施活动时，首先要建立领导实施项目的领导机构和具体承担实施工作的执行机构，还要确定合作单位，建立合作关系，这是项目实施的基本保证，是决定着一个计划实施成败的重要因素，必须予以足够的重视。

3. 实施人员培训　通过培训，实施人员能熟悉项目的程序，掌握相关知识和技能，能更好地适应

工作需要。没有这样的人员，项目的计划目标是不可能实现的。

4. 配备设备和材料 计划的实施除了需要有组织机构、人员保障外，还需要物质条件的保障，如项目活动所需要的设备、仪器、车辆、健康教育材料、日常办公用品等。

5. 实施质量控制 质量控制的目的是保证干预项目各种活动的质量都能达到要求。如果发现实施过程中出现了问题，应及时调整实施策略，调整各项工作的进度，调整人力、物力、财力的分配，保证计划的顺利实施，从而取得预期效果。

（三）健康教育与健康促进计划评价

健康教育与健康促进计划的评价是全面监测计划执行情况，控制计划实施质量，确保计划实施成功的关键性措施，也是评估项目计划是否成功，是否达到预期效果的重要手段。评价贯穿于计划实施的全过程，包括形成评价、过程评价和结果评价。

1. 形成评价 是一个为健康教育计划设计和发展提供信息的过程，包括为指定干预计划所做的需求评估及为计划设计和执行提供所需的基础材料。其目的在于使健康教育计划符合目标人群的实际情况，使计划更科学、更完善。

2. 过程评价 包括评估项目运作情况和修正项目计划，是在计划实施过程中监测各项工作的进度、质量是否存在问题，如何改进等。

3. 结果评价 也称为效果评价，往往是在项目执行得到一定的结果时进行的评价。健康教育项目常用的评价指标有：卫生知识的平均得分、卫生知识的合格率、卫生知识的正确知晓率、信念流行率、行为流行率及行为改变率等。

第三节 社区传染病与突发公共卫生事件处理

一、传染病的处理

传染病是由各种病原体引起的能在人与人、动物与动物或人与动物之间相互传播的一类疾病，具有传染性是传染病的显著特点。传染病在人群中的流行过程，是指病原体从已受感染者排出，经过一定的传播途径，侵入易感者机体而形成新的感染，并不断发生、发展的过程。传染源、传播途径和易感人群就构成了传染病流行过程的三个基本环节。这三个基本环节必须同时存在并相互依赖、相互关系，才会形成传染病的传播和蔓延，三者缺一不可。如果其中任何一个环节缺乏或者采取措施阻断三者的相互联系，传染病就不会引起流行，流行过程就会被中断。

（一）传染病的流行趋势

WHO 曾指出，传染病是我们面临着的十分严重的疾病负担之一。20 世纪以来，随着人类社会经济的发展，医学科学技术的进步，人类传染病防治工作取得了显著的成就，传染病发病水平和死亡水平都已明显下降，许多重大传染病已得到有效的控制，有些甚至已经被消灭或接近消灭。然而近年来，全球传染病疫情出现新的变化，由于生物体的变异、自然和社会环境的变化以及人们生活方式的改变等，多种传染病的总体发病水平有上升趋势。主要表现：①一批被认为早已得到控制的传染病卷土重来，如结核病、白喉、登革热、霍乱、鼠疫、流行性脑脊髓膜炎和疟疾等；②新发现数十种传染病，如艾滋病、军团病、丙型病毒性肝炎、戊型病毒性肝炎、严重急性呼吸综合征和甲型 H1N1 流感等。

素质提升

学习伍连德博士的抗疫故事，自立自强、能担当、知奉献

1879 年，伍连德出生于马来西亚槟榔屿，1896 年 8 月，伍连德登上前往伦敦的轮船到英国留学，留学 6 年时间共拿下了 5 个学位：文科学士、文学硕士、医学士、外科学士和医学博士。

1910 年末，东北爆发肺鼠疫，短短几天之内，吉林、黑龙江两省死亡人口就达 3 万 9 千多人，伍连德当机立断，提出一系列防疫措施，如：挨家挨户进行检查，发现疫病患者就转移送往防疫医院，分区收治；实行严格交通管制，控制流动人口；规定居民只能在本区范围内行动等，成功控制疫情。并发明了中国第一款口罩，就是沿用至今的伍氏口罩。

1918 年 1 月 27 日，北京中央医院建成，这是中国第一所自己兴建的大型综合性医院，伍连德担任第一任院长，其后他又直接或间接地创办了 16 所医院其中就包括著名的北京协和医院。

1935 年伍连德被提名为诺贝尔生理学或医学奖候选人，成为中国历史上走近诺贝尔奖的第一人。

伍连德先后出版了《肺鼠疫论文》《防疫手册》《中国医学史》等。1959 年，他出版了一部自传，在序言中写道："我曾将大半生奉献给古老的中国，往事在我脑海里记忆犹新，中华人民共和国的成立，终于使这个伟大的国家永远幸福繁荣。"

（二）传染病的预防与控制

1. 预防性措施

（1）改善环境卫生条件　改善城乡环境卫生，采取各种措施消除外界环境中可能存在的疾病传播因素，是预防传染病流行的根本措施，如饮水消毒、粪便、污物管理及无害化处理、食品卫生监督、医院及公共场所卫生管理以及预防性环境杀虫、灭鼠等。

（2）预防接种（vaccination）　又称人工免疫，是将抗原或抗体注入机体，使人体获得对某些传染病的特异性免疫力，从而提高人群免疫水平，降低人群易感性，预防传染病的发生和流行。

①预防接种的种类　人工自动免疫是指以免疫原性物质接种人体，使人体自行产生特异性抗体的免疫方法。免疫原性物质包括处理过的病原体或其提炼成分和类毒素等。

人工被动免疫指将含有抗体的血清或制剂注入机体，使机体立即获得现成抗体的免疫方法。被动免疫持续时间较短，主要在急性暴露或有疫情时使用。人工被动免疫制剂有免疫血清（如白喉抗毒素、破伤风抗毒素）和免疫球蛋白（如丙种球蛋白和胎盘球蛋白）两类。

被动自动免疫是用于在有疫情时，为保护婴幼儿或体弱者等易感接触者，兼用人工被动免疫和人工自动免疫的免疫方法。如在注射破伤风或白喉抗毒素实施被动免疫的同时，接种破伤风或白喉类毒素疫苗，使机体在迅速获得特异性抗体的同时，产生持久的免疫力。接种乙型病毒性肝炎疫苗同时注射乙型病毒性肝炎高效价免疫球蛋白，也是被动自动免疫。

②预防接种对象、剂量和方法　各种预防接种制剂均有说明书，使用时要详细阅读，严格按照要求使用，做到既安全又有效。按规定年龄接种，有接种禁忌证者不得接种。接种禁忌证应以疫苗说明书为准，一般禁忌证包括：发热及各种传染病患者、各种器质性疾病患者、有过敏史者、孕妇及哺乳期的母亲、年老及体弱者。各种预防接种制剂接种剂量、次数、间隔及途径都有明确的规定，不得任意更改。

③建立冷链系统　疫苗对温度十分敏感，一般均需保存在 2 ~ 10℃，且需在规定期内使用完毕。为了维持疫苗的效价，计划免疫所应用的疫苗从生产、储存、运输、分发到使用的整个过程都要有妥善的冷藏设备，使疫苗始终置于规定的保冷状态之下。这种从疫苗生产企业到接种单位运转过程中的储存、

运输冷藏设施、设备即称为冷链。建立冷链系统是保证预防接种安全、有效的重要条件。

④计划免疫　是指根据对传染病的疫情监测和人群免疫状况的分析，按照科学的免疫程序，有计划地利用疫苗进行预防接种，以提高人群的免疫力，达到控制以至最后消灭相应传染病的目的。

2. 控制性措施　控制性措施是根据国家颁布的《中华人民共和国传染病防治法》《突发公共卫生事件与传染病疫情监测信息报告管理办法》进行疫情管理和对疫区采取措施，以控制传染病发生与流行的强度和范围，防止疫情蔓延。

（1）对传染源的措施

①患者　应做到早发现、早诊断、早报告、早隔离、早治疗。医护人员如果发现《中华人民共和国传染病防治法》规定的传染病疫情或者发现其他传染病暴发、流行以及突发原因不明的传染病时，应当遵循疫情报告属地管理原则，按照卫生行政部门规定的内容、程序、方式和时限向疾病预防控制机构报告，并做好疫情登记。根据2004年第十届全国人民代表大会常务委员会第十一次会议修订公布的《中华人民共和国传染病防治法》规定，传染病分甲类、乙类和丙类，共37种。2008年5月，卫生部将手足口病列入丙类传染病进行管理。2009年4月卫生部又将甲型H1N1流感列入乙类传染病，并采取甲类传染病的预防、控制措施。2013年10月，国家卫生计生委发布《关于调整部分法定传染病病种管理工作的通知》，将人感染H7N9禽流感纳入法定乙类传染病，并将甲型H1N1流感从乙类调整为丙类，纳入现有流行性感冒进行管理；解除对人感染高致病性禽流感采取的传染病防治法规定的甲类传染病预防、控制措施。2020年1月，国家卫生健康委决定将新型冠状病毒感染的肺炎纳入法定传染病乙类管理，采取甲类传染病的预防、控制措施。使规定管理的传染病种类达到40种。其中甲类传染病2种，乙类传染病27种，丙类传染病11种。

甲类传染病：鼠疫、霍乱。

乙类传染病：新型冠状病毒感染、严重急性呼吸综合征、艾滋病、病毒性肝炎、脊髓灰质炎、人感染高致病性禽流感、麻疹、流行性出血热、狂犬病、流行性乙型脑炎、登革热、炭疽、细菌性和阿米巴性痢疾、肺结核、伤寒和副伤寒、流行性脑脊髓膜炎、百日咳、白喉、新生儿破伤风、猩红热、布鲁氏菌病、淋病、梅毒、钩端螺旋体病、血吸虫病、疟疾、人感染H7N9禽流感。

丙类传染病：流行性感冒、流行性腮腺炎、风疹、急性出血性结膜炎、麻风病、流行性和地方性斑疹伤寒、黑热病、包虫病、丝虫病，除霍乱、细菌性和阿米巴性痢疾、伤寒和副伤寒以外的感染性腹泻病、手足口病。

对此类传染病要严格按照有关规定和防治方案进行预防和控制。其中，乙类传染病中新型冠状病毒肺炎、严重急性呼吸综合征和炭疽中的肺炭疽，采取甲类传染病的预防、控制措施。

传染病的报告，根据《突发公共卫生事件与传染病疫情监测信息报告管理办法》规定：各级各类医疗机构、疾病预防控制机构、采供血机构均为责任报告单位；其执行职务的医护人员、检疫人员、疾病预防控制人员和乡村医生、个体开业医生均为责任疫情报告人。责任报告人在首次诊断传染病患者后，应立即填写传染病报告卡。

责任报告单位和责任疫情报告人发现甲类传染病和乙类传染病中的肺炭疽、严重急性呼吸综合征、脊髓灰质炎、人感染高致病性禽流感病人或疑似患者时，或发现其他传染病和不明原因疾病暴发时，应于2小时内将传染病报告卡通过传染病疫情信息监测系统进行网络报告；未实行网络直报的责任报告单位应于2小时内以最快的通信方式（电话、传真）向当地县级疾病预防控制机构报告，并于2小时内寄送出传染病报告卡。

对其他乙、丙类传染病患者、疑似患者和规定报告的传染病病原携带者在诊断后，实行网络直报的责任报告单位应于24小时内进行网络报告；未实行网络直报的责任报告单位应于24小时内寄送出传染病报告卡。

传染病病患者应根据不同病种，进行住院隔离或单位临时隔离或家庭隔离，以防止传染病的蔓延，也有利于患者的治疗和护理。医疗机构应当实行传染病预检、分诊制度；对传染病病人、疑似传染病患者，应当引导至相对隔离的分诊点进行初诊和救治。

②接触者 是指曾接触传染源，可能受传染并处于潜伏期的人。对接触者可采取以下措施：

检疫接触者都应接受检疫，检疫期限从最后接触之日算起，相当于该病的最长潜伏期。对甲类传染病或按照甲类传染病管理的乙类传染病，接触者必须严格加以隔离，在指定地点进行诊察、检验或治疗；对其他乙类和丙类传染病，接触者可正常工作和学习，但要接受医学检查和必要的处理。

应急预防接种潜伏期较长的传染病，可进行被动免疫或被动自动联合免疫。如病毒性乙型肝炎密切接触者可注射乙型肝炎高效价免疫球蛋白，并同时接种乙型肝炎疫苗。

药物预防对有特殊防治药物的传染病接触者，可用药物预防。如以乙胺嘧啶预防疟疾，以多西环素预防霍乱。但要防止滥用，以免产生耐药性。

③受感染的动物 对人类危害不大且有经济价值的动物传染源，应采取隔离治疗；对人类危害大且无经济价值的动物传染源应彻底消灭。如消灭狂犬、野犬是预防狂犬病的重要措施。

（2）针对传播途径的措施 对传染源污染的环境，必须采取有效的措施，去除和杀灭病原体，各类传染病的传播途径不同，因而采取的措施也各不相同。

①消毒 消毒是用化学、物理、生物的方法杀灭或消除环境中致病性微生物的一种措施。肠道传染病主要由粪便污染环境，重点控制措施是对污染的物品和环境进行消毒，同时要加强粪便的卫生管理和饮用水消毒；呼吸道传染病主要是通过空气污染环境，重点控制措施是空气消毒，并且要加强通风。

消毒包括预防性消毒和疫源地消毒两种。预防性消毒是指对可能受到病原体污染的物品、场所和人体进行消毒，如公共场所消毒、饮水消毒、餐具消毒等。医院中的手术室消毒，对免疫功能受损严重的病人如骨髓移植病人进行的预防性隔离及消毒措施亦为预防性消毒。疫源地消毒是指对现有或曾有传染源存在的场所进行的消毒。疫源地消毒又分为随时消毒和终末消毒两种。随时消毒是当传染源还存在于疫源地时进行的消毒。终末消毒是指当传染源痊愈、死亡或离开后，所进行的一次性彻底消毒。其目的是完全清除传染源所播散、留下的病原微生物。需要进行终末消毒的是病原体在外界环境中存活时间较长的疾病，如霍乱、鼠疫、伤寒、结核、白喉、病毒性肝炎等。

②杀虫 虫媒传染病由媒介昆虫传播，重点控制措施是杀虫。常用的杀虫方法有环境预防法（消除媒介昆虫生长、繁殖和生存的环境，如排除积水、清除垃圾、粪便处理等）、物理防制法（如机械杀虫法、温热杀虫法、光波杀虫法等）、生物防治法（如利用天敌捕杀和病原微生物杀灭昆虫幼虫）和化学杀虫法（使用化学杀虫剂）等。

③灭鼠 鼠是许多疾病的储存宿主，是多种传染病的传染源。灭鼠可以有效预防和控制甚至根除这些传染病。灭鼠方法有机械灭鼠法（如器械捕鼠、挖洞法、水灌法等）、化学灭鼠法（常用磷化锌、敌鼠钠盐制成鼠饵）、生物灭鼠法（如利用鼠类天敌）等。

（3）对易感人群的措施 发生传染病时，免疫接种是保护易感人群的重要措施。可采用被动免疫，如注射丙种球蛋白预防麻疹，同时可进行主动免疫，以获得持久的免疫力。药物预防在特殊条件下也可作为应急措施。同时应针对传染病的传播途径进行个人防护，如戴口罩、勤洗手对防止传染病传播也起一定作用。医护人员在传染病防治过程中，应加强对人群的健康教育，传授传染病个人防护的相关知识，同时注重自身的个人防护，防止发生医源性传播。

（4）传染病暴发、流行的紧急措施 ①限制或停止集市、集会影剧院演出或其他人群聚集活动；②停工、停业、停课；③临时征用房屋、交通工具；④封闭被传染病病原体污染的公共饮用水源。

二、突发公共卫生事件概述 微课

突发公共卫生事件主要包括自然灾害和人为事件两大类，属于突发公共事件中的重要一类。2003年5月12日国务院公布施行《突发公共卫生事件应急条例》，标志着我国突发事件应急处理工作纳入法制化轨道。突发公共卫生事件是指突然发生、造成或者可能造成社会公众健康严重损害的重大传染病疫情、群体性不明原因疾病、重大食物和职业中毒以及其他严重影响公众健康的事件。

（一）突发公共卫生事件的特征

1. 突发性 或称为意外性。突发事件虽然存在着发生征兆和预警可能，但往往很难对其做出预警和及时识别。绝大多数事件真实发生的时间、地点具有一定的不可预见性，突发事件的形成常常需要一个过程，如严重急性呼吸综合征。

2. 不确定性 发生在公共卫生领域中，危害的对象不是特定个体而是不特定的社会群体。

3. 危害性 突发公共卫生事件涉及范围广，影响范围大，对公众健康构成威胁甚至可能造成严重损害，造成社会混乱，影响经济发展。

4. 复杂性 突如其来，事件的性质和原因有时难以立刻判别，而且，常与违法行为、违章操作、责任心不强等有直接关系。

5. 处理的综合性和系统性 许多突发公共卫生事件不仅仅是一个公共卫生的问题，还是一个社会问题，需要各有关部门共同努力，甚至全社会都要动员起来参与这项工作，突发公共卫生事件的处理涉及多系统、多部门、政策性很强，因此，必须在政府的领导下，才能最终恰当应对，将其危害降低到最低程度。

（二）突发公共卫生事件的危害

1. 直接危及公众的身体健康和生命安全 发生在1918年的“西班牙流感”，导致至少2500万人死亡，受这次流感的影响，美国人的平均寿命下降了10岁。

2. 对公众心理产生负面影响 突发公共卫生事件发生突然，危害重大，常常超出人们正常的心理准备，尤其在突发事件发生初期，由于对事件或疾病不认识或认识程度不深，疾病预防控制人员不知该采取何种预防和控制措施；临床医生不知该采取何种治疗方案；政府官员由于得不到专业人员的明确建议，无法及时做出决策；大众得不到有效的宣传和教育，容易造成焦虑、忧郁、恐慌等严重心理问题。

3. 影响经济发展和国家安全 突发公共卫生事件不仅仅是一个公共卫生领域的问题，而且是一个社会问题，突发事件的影响涉及到交通运输、教育秩序、商品销售、旅游、餐饮服务等领域，同时，政府能否及时有效地控制突发公共卫生事件，也关系到政府的国际形象。如2003年在抗击严重急性呼吸综合征的战斗中，我国旅游业遭受重创，据估计，严重急性呼吸综合征流行给香港造成10亿美元的损失；英国出现牛海绵状脑病后第一年的经济损失介于10.7亿到14亿美元之间；2002年日本牛海绵状脑病造成的损失也达2000多亿日元。

（三）突发公共卫生事件的分类

1. 重大传染病疫情 指某种传染病在短时间内发生、波及范围广泛，出现大量的病人或死亡病例，其发病率远远超过常年的发病率水平。比如：1988年，在上海发生的甲肝暴发流行，涉及近30万人患病；2004年的青海鼠疫疫情等。

2. 群体性不明原因疾病 是指在短时间内，某个相对集中的区域内同时或者相继出现具有共同临床表现的病人，且病例不断增加，范围不断扩大，又暂时不能明确诊断的疾病。此类突发公共卫生事件，因为原因不明而没有快捷有效的控制方法，而且政府也没有针对此事件的检测预警系统，同时群众缺乏相应的防护知识，一旦爆发，后果较为严重。如2003年袭击全球的严重急性呼吸综合征，在爆发初期就属于该类。在严重急性呼吸综合征疫情发生之初，由于病源方面认识不清，虽然知道这是一组同一症状的疾病，但对其发病机制、诊断标准、流行途径等认识不清，这便是群体性不明原因疾病的典型案例，随着科学的深入，才逐步认识到其病原体是由冠状病毒的一种变种所引起的。

3. 重大食物和职业中毒事件　指由于食品污染和职业危害的原因而造成的人数众多或者伤亡较重的中毒事件。如2002年9月南京市汤山镇发生一起特大投毒案，造成395人中毒，死亡42人；2002年初保定市白沟镇苯中毒事件，数名工人陆续出现中毒症状，有6名工人死亡。

4. 其他严重影响公众健康的事件　自然灾害、药品或免疫接种引起的群体性反应或死亡事件；严重威胁公众健康的水、环境、食品污染和放射性、有毒有害化学性物质丢失、泄漏等；生物、化学、核辐射等恐怖袭击事件；有潜在威胁的传染病动物宿主、媒介生物发生异常；学生因意外事故自杀或他杀出现1例以上的死亡。如2003年11月重庆井喷硫化氢事件对公众的健康造成严重威胁。

（四）突发公共卫生事件的分级

根据突发公共卫生事件性质、危害程度、涉及范围，在2006年的《国家突发公共卫生事件应急预案》中将之划分为特别重大（Ⅰ级）、重大（Ⅱ级）、较大（Ⅲ级）和一般（Ⅳ级）四级，依次用红色、橙色、黄色和蓝色进行预警。

1. 特别重大突发公共卫生事件（Ⅰ级）　有下列情形之一的为特别重大突发公共卫生事件（Ⅰ级）。

（1）肺鼠疫、肺炭疽在大、中城市发生并有扩散趋势，或肺鼠疫、肺炭疽疫情波及2个以上的省份，并有进一步扩散趋势。

（2）发生严重急性呼吸综合征、人感染高致病性禽流感病例，并有扩散趋势。

（3）涉及多个省份的群体性不明原因疾病，并有扩散趋势。

（4）发生新传染病或我国尚未发现的传染病发生或传入，并有扩散趋势，或发现我国已消灭的传染病重新流行。

（5）发生烈性病菌株、毒株、致病因子等丢失事件。

（6）周边以及与我国通航的国家和地区发生特大传染病疫情，并出现输入性病例，严重危及我国公共卫生安全的事件。

（7）国务院卫生行政部门认定的其他特别重大突发公共卫生事件。

2. 重大突发公共卫生事件（Ⅱ级）　有下列情形之一的为重大突发公共卫生事件（Ⅱ级）。

（1）在一个县（市）行政区域内，一个平均潜伏期内（6天）发生5例以上肺鼠疫、肺炭疽病例；或者相关联的疫情波及2个以上的县（市）。

（2）发生严重急性呼吸综合征、人感染高致病性禽流感疑似病例。

（3）腺鼠疫发生流行，在一个市（地）行政区域内，一个平均潜伏期内多点连续发病20例以上，或流行范围波及2个以上市（地）。

（4）霍乱在一个市（地）行政区域内流行，1周内发病30例以上，或波及2个以上市（地），有扩散趋势。

（5）乙类、丙类传染病波及2个以上县（市），1周内发病水平超过前5年同期平均发病水平2倍。

（6）我国尚未发现的传染病发生或传入，尚未造成扩散。

（7）发生群体性不明原因疾病，扩散到县（市）以外的地区。

（8）发生重大医源性感染事件。

（9）预防接种或群体预防性服药出现人员死亡。

（10）一次食物中毒人数超过100人并出现死亡病例，或出现10例以上死亡病例。

（11）一次发生急性职业中毒50人以上，或死亡5人以上。

（12）境内外隐匿运输、邮寄烈性生物病原体、生物毒素造成我境内人员感染或死亡的。

（13）省级以上人民政府卫生行政部门认定的其他重大突发公共卫生事件。

3. 较大突发公共卫生事件（Ⅲ级） 有下列情形之一的为较大突发公共卫生事件（Ⅲ级）。

（1）发生肺鼠疫、肺炭疽病例，一个平均潜伏期内病例数未超过5例，流行范围在一个县（市）行政区域以内。

（2）腺鼠疫发生流行，在一个县（市）行政区域内，一个平均潜伏期内连续发病10例以上或波及2个以上县（市）。

（3）霍乱在一个县（市）行政区域内发生，1周内发病10～29例或波及2个以上县（市）或市（地）级以上城市的市区首次发生。

（4）一周内在一个县（市）行政区域内，乙、丙类传染病发病水平超过前5年同期平均发病水平1倍。

①痢疾、甲肝、伤寒副伤寒、麻疹　在一个县（市）行政区域内，同一事件累计发病100例以上；或者累计发病10例以上并出现死亡病例。

②流脑、出血热　在一个县（市）行政区域内，同一事件累计发病10例以上，并出现死亡病例。

③流行性感冒　在一个县（市）行政区域内，同一事件累计发病数500例以上。

（5）在一个县（市）行政区域内发现群体性不明原因疾病。

（6）一次食物中毒人数超过100人，或出现死亡病例。

（7）预防接种或群体预防性服药出现群体心因性反应或不良反应。

（8）一次发生急性职业中毒10～49人，或死亡4人以下。

（9）市（地）级以上人民政府卫生行政部门认定的其他较大突发公共卫生事件。

4. 一般突发公共卫生事件（Ⅳ级） 有下列情形之一的为一般突发公共卫生事件（Ⅳ级）。

（1）腺鼠疫在一个县（市）行政区域内发生，一个平均潜伏期内病例数未超过10例。

（2）霍乱在一个县（市）行政区域内发生，1周内发病9例以下。

（3）一次食物中毒人数30～99人，未出现死亡病例。

（4）一次发生急性职业中毒9人以下，未出现死亡病例。

（5）县级以上人民政府卫生行政部门认定的其他一般突发公共卫生事件。

三、突发公共卫生事件处理

（一）突发公共卫生事件风险评估

近年来，突发公共卫生事件频发，对公共卫生安全构成严重威胁，卫生应急管理和决策的复杂性和难度日益增加。风险评估是卫生应急管理的重要环节。及早发现、识别和评估突发事件公共卫生风险，对有效防范和应对突发公共卫生事件具有重要意义。

1. 风险评估的方法 风险评估通常采用定量分析、定性分析以及定量与定性相结合的分析方法。在突发事件公共卫生风险评估工作中，常用的分析方法有：

（1）专家会商法　是指通过专家集体讨论的形式进行评估。该评估方法依据风险评估的基本理论和常用步骤，主要由参与会商的专家根据评估的内容及相关信息，结合自身的知识和经验进行充分讨论，提出风险评估的相关意见和建议。会商组织者根据专家意见进行归纳整理，形成风险评估报告。

（2）德尔菲法　是指按照确定的风险评估逻辑框架，采用专家独立发表意见的方式，使用统一问卷，进行多轮次专家调查，经过反复征询、归纳和修改，最后汇总成专家基本一致的看法，作为风险评估的结果。

(3) 风险矩阵法 是指由有经验的专家对确定的风险因素的发生可能性和后果的严重性，采用定量与定性相结合的分析方法，进行量化评分，将评分结果列入二维矩阵表中进行计算，最终得出风险发生的可能性、后果的严重性，并最终确定风险等级。

(4) 分析流程图法 是指通过建立风险评估的逻辑分析框架，采用层次逻辑判断的方法，将评估对象可能呈现的各种情形进行恰当的分类，针对每一类情形，梳理风险要素，逐层对风险要素进行测量和判别，分析评估对象或情形的发生可能性和后果的严重性，最终形成风险评估的结果。

2. 风险评估的形式 根据卫生应急管理工作的实际需要，本方案将风险评估分为日常风险评估和专题风险评估两种形式。

(1) 日常风险评估 主要是对常规收集的各类突发公共卫生事件相关信息进行分析，通过专家会商等方法识别潜在的突发公共卫生事件或突发事件公共卫生威胁，进行初步、快速的风险分析和评价，并提出风险管理建议。根据需要，确定需进行专题风险评估的议题。

(2) 专题风险评估 主要是针对国内外重要突发公共卫生事件、大型活动、自然灾害和事故灾难等开展全面、深入的专项公共卫生风险评估。具体情形包括：

①突发公共卫生事件 包括国外发生的可能对我国造成公共卫生危害的突发公共卫生事件；国内发生的可能对本辖区造成公共卫生危害的突发公共卫生事件；日常风险评估中发现的可能导致重大突发公共卫生事件的风险。

②大型活动 多个国家或省市参与、持续时间较长的大规模人群聚集活动，如大型运动会、商贸洽谈会及展览会等；主办方或所在地人民政府要求评估的大型活动。

③自然灾害和事故灾难 在重大自然灾害预报后，或重大自然灾害及事故灾难等发生后，应对灾害或灾难可能引发的原生、次生和衍生的公共卫生危害及时进行风险评估。

3. 风险评估的实施步骤 突发事件公共卫生风险评估是对可能引发突发公共卫生事件的相关风险系统地进行识别、分析和评价的过程，可归纳为计划和准备、实施、报告等三方面（图5-2）。

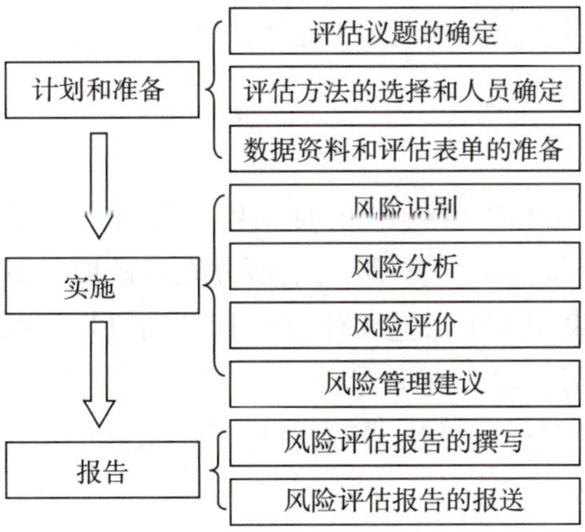

图5-2 突发事件公共卫生风险评估流程图

(1) 计划和准备

①评估议题的确定 日常风险评估建立在对不同来源监测数据分析的基础上，根据监测数据的异常变化、疾病和突发公共卫生事件的特点及趋势、政府和公众关注的程度等确定评估议题。

②评估方法的选择及人员确定 参加日常风险评估的人员通常为从事突发公共卫生事件监测分析、相关疾病监测与防控的流行病学专业人员，根据需要，邀请实验室检测专业人员参加。参加专题风险评估的人员原则上应来自议题相关的不同专业领域，且在本专业领域具有较高的权威性，必要时邀请卫生

系统外的相关专家参与，专家人数应满足所使用方法的要求。

③数据资料和评估表单的准备　在进行正式的风险评估前，应完成监测数据的初步分析，并收集整理相关的文献资料，如传染病风险评估可能涉及的相关信息包括致病力、传播规律、人群脆弱性、公众关注程度、应急处置能力和可利用资源等；如开展大型活动、自然灾害和事故灾难的风险评估时，还应针对议题本身的特点，收集有关自然环境、人群特征、卫生知识与行为、卫生相关背景信息等资料。

（2）实施

①风险识别　是指发现、确认并描述风险要素的过程。只有做好风险识别，才能正确地分析风险因素，更好地评估公共卫生风险，为制定卫生应急对策服务。

②风险分析　是认识风险属性并确定风险水平的过程，即通过分析比较用于确定风险的发生可能性、后果严重性和脆弱性的相关资料，得出风险要素的风险水平。

③风险评价　是将风险分析结果与风险准则相对比，确定风险等级的过程。突发事件公共卫生风险评估中，可能并没有明确的风险准则或者尚未设立明确的风险准则。在这种情况下，风险评价将主要依据风险分析结果与可能接受的风险水平进行对照，确定具体的风险等级。如，将风险分为五个等级，即极低、低、中等、高、极高。

④风险管理建议　根据风险等级和可控性，分析存在的问题和薄弱环节，确定风险控制策略，依据有效性、可行性和经济性等原则，从降低风险发生的可能性和减轻风险危害等方面，提出预警、风险沟通及控制措施的建议。

（3）报告

①评估报告的撰写　日常风险评估涉及日常风险评估重点分析、评估近期本辖区内应予关注的事件或风险及其风险等级，并提出有针对性的风险控制措施建议。评估报告主要应包括引言、事件及风险等级、风险管理建议。

专题评估涉及专题风险评估报告内容主要包括评估事件及其背景、目的、方法、结论及依据、风险管理建议等几个部分组成。

②评估报告的报送　各级疾病预防控制机构应及时将完成的风险评估报告报送本级卫生行政部门和上级疾病预防控制机构，并根据需要通报相关医疗卫生机构。

（二）突发公共卫生事件报告

1. 责任报告单位和责任报告人

（1）责任报告单位　包括县以上各级人民政府卫生行政部门指定的突发公共卫生事件监测机构；各级、各类医疗卫生机构；卫生行政部门；县级以上地方人民政府；其他有关单位，主要包括发生突发公共卫生事件的单位、与群众健康和卫生保健工作密切相关的机构，如检验、检疫机构、食品、药品监督管理机构、环境保护、监测机构、教育机构等。

（2）责任报告人　包括执行职务的各级、各类医疗卫生机构的工作人员、个体开业医生。

2. 报告内容

（1）事件信息　信息报告主要内容包括：事件名称、事件类别、发生时间、地点、涉及的地域范围、人数、主要症状与体征、可能的原因、已经采取的措施、事件的发展趋势、下步工作计划等。具体内容见《突发公共卫生事件相关信息报告卡》。

（2）事件发生、发展、控制过程信息　分为初次报告、进程报告、结案报告。

3. 报告方式、时限和程序　获得突发公共卫生事件相关信息的责任报告单位和责任报告人，应当在2小时内以电话或传真等方式向属地卫生行政部门指定的专业机构报告，具备网络直报条件的同时进行网络直报，直报的信息由指定的专业机构审核后进入国家数据库。不具备网络直报条件的责任报告单位和责任报告人，应采用最快的通信方式将《突发公共卫生事件相关信息报告卡》报送属地卫生行政部门指定的专业机构，接到《突发公共卫生事件相关信息报告卡》的专业机构，应对信息进行审核，确定真实性，2 小时内进行网络直报，同时以电话或传真等方式报告同级卫生行政部门。

接到突发公共卫生事件相关信息报告的卫生行政部门应当尽快组织有关专家进行现场调查，如确认为实际发生突发公共卫生事件，应根据不同的级别，及时组织采取相应的措施，并在 2 小时内向本级人民政府报告，同时向上一级人民政府卫生行政部门报告。如尚未达到突发公共卫生事件标准的，由专业防治机构密切跟踪事态发展，随时报告事态变化情况。

（三）应急处理措施

突发公共卫生事件应急处理方式是“边调查、边处理、边抢救、边核实”，确保有效控制事态发展。主要处理措施：

1. 医疗救治　按照有关规范要求，对传染病病人、疑似病人采取隔离、医学观察等措施，对突发公共卫生事件伤者进行急救，及时转诊，书写医学记录及其他有关资料并妥善保管。

2. 检疫与隔离　开展传染病接触者或其他健康危害暴露人员的追踪、查找，对集中或居家医学观察者提供必要的基本医疗和预防服务；实施医学观察、检疫或隔离。

3. 流行病学调查　协助对本辖区患者、疑似患者和突发公共卫生事件开展流行病学调查，收集和提供患者、密切接触者、其他健康危害暴露人员的相关信息。进行突发公共卫生事件现场调查时首先要做的工作是核实诊断。

4. 疫点疫区处理　做好医疗机构内现场控制、消毒隔离、个人防护、医疗垃圾和污水的处理工作。协助对被污染的场所进行卫生处理，开展消毒、杀虫与灭鼠等工作。

5. 应急接种和预防性服药　协助开展应急接种、预防性服药、应急药品和防护用品分发等工作，并提供指导。

6. 卫生宣传和心理干预　根据辖区传染病和突发公共卫生事件的性质和特点，开展相关知识技能和法律法规的宣传教育。

目标检测

答案解析

一、选择题

[A1/A2 型题]

1. 以下是第二级预防措施的是（　）

A. 体育锻炼　　B. 预防接种　　C. 合理营养　　D. 健康教育　　E. 定期健康检查

2. 下列选项中正确的是（　）

A. 健康促进 > 健康教育 > 卫生宣传

B. 健康促进 > 卫生宣传 > 健康教育

C. 健康教育 > 卫生宣传 > 健康促进

D. 健康教育 > 健康促进 > 卫生宣传

E. 卫生宣传 > 健康教育 > 健康促进

3. 社区健康教育的基本目标是（　）

A. 寻找致病原因　　B. 降低发病率

C. 与社区居民建立良好关系　　D. 提高社区居民的知信性水平

E. 确定社区主要健康问题

4. 临床预防服务的内容不包括（　）

A. 求医者的健康咨询　　B. 健康筛检

C. 免疫接种　　D. 化学预防

E. 急性疾病治疗

5. 张女士，从怀孕开始就补充含铁物质，她说自己的小孩出生后要及时添加辅食，特别要补充含铁丰富的食品。她的这种做法属于（　）

A. 健康咨询　　B. 疾病观察　　C. 化学预防

D. 疾病筛查　　E. 免疫接种

6. 健康危险因素评估的目的是（　）

A. 借客观数据来警示高危人群改变不良的生活方式和行为，促进健康

B. 治疗疾病

C. 延长寿命

D. 防止并发症

E. 避免危险发生

7. 在突发公共卫生事件的范围中，应除外（　）

A. 重大食物中毒　　B. 重大职业中毒　　C. 重大传染病疫情

D. 重大非传染性疾病　　E. 群体性不明原因疾病

8. 突发公共卫生事件分为（　）级

A. Ⅰ　　B. Ⅱ　　C. Ⅲ　　D. Ⅳ　　E. Ⅴ

9. 不属于突发公共卫生事件特征的是（　）

A. 个体性　　B. 突发性　　C. 社会危害严重性

D. 公共属性　　E. 意外性

10. 突发公共卫生事件应急处理方式是（　）

A. 边调查、边处理、边上报、边抢救

B. 边抢救、边处理、边上报、边核实

C. 边调查、边处理、边抢救、边核实

D. 边调查、边核实、边上报、边抢救

E. 边处理、边上报、边调查、边核实

二、思考题

1. 简述三级预防的内涵。
2. 常见的临床预防服务的方法有哪些？
3. 传染病的防治措施包括哪些？
4. 突发公共卫生事件的应急处理原则有哪些？

（杨娟元　江秀娟）

书网融合……

本章小结　　微课　　题库

第六章　全科医学中的医患沟通与法律问题

PPT

学习目标

1. 通过本章学习，重点把握影响医患关系的主要因素、维护良好的医患关系的重要意义、全科医学中的医患沟通技巧与常见的法律问题。

2. 学会良好适应医患共处的各种环境的方法和技巧、医患双方的权利与义务。

3. 具有“良好的医患沟通，是一种治疗手段”的理念和厘清医患双方的权利与义务的能力。

情境导入

临床案例　患者，男，63 岁，经商，汉族、已婚，1 周前因手脚麻木、倦怠乏力到社区卫生服务中心就诊。自述患 2 型糖尿病 5 年，有高血压病史 8 年，无“三多”症状，服用阿卡波糖每日 2 次，每次 50mg。患者无烟酒嗜好，每天锻炼，方式为散步或做操，每餐吃米饭或面食，另为蔬菜水果，喜肉食，量不详。

体格检查：身高 175cm、体重 61kg、血压 140/80mmHg。实验室检查：血常规正常，空腹血糖 6.53mmol/L，总胆固醇 6.50mmol/L，三酰甘油 1.25mmol/L，高密度脂蛋白 1.63mmol/L，低密度脂蛋白 2.97mmol/L；尿素氮 4.2mmol/L，肌酐 88.2μmol/L，尿微量白蛋白 0.35mg/mmol，血尿酸 328.1μmol/L。肝功能正常。眼底晶状体透明，视网膜正常。

讨论　1. 患者主观资料中还需要补充沟通哪些内容？

2. 如何通过沟通对患者提出健康教育建议？

第一节　全科医学中的医患关系

一、医患关系及其基础

（一）全科医生是患者及其家庭的朋友、邻居

全科医疗中，医生是患者及其家庭的好朋友、好邻居。

医生是为给人以帮助而存在的。中国古代的医生走街串巷，用中草药给人治病，有患者的地方就有医生。患者尊称他们为郎中。在西方，医生的职责常由教士代行。他们在病人需要帮助时给予安慰，或用自然疗法帮助病人减轻痛苦。当时的医学技术并不高明，但他们深受病人爱戴。

随着医疗科技的发展，医学正日益变成一个复杂的、依赖器械设备的、按患病器官划分的专业性学科。病人到医院治疗，医生只是从学术的角度来审视他的患者，为患者开出一系列的利用各种仪器设备的检查单。然后是各种被“物化”了的“高科技”的治疗过程。“物化”的结果在一定程度上提高了医疗质量，也拉开了医生与患者之间的距离，疏远了医患关系。医生所关心的是疾病，而不是患病的人。医疗过程手续繁杂，医生对患者态度冷淡、动辄作侵入性检查或治疗等，使病人对医学望而生畏。

近 30 年来，随着人们物质文化生活水平的提高，人们呼唤人性化的医疗服务的回归。人们希望医

生能成为他们的朋友，在他们患病或沮丧时，能够给予体贴的、可亲近性的照顾。全科医学正是在这一前提下应运而生。全科医生应该成为病人和他们家庭的好朋友、好邻居。

（二）医患关系的模式

良好的医患关系是医疗工作的基本需要。全科医生对于患者需要做身心两方面的照顾。实施全面的、持续性的、协调的医疗服务需要有良好的医患关系。患者对医疗的顺从性（compliance）、满意度及医疗关系的持续性完全取决于医患关系是否良好。对全科医生而言，最大的满足是得到患者及家属的尊重，这需要有良好的医患关系。医患关系的基本模式有以下几种。

1. 医生权威型（physician paternalism model） 在医疗过程中医生做出权威性的决定，病人只被动地服从。这是过去主要的医患关系模式。这种模式由医生全权决定患者的诊疗过程。在这种模式下，患者的利益由医生的良知来保证，破坏了对患者自主权和价值观的起码的尊重，患者及其家属不会完全信任医生，使医患双方关系变得复杂化和微妙化。

2. 患者自主型（patientautonomy model） 这种模式与医生权威型相反。这种模式下，患者成为“顾客”，“顾客就是上帝”，医生及其医疗行为受患者的意见左右。这种模式将医疗服务视为商品交易。医生的义务只是在根据“顾客”的需求提供好的“商品”而已。这种模式在诸如美容整形手术之类的治疗尚有可取之处。患者对医疗决策的能力是有限的，往往反受其害。

3. 医生及（或）病人良心型（physician and patent moral model） 这种模式要求医生尽其道义上的职责，充分考虑患者的立场和利益，给予患者较多的决定权，同时患者充分尊重医生，信任医生，把自己的健康和生命托付给医生。又称信托性模式。在这个模式中，医患双方在伦理上、责任上的要求都可得到满足。这种模式是临床医学学科应有的医患关系模式。对于全科医学而言，也推荐这种医患关系模式。

（三）影响医患关系的基础性因素

良好的医患关系是取得良好医疗效果的关键。这在全科医疗服务中显得更为重要。而医患关系的好坏取决于下列因素。

1. 医生方面 医患关系的好坏主要在医生方面。亲切、关怀、真诚与负责的医生，容易取得患者的信赖而建立良好的关系。医生的同情心、同理心即“将心比心”，是建立良好医患关系的基础。交谈技巧则是建立良好关系的必备条件。医生的态度受到其本身人格特质（personalitycharacteristics）包括世界观、人生观、道德修养、医疗能力及其对职业与生活满意度的因素（job and life satisfaction）的影响。其中，全科医生的道德修养，即医德是最为重要的。

2. 患者方面 包括患者的道德价值观、文化修养、社会地位等。

3. 医疗管理方面 包括医疗资源的分配、医疗机构的服务与管理程序、收费的合理性与监督机制等。

4. 医学科技水平 代表人类对疾病和健康问题的认知水平和对策。

二、建立良好医患关系的主要途径

沟通是建立良好医患关系的主要途径。

（一）医生与患者沟通的重要性

随着对传染病的控制和营养不良的逐步消除，人类面临的健康杀手主要是与生活方式有关的疾病。如进食过多脂肪食物可引起脂代谢失常，导致动脉硬化，引起心脑血管病；吸烟引起癌症，诱发心血管病；饮食过量而又缺少运动易引起糖尿病等。

预防和降低生活方式病是减少发病率的关键，是建立健康的生活方式的基础。医生对患者提出关于健康生活方式的建议能否有效，主要取决于医生与患者的沟通。

沟通有利于提高患者的满意度。对医生是否满意往往并不根据医生所给予治疗的优劣，而是取决于医生的服务态度和医德。

（二）沟通的技巧

沟通是建立良好医患关系的必由之路，良好的沟通可使病人感受到被尊重、亲切、信任感。沟通的基础是医生对患者的同情心、关心。

交谈是医患沟通的主要形式。交谈是一种双向的沟通，一般从打招呼开始，医生以引导的方式提出问题，患者提供相关的信息，医生总结后，再与患者商讨进一步的诊疗计划，完成整个交谈的过程。交谈有许多具体的技巧。

1. 见面之初　患者进入诊室医生宜以亲切的笑容向其打招呼，可直呼其名，对年长者宜用尊称如老伯伯、老妈妈等，对年幼者可用爱称如小王、小李等，不宜以其诊号代替姓名。招呼患者坐下、握手或寒暄可以消除其不安和拉近医患双方的心理、情感距离。不宜一接触就问病情。可以简单闲聊一些家常或天气之类话题。

2. 语言的沟通（verbal communication）　古代西方医圣希波克拉底说过："医生有两种东西可以治病，一是药物，二是语言。"应用简单明了的字句使患者明确认知，并充分尊重患者的文化背景和隐私。在交谈中多用关怀的语句，检查时多询问有无痛感，尽可能使病人感到温馨、温暖。

3. 行为的沟通（behavior communication）　是指通过姿势、动作、表情、行为而达成的沟通，在医患沟通中十分重要。如患者有紧张不安的表现，医生可用握手、拍肩表示关怀，可使患者放松一些；目光不能斜视患者，斜视表示轻视；医生的表情应与患者的感情合拍；在诊疗或交谈的过程中，医生应该专注地倾听和真诚地交谈，不宜频频接听电话，或起身暂离使交谈中断等。

三、全科医学中良好医患关系的意义及维护

（一）建立与维护良好的医患关系的重要意义

全科医疗的医患关系有别于专科医疗。从医患关系形成的角度，专科医疗的医患关系是随着病人的就诊而形成，对医生而言，医患关系的形成是被动的；而对于全科医生，只要居民入住所辖范围，就有义务主动了解居民健康状况，建立居民健康档案，是主动形成的医患关系。从患者管理周期角度，专科医疗的医患关系一般是一过性的人际关系，通过门诊及住院诊疗接触过程中形成和建立，是短暂的，随着患者健康问题的解决或疾病的恢复而告终；全科医疗是面对社区居民全生命周期的健康管理，医患关系长期存在。从病种管理角度，专科医疗医患关系往往建立在针对某一种或几种疾病的诊疗基础上，而全科医生以居民个体为对象，负责居民疾病的预防、治疗、管理、健康教育、生活指导等全方位医疗保障。因此，对于全科医生，良好医患关系的建立与维护至关重要，体现在以下几方面。

1. 是做好全科医疗工作的基础　全科医疗服务具有基础性、持续性、个体化、综合性和协调性的特点，其服务内容贯穿于全生命周期，并着重关注特定阶段的特殊生理、心理、家庭和社会方面的健康问题。这一特点决定了全科医疗服务目标的实现，必须建立在长久的良好医患关系基础上。全科医生不仅要解决患者当前的健康问题，探寻当前健康问题与既往疾病和生活习惯的联系，调动病人及其家庭成员的主观能动性，参与到疾病的预防和诊疗过程中，使全科医疗的干预措施更加有效，惠及更多的人。

2. 是提高医疗工作质量的前提　良好的医患关系是全科医生与患者形成积极互动的催化剂。全科医生对患者的关心、对病情的重视、对注意事项的详细告知、对患方疑虑的耐心解答等本身就是一种治疗手段，能够减轻患者的身心痛苦，增强病人战胜疾病的信心，提高患者的依从性，使医患双方能够更

好地融合，从而产生更强的“治疗合力”，不断提高全科医疗服务质量。

3. 是全科医生可以调动的资源 全科医生在社区医疗工作中扮演着“多面手”的角色，既是疾病诊疗、健康维护、病患照护和全方位健康管理的医生，又是疾病危险因素早期筛查、促进健康生活方式形成的教育者；既是社区医疗卫生资源的“守门人”，又是社区医疗卫生保健工作的管理者；既是实现社区与各级各类医疗卫生机构双向转诊的沟通者，又是建立社区健康档案与社区健康网络的组织协调者。这些角色的实现，需要良好的医患关系资源。

4. 是促进全科医学发展的催化剂 良好的医患关系促使全科医生更加关心患者、热爱本职工作，进而获得成就感和满足感，调动全科医生的内在动力，不断提高全科医疗的服务水平和能力，促进全科医学事业的健康发展。同时，良好的医患关系也能够促使广大服务对象关注全科医生的学习、生活和工作，关心全科医生的职业发展，为全科医学工作的不断改进和完善建立坚实的群众基础。

（二）建立与维护良好医患关系的有效策略

全科医学中良好医患关系的建立与维护要以人际信任为基础，人际信任在人类交往和社会生活中至关重要，是人与人之间建立稳定和持久关系的基石，也是社会运行的润滑剂。在推进分级诊疗制度落实过程中，病人对基层医疗卫生服务缺乏信任是制度落实的瓶颈之一。全科医生良好的职业素养、优质高效的医疗服务、以病人为本的理念、充分有效的沟通以及自身的良好形象都是人际信任构成的必要因素，也是打破这瓶颈，建立和维护良好医患关系的有效策略。

1. 培养良好的职业素养 全科医生的职业素养与其世界观、人生观、价值观、道德修养、医疗能力等因素密切相关。全科医生应重视生命，尊重生命，并富有同情心和爱心，对待病人反映的健康问题持亲切、关怀、真诚与负责的态度，善于理解患者的愿望并尽可能地给予帮助和解决，在工作、学习、生活中培养良好的职业素养和道德情操，建立良好的医患关系。反之，则会降低信任度，甚至引发医患矛盾。

2. 提供优质高效的服务 全科医生工作的“价值”是由服务对象满意度来衡量的，而其满意度是通过全科医疗工作过程实现的。全科医生要以不断满足病人日益增长的健康需求为导向，尽可能多地参加继续教育、专业培训和学术研讨等，加强与国内外同行的交流学习，不断提升自身的业务知识、技术水平和工作能力，同时要做好社区居民健康需求调研。只有这样，全科医生才能为服务对象提供更为优质高效的诊疗服务，从而获得更多的患方信任，患方乐于得到全科医生的帮助与指导，从而有效维护和促进了和谐医患关系。

3. 坚持以患者为本的理念 全科医学必须充分体现“以患者为本”这一理念。全科医生通过提供与健康相关的医疗服务来获得报酬，但不能为了获得更高的经济利益而损害病人的健康利益。只有树立以病人为本的服务理念，才能使全科医疗中的医患关系更加良好而长久。

4. 建立充分有效的沟通渠道和方式 良好医患关系的建立与全科医生的沟通能力和沟通技巧密切相关。全科医生要注重沟通能力的培养，平等对待患者，尊重患者的人格，更多地站在患者角度理解其痛苦和不适，真诚帮助患者解决问题。在沟通过程中，全科医生应尽可能地听取患者对健康问题的叙述，并尽量使用关心、支持、安慰、鼓励和劝导性语言，增强病人战胜疾病的勇气和信心。同时，全科医生也要注意沟通技巧的学习和使用，针对不同的对象、不同的健康问题采用不同的语言性和非语言性沟通技巧，以达到事半功倍的效果。

5. 身体力行树立良好形象 全科医生自身的良好形象会起到榜样的作用，运用自身生动事例来教育人、影响人，增强教育的感染力和实效性。全科医生要身体力行，养成良好的生活方式和习惯，为患者起到榜样的作用，增强患者对全科医生的信任与敬佩，从而有利于良好医患关系的建立和维护。

在现今互联网时代，社交媒体已成为人际关系维护与拓展的重要媒介，全科医生可以通过科学合理地应用新媒体，加强与维护良好的医患关系。如利用微信群、社区就诊 APP 等推送健康指导、疾病预防、康复常识、急诊急救等相关信息，不受时间、地域的限制，并可将其作为医患间健康信息及时、有效、持久沟通的必要补充形式。

第二节　全科医学中的医患沟通

一、人际沟通概述

自从有人类以来，就有了人际交往关系。而与人相处往往是从沟通开始的。通过沟通，人们互相认知、互相吸引、互相作用。医患沟通是人际沟通的特殊类型，它贯穿于整个全科医疗活动过程中。它使医患双方能充分、有效地表达对医疗和健康活动的理解、意愿和要求。从传统的医学模式向现代医学模式转变，医患沟通显得尤其重要。

二、全科医学中医患沟通的技巧

医患沟通（doctor－patient communication）是指在医疗卫生和保健工作中，医患双方围绕疾病预防、诊疗、保健、康复等主题，以病人为本，以医生为主导，对各种信息进行全方位分析和多途径交流的过程。全科医疗服务中，良好有效的医患沟通可以更好地为病人提供优质的医疗保健服务。全科医学中的医患沟通技巧可分为语言沟通技巧和非语言沟通技巧。

（一）全科医学中的语言沟通技巧

1. 运用得体的称呼语　称呼语是语言沟通的开始，全科医生恰当地使用称呼语会给病人留下良好的第一印象，为后续的沟通奠定相互尊重和信任的基础。医生要根据病人性别、年龄、身份、职业等特征的不同而使用不同的称谓，力求尊重为先，恰当自然。可使用叔叔、阿姨、先生、女士、小朋友等，避免使用诊号、床号取代称谓。对经常接触或长期接受全科医生健康照护的病人，可以直接称呼为老李、小王等，以拉近双方的心理、情感距离。

2. 营造和谐的沟通氛围　全科医生接待病人应面带微笑，温情招呼，以示尊重，放松病人情绪，融洽就医氛围。可以“言它式”开场，避免直入主题。如以小区最近关注的话题入手，过渡到对病人病情的询问。此外，全科医生应尽量保持诊室环境的整洁、安静，避免接打电话、随意走动及闲杂人员出入，干扰沟通过程。

3. 主动倾听积极反馈　倾听是有效沟通的重要手段，可以使患者感受到医生的尊重和理解，便于患者向医生传递自身的健康信息和真实感受。全科医生与患者沟通时应保持适当的目光接触，集中精力倾听其叙述，观察其面部表情和肢体语言，正确“阅读”所传递的信息，并给予适时反馈。在倾听的过程中，医生一方面要善于采用认同的语言鼓励对方叙述；另一方面也要以“这样啊”“接下来呢”等话语积极回应对方，并根据需要重复对方所叙述的重要信息，避免信息的错漏和缺失。

4. 形象化表达医学术语　全科医生的语言既要准确、简练、条理分明，又要患者容易理解和接受。因为医患双方存在着医学信息、理解能力、受教育程度等方面差异，所以应该尽量使用通俗易懂的语言，避免产生误解，影响沟通效果。必须使用深奥的医学术语时，尽量借助图片、模型、影像等资料加以释疑，必要时可以采用比喻、类比等修辞手法进行形象化说明，使对方充分理解和接受所要表达的内容。

5. 从患者角度看待问题　根据不同病人的特点，采用不同的沟通方式，其核心就是换位思考。全科医生面对的患者各异，每个患者的健康问题千差万别，这就要求全科医生须站在患者的立场来看待其陈述的健康问题，进而采取有效的针对性措施加以解决。

6. 开放式与封闭式提问相结合 开放式提问的回答范围没有限制，有利于患者充分、主动、自由地表达自己的观点和真实想法，如“您有哪些不舒服”；封闭式提问使患者的选择范围缩小，甚至只能用简单的“是"“不是”“有”“没有" 来回答。此外，全科医生是交谈的主导者，在让患者充分表达自己的想法和要求的同时，也要注意引导交谈的方向，使交谈流畅有效。

7. 适宜的语气、语调和语速 全科医生的语气应该亲切自然，充满关爱；全科医生应该善于使用、控制和转换不同的语调；语速应该急缓适宜、停顿适当，以更好地吸引患者的注意力，使其更易接受和吸收全科医生所表达的信息。

素质提升

充分尊重患者的权利，做一名有“温度”的全科医生

全科医生在基层工作中要想践行好“全人理念”，除了要掌握过硬的医学知识和技能外，还须具备以下几种品质：敬畏生命，学会倾听，懂得换位思考，有一颗关爱患者的柔软之心。在中国共产党的“二十大”报告中，明确提出“把保障人民健康放在优先发展的战略位置，聚焦影响人民健康的重大疾病和主要问题，加快实施健康中国行动，织牢国家公共卫生防护网。发展壮大医疗卫生队伍，把工作重点放在农村和社区”。全科医生未来的工作场所主要在社区和农村，重点做好医防融合、医养结合，维护好居民身体健康、心理健康和精神卫生。通过学习相关法律法规，不仅要熟知患方享有哪些权利，更要在日常工作中自觉尊重和维护患方的这些权利，全科医生要和患者做在一起，想在一起，目标一致，方向一致，做一名有“温度”的医生，真正建立起良好的医患关系，才能不断增强患者的就医获得感，引导患者树立“主动健康”意识，帮助患者提高自我管理效能，实现三级预防措施，最终达到共同促进健康的目的。维护好患方享有的权利，还有助于全科医生在社区更好地开展基本医疗和基本公共卫生管理工作，发展好照顾医学，助力国家医药卫生改革目标和“健康中国战略”的实现。

（二）全科医学中的非语言沟通技巧

1. 衣着得体 全科医生的穿衣原则是干净、整洁、得体。

2. 正确理解和表达面部表情 面部表情是人类情绪、情感的外在表现。全科医生一方面要善于“读懂”病人面部表情所传递出的信息；另一方面也要以合适的面部表情反馈给患者。

3. 善于运用眼神传递信息 眼神是非语言沟通的重要组成部分，正确理解患者眼神传递的信息并附以恰当眼神及时反馈，对医患沟通尤为重要。全科医生与患者保持适当的目光接触，有利于鼓励患者继续讲述病情。目光坦诚，充满仁爱，能够增强病人信任，拉近医患心理距离。应该注意不宜一直盯着病人的眼睛，也不要目光游离或斜视患者，而应注视患者面颊下部，以示尊重和重视。

4. 运用恰当的身体姿势 身体姿势能够反映双方的心理及情绪状态，可以体现双方的态度和意愿。在患者叙述时，全科医生可以适当与对方缩小距离，上身微微前倾，以表示愿意倾听；在患者讲话迟疑有顾虑时，可以和其握手或拍肩以表示关怀，并愿意为其保密。

5. 保持合适的交谈距离 全科医疗服务中，医患双方的交谈距离因医患关系及场合的不同而不同。一般来说，全科医生与病人应该成一定角度而坐，间隔0.5～1.0m，并避免面对面直视，从而便于双方目光自由接触和分离，而不致尴尬和有压迫感。此外，全科医生也要根据文化、地区、民族和风俗习惯的不同，而采取不同的医患交谈距离，使对方易于接受。

6. 营造和谐的沟通环境沟通 环境会影响全科医疗服务中双方的心理及情绪状态，甚至决定沟通的成败。沟通环境要通风良好、光线柔和、整洁安静，并做到一医一患，以更好地保护患者隐私，达到良好的沟通效果。

第三节　全科医学中的法律问题

一、全科医学中的医患权利与义务

医患关系不只是医疗实践活动中产生的普通人际关系，更是一种契约关系，属于民事法律关系范畴。

为了便于有效沟通，建立医患互信，共同促进健康，医患双方需要了解各自享有的权利和需要承担的义务。在总量上，权利与义务是对等的。通过明晰医患双方各自的身份、权利与义务，引导双方在法定范围内行使权利，履行义务，防范侵权行为的发生。义务的履行与权利的享有互为因果，没有无权利的义务，也没有无义务的权利。本节根据《中华人民共和国宪法》《中华人民共和国民法通则》《中华人民共和国刑法》《中华人民共和国执业医生法》《中华人民共和国传染病防治法》《中华人民共和国侵权责任法》《医疗事故处理条例（中华人民共和国国务院令第351号）》和《医疗机构管理条例（中华人民共和国国务院令第752号）》等主要法律法规的相关规定，对医患双方的权利和义务进行总结，以便更有效地指导全科医生工作的开展。

（一）医方的权利和患方的义务

1. 医方的权利

（1）特定情形下的医疗主导权　全科医生作为首诊医生，遇到生命垂危，急需抢救的患者，却无法及时取得患者或其亲属意见，经所在医疗机构负责人或授权负责人批准，医方可立即实施相应的医疗救治措施。

（2）特殊情形下的医方干预权　特殊情况下，例如，当患有传染性疾病的患者拒绝诊疗、或需要隔离时，或有明显自杀倾向的精神病患者拒绝接受治疗时，医方有对其采取强制诊疗和强制控制的权利。

（3）特定情形下的医方免责权　因患方自身原因，例如，就诊不及时、刻意隐瞒病史等，导致诊疗延误，或不可抗拒因素，难以避免的并发症，紧急情况下的合理救治，限于当时的医疗水平难以诊疗等情况，医方则免除承担责任。

（4）医方的其他合法权益　医方的人身安全、尊严权、财产所有权、知识产权及名誉权受到保护。此外，医方还享有参加科研活动、接受继续教育和获取合理报酬的权利。

2. 患方的义务

（1）患方在诊疗过程中，须自觉遵守国家法律、法规和医方各项有利于健康促进的规章制度，遵守医疗秩序，支付医疗费用。

（2）如实提供疾病信息。

（3）配合诊疗与护理，配合全科医学教学，不妨害医务人员正常工作和生活。

（二）患方的权利和医方的义务

1. 患方的权利

（1）生命权、健康权和身体权　公民的生命安全神圣不可侵犯，患方享有基本医疗保健的权利，例如：有权自主选择医疗机构及医生；除法律法规规定的强制治疗外，患方有权决定是否接受医疗服务；在不违反法律法规的前提下，患方有决定是否出院，或转诊的权利，如果患者病情危重、意识不清无法自主表达意愿，可由患方关系人决定。

（2）知情同意权　患者有权从医方得到有关自己的诊断、治疗和预后的相关信息，有权要求医方作出解释；有权依法复印门诊病历和住院病案资料；有权核实医疗费用，有权要求医方逐项作出解释。

（3）平等基本医疗权　患方不因男女、老幼、贫富、种族差异，一律平等享有基本医疗的权利。患方接受诊疗时，享有人格尊严、民族风俗习惯被尊重的权利。

（4）依法获取赔偿权　患方因接受医疗服务而受到人身或财产损害的，享有依法获得赔偿的权利；医方有医疗过错损害及医疗产品缺陷的责任赔偿义务。医方诊疗中如发生过错或因药品、消毒药剂、医疗器械的缺陷造成患者损害的，应承担赔偿责任。

（5）隐私权　诊疗过程中，患方具有隐私不被医方不法侵犯、不被擅自公开的权利。医方有依法保护患方隐私权的义务，不得泄露患方隐私或者未经其同意公开其病案资料，否则，应承担侵权责任。

（6）对医方监督、举报、投诉和起诉权　医方有遵守各项规章制度和技术操作规范的义务，有提高专业技术水平的义务。患方对医方的不合理诊疗行为有监督、举报的权利。发生医患纠纷时，患方有权对医方投诉和起诉。

2. 医方的义务

（1）在医疗工作中，医方需最大限度避免医疗缺陷和医疗事故发生。不得侵犯患方的身体或限制人身自由，禁止过度医疗和侵害患方身体。

（2）医方有告知义务，即如实填写、妥善保管、提供病案资料的义务。医方在诊疗活动中应向患方说明病情和医疗措施。需要实施特殊检查、特殊治疗或转诊的，医方需及时向患方说明实施目的和相应的医疗风险，并取得其书面授权。不宜向患者本人说明的，需向患方关系人说明，并取得其书面同意。

（3）医方不得隐匿、拒绝提供、伪造、篡改或销毁病案资料，不得提供虚假证明材料，如出生证、死亡证、健康证明等。患方要求查阅病案资料时，医方需配合提供。

（4）医方应不断提高医德修养、关爱患者，规范执业、提高专业水平，积极开展预防保健和健康教育。

（5）医方需依法、依规提供医疗服务，不得非法行医；及时提供医疗服务，不得拒绝救治急危重患者；应提供与当时医疗水平相称的诊疗义务；如医患双方另有约定，需按照约定履行义务，但双方的约定不得违背法律法规的规定，不得损害国家利益和社会公共利益；对因限于设备或技术条件无法诊疗的患者，应及时转诊；医方有合理诊疗的义务，不得违反诊疗规范实施不必要的诊疗措施。

（6）医方还有对发现传染病疫情、食物中毒、涉嫌伤害事件、非正常死亡以及医疗场所发生灾害等突发事件及时报告的义务。

二、全科医学中常见的法律问题 微课

随着我国经济的快速发展，居民对健康的需求不断提高，社会法治建设不断完善，居民的维权意识也逐步增强。全科医生的服务对象大多是固定区域的固定人群，服务内容涵盖疾病的预防、治疗、保健、康复和教育等多个方面。作为一名合格的全科医生，不仅需要牢固树立为人民服务的思想，不断提高自身医德修养和专业技术水平，还需要掌握相关的法律法规知识，在工作实践中，自觉规范医疗行为，做到学法、知法、懂法和守法。

（一）与常见健康问题与疾病评估相关的法律法规问题

1. 误诊　是指医务人员工作不负责任或者专业技术水平没有达到应该达到的标准而导致的诊断错误，包括：判断错误，即对疾病的判断错误；漏诊：即对同一患者同时存在不同种疾病，医生遗漏某种疾病的诊断；延误诊断：即在应当对疾病做出诊断的时间内，没有及时做出诊断。

全科医生面对的患者，通常是首次就诊，疾病尚处于未分化期，症状不典型，同时受限于基层医疗机构设备，为早期确诊增加了难度。误诊原因有多个方面，包括患者的个体差异性、临床表现的非典型性、诊疗设备的局限性、医务人员诊疗经验和技术水平以及责任心等。误诊通常导致误治，对患方造成的危害较大。如果医务人员在诊疗工作中责任心不强，出现疏忽，或经验不足，或未严格执行诊疗操作规范，或违反医疗规章制度而导致误诊，医务人员需承担相关法律责任。但如发生无过错误诊，医务人员则可以免责。《中华人民共和国侵权责任法》规定，有下列情形之一者，医疗机构不承担法律责任：①患方自身因素，患方或其关系人不遵守医疗机构规章制度，在诊疗过程中不配合规范诊疗，刻意隐瞒病史；②医务人员在抢救生命垂危的病人等紧急情况下已尽到合理诊疗义务；③限于当时的医疗水平，无法确诊和治疗。

2. 医学诊断证明　医学诊断证明是具有一定法律效力的医疗文件，是作为疾病诊断、治疗、病假休息、计划生育、工伤司法和残疾鉴定、保险索赔、出生信息和死亡信息重要的法律依据，包括出生证明、健康证明、疾病证明、伤残证明、功能鉴定书、医学死亡证明等。医生在注册的执业范围内出具的诊断证明文件是其法定权利，也是其应履行的法定义务。全科医生要自觉增强法律意识和责任意识，要以极端负责的精神和实事求是的态度，认真严肃地对待医学诊断证明。按照《中华人民共和国执业医生法》与《医疗机构管理条例》有关规定：医生出具证明文件，必须亲自诊查、调查，不得出具与自己职业范围无关或者与执业类别不相符的医学证明文件。

全科医生在出具医学诊断证明时需遵循以下要求：①遵循实事求是的原则，每项诊断都应具备科学、客观和充分的诊断依据；②出具诊断证明是医生应尽的义务，不得附加任何额外要求；③医生未经特殊授权，不得出具劳动能力、伤残程度及职业病等专用诊断证明。凡涉及司法办案需要的证明，或用于因病退休、伤害、残疾、工伤、劳动鉴定、保险索赔、办理低保等特殊诊断证明的，由当事人或其亲属持公检法、交通管理、劳动保障等相关部门的介绍信，经医疗机构管理部门审核后，由相应科室的医生按照相关规定开具诊断证明；④对存有争议的诊断，病情复杂、涉及多系统多学科的需开诊断证明者，应组织会诊，经讨论后，慎重开出诊断证明，并由所在医疗机构职能部门审核盖章；⑤医生必须亲自诊查患者后方可出具医学诊断证明，出具诊断证明的医生应对所出具的诊断证明负有法律责任。

（二）与全科急救和双向转诊相关的法律问题

居民突发急危重症，或意外伤害事件时，为寻求方便、快捷的医疗救助，其所在的社区医疗卫生服务机构多成为首选。2022 年国务院《医疗机构管理条例》第三十条规定：“医疗机构对危重病人应当立即抢救。对限于设备或者技术条件不能诊治的病人应当及时转诊。”《中华人民共和国执业医生法》第二十七条也规定：“对需要紧急救治的患者，医生应采取紧急措施及时进行诊治；不得拒绝急救处置。”全科医生在临床工作中，不得以任何理由拒绝接诊急症患者，特别是生命垂危的患者，需要立即给予抢救，否则，将对其造成的后果承担法律责任。

全科医生给予初步评估，对因本医疗机构设备、技术条件受限，不能进一步诊治的患者，应当及时安排转诊。但如果患者病情尚不稳定，转诊会增加其病情加重或死亡风险加大时，应就地对患者进行紧急处置，待病情相对稳定后方可转诊。对需要转诊且病情允许的急症患者，全科医生应与拟转诊的医疗机构取得联系，通知其做好相应救治准备。并帮助协调患者或其关系人、“120”医护人员，对病情、所需药品、护理和途中注意事项做好安排与交接，书面填写转诊交接单。此外，在转诊患者时，全科医生判断的首要原则是患者安全，兼顾考虑拟转诊医疗机构的可及性。例如，对中、重度急性一氧化碳中毒患者，一定优先选择能 24 小时提供高压氧舱治疗的转诊机构。如果全科医生已履行到告知义务，患者仍拒绝转诊，或者病人病情不具备转诊条件，但本人或其关系人仍坚持转诊，由此产生的不良后果，全科医生则不承担法律责任。对经上级医疗机构救治后病情稳定的危重症患者，社区医疗机构的全科医生有接收其下转，并继续治疗、指导康复和连续性管理的义务。

（三）与居民健康档案相关的法律问题

居民健康档案是社区卫生服务工作的重要内容，是社区卫生服务工作得以顺利开展的有效保障，也是对居民疾病防治和健康促进等健康管理过程的规范科学记录。居民健康档案从内容上分为三部分，即个人健康档案、家庭健康档案和社区健康档案。其中，个人健康档案在居民医疗中的应用最为频繁，使用价值最高；家庭健康档案则根据实际情况进行建立和使用；社区健康档案主要由社区基本资料、社区服务资源、社区医疗卫生服务资料和社区居民健康状况四部分组成。全科医生要充分保障居民的权利和要求，不得以任何形式向无关人员泄漏健康档案的信息和隐私内容，并妥善保管，避免损坏或丢失。《中华人民共和国侵权责任法》规定“医疗机构及其医务人员应当对病人的隐私保密，泄露病人隐私或者未经病人同意公开其病历资料，造成病人损害的，应当承担侵权责任”。居民对个人健康信息具有知情权，当居民本人需要时，全科医生应当给予提供。

（四）与居民家庭医疗服务相关的法律问题

居民家庭医疗服务是全科医生为居民家庭及其成员提供连续性、协调性、可及性综合照护的重要途径，是提高社区居民健康水平、引导居民逐步形成到基层医疗卫生机构首诊就医习惯的重要措施。2022年，国家六部委联合印发的《关于推进家庭医生签约服务高质量发展的指导意见》指出，“对行动不便、失能失智的老年人、残疾人等确有需求的人群，结合实际提供上门治疗、随访管理、康复、护理、安宁疗护、健康指导及家庭病床等服务”。但需加强医疗质量监管，确保医疗安全。

社区医疗卫生机构在为居民提供家庭医疗服务前，除了要加强医护人员专业技能培训外，需要不断完善有关家庭医疗服务制度建设，细化服务流程，包括家庭医生上门访视流程、家庭病床建立标准、医护准入资质要求等。但家庭病床因其相对简单，不具备独立的医疗单元，存在着医疗安全隐患和风险。所以，一方面，社区医疗卫生机构要定期加强承担家庭医疗服务人员的法律法规、医德医风、病人权利与义务、诊疗护理规范等培训，切实提高医务人员的法律意识，规范其诊疗行为。另一方面，社区医疗卫生机构和区域内二、三级医疗机构完善双向转诊机制，为家庭医疗服务做好支撑。患者病情变化或加重，经全科医生评估确需要转诊的，可直接转到上级医院进行检查或住院；患者出院后由全科医生进行家庭访视和康复指导，共同守护居民健康。

目标检测

答案解析

一、选择题

［A1/A2 型题］

1. “顾客就是上帝”属于哪一种医患关系（　）

A. 患者自主型　B. 患者引导型　C. 患者被动型　D. 医生权威型　E. 共同参与型

2. 下列哪项不是影响医患关系的基础性因素（　）

A. 医生的同情心

B. 患者的道德价值观、文化修养、社会地位

C. 医疗机构的服务与管理程序

D. 患者的经济条件

E. 医学科技水平

3. 全科医学中的语言沟通技巧主要包括（　）

A. 主动倾听　　B. 营造和谐的沟通氛围

C. 形象化表达医学术语　　D. 运用得体的称呼语

E. 以上都是

4. 下列哪项不是患方的权利（　）

A. 知情同意权　　B. 平等基本医疗权

C. 隐私权　　D. 身体权

E. 遵守医疗秩序

5. 全科医生在出具诊断证明时需遵循的要求不包括（　）

A. 实事求是的原则

B. 医生可以直接出具办理低保的诊断证明

C. 必须亲自诊查患者后方可出具医学诊断证明

D. 未经特殊授权，不得出具伤残程度专用诊断证明

E. 出具诊断证明是医生应尽的义务

二、思考题

1. 简述全科医生常用的医患沟通技巧。
2. 建立和维护良好医患关系的有效策略有哪些？
3. 简述医方的权利有哪些？

（任天成　李光才）

书网融合……

本章小结　　微课　　题库

第七章 健康档案的建立与管理

PPT

学习目标

1. 通过本章学习，重点把握居民健康档案的具体内容；熟悉居民健康档案建立的目的和意义。

2. 学会建立统一、科学、规范的居民健康档案，并且以健康档案为载体，为全体居民提供连续、综合、适宜、经济的基本医疗卫生服务。

3. 具有运用以问题为导向的记录方式为居民建立健康档案的能力，在建立档案过程中敬老慈幼，能够与居民良好沟通、严谨认真、注重保护居民个人隐私。

情境导入

临床案例 患者，女性，53岁，管理人员。因“出汗、头晕、体重增加”就诊。患者5年前因尿路感染住院诊治时，发现血压升高，最高时达160/110mmHg。眼底检查提示：眼底硬化。1年前B超提示：左室扩大，心肌肥厚。排除肾性高血压后，诊断为原发性高血压并发眼底病变，高血压心脏改变，一直坚持服药，血压基本保持平稳。无烟酒嗜好，口味偏重，喜烹饪，饮食可，大小便正常；运动主要为散步，有时因工作或家庭原因出现精神紧张，睡眠差。有高血压家族史：父亲、母亲、兄三人均有高血压，母亲因脑血管病已故。患者一般情况：身高158cm，体重78kg，腰围89cm，服药后血压128/78mmHg。空腹血糖5.2mmol/L，三酰甘油3.1mmol/L，血常规正常，尿常规正常，肝肾功能未发现异常。

讨论 1. 患者的危险因素有哪些？

2. 健康教育的实施要点有哪些？

第一节 居民健康档案建立的必要性

建立居民健康档案是基本公共卫生服务的重要内容，是满足城乡居民预防、治疗、保健、康复、健康教育、计划生育服务“六位一体”医疗服务需求的基础保证，是提供人性化、综合性、协调性、持续性全科医疗服务的重要体现。通过建立个人、家庭和社区健康档案，能够有效地掌握社区居民的主要健康问题及相关因素，为筛选高危人群、开展疾病管理、采取针对性的预防措施奠定基础。

一、建立居民健康档案的目的和意义 微课

健康档案是以居民健康为核心，贯穿整个生命过程，涵盖各类健康问题，实现多渠道资料收集，满足健康管理、健康决策和居民自我保健等需要的信息资源。建立居民健康档案不仅是全科医生的重要工作内容，是开展全科教学与科研的重要资料来源，也是大数据时代全科医生开展循证医疗工作不可或缺的工具之一。因此，建立系统而完整的健康档案具有重要意义。

（一）实施科学的健康管理和全程健康检测

在全科医疗服务实践中，全科医生要为社区居民提供连续性、综合性、协调性和高质量的医疗保健

服务。通过居民健康档案，全科医生掌握社区居民真实、动态的健康状况，主动挖掘个人、家庭和社区的健康问题，及时分析健康问题发生的原因。另一方面，居民也可以通过健康档案记录的健康信息，发现自身的健康状况变化和疾病发展趋向等，提高自我保健意识和识别健康危险因素的能力，主动寻求全科医生的帮助和指导。医生与居民在健康档案的建立与使用中双向配合能够更好地实现科学的健康管理和全程健康检测。

（二）为开展社区卫生服务提供依据

居民健康档案详细记录了居民个人、家庭健康问题和相关危险因素，有利于全科医生及时有效地提供防、治、保、康、教、计一体化服务。完整的健康档案还记载了社区卫生问题和卫生资源，为进行社区诊断、制订和实施社区卫生服务计划、解决社区居民主要健康问题提供依据。

（三）为全科医学教育与科研提供重要资源

居民健康档案采用以问题为导向的健康记录方式，反映了生物、心理、社会全方面的问题，具有连续性、逻辑性、科学性，可作为医学教育的重要信息资源，有利于培养医学生的全科临床思维能力。真实、完整、规范和连续性的居民健康档案为研究居民健康状况、探讨健康危险因素等提供了非常重要的资料。

（四）评价社区卫生服务质量和技术水平

健康档案的准确性、逻辑性、完整性和规范性，在一定程度上反映了全科医生的知识基础、实践水平和思维能力等综合素质，作为考核全科医生业务能力的重要依据，可以评价社区卫生服务质量和技术水平。

（五）作为处理法律纠纷的重要凭证

全面、客观、公正的健康档案记录，能够为解决医疗纠纷或司法服务提供客观凭证。

二、居民健康档案的分类

居民健康档案包括个人健康档案、家庭健康档案和社区健康档案。

（一）个人健康档案

个人健康档案是记录一个人从出生到死亡整个过程中健康状况的发展变化，以及所接受的各项医疗卫生服务。主要包括个人基本信息、健康体检记录、重点人群健康管理及其他卫生服务记录。其中，重点人群健康管理记录是指，0～6岁儿童、孕产妇、老年人、慢性病（包括35岁及以上的高血压和2型糖尿病患者）、严重精神障碍患者和肺结核患者等各类重点人群的健康管理记录。

（二）家庭健康档案

家庭健康档案是以家庭为单位，记录其各家庭成员的健康信息，以及家庭作为整体所产生的健康相关问题、家庭资源与利用情况等资料信息，是实施以家庭为单位医疗服务的重要参考资料。

（三）社区健康档案

社区健康档案是以社区为单位，通过收集社区居民与健康相关的各项资料，记录社区的主要健康特征、环境特征、社区资源及可利用情况等，并进行系统分析，评价居民健康需求，最终达到以社区为导向，进行整体性、协调性医疗保健服务的目的。

三、建立健康档案应遵循的原则

（一）动态完善的原则

居民健康档案中的部分内容比较复杂，需要长期观察、综合分析，才能做出全面、正确的判断，比如未分化问题、心理问题、社会适应状态及家庭关系等。另外，一些基本项目也是在不断变化中，全科医生及基层医疗卫生机构在应用中会发现一些不符合实际或已发生变迁的基本信息以及新出现的健康问题。因此，建立系统、完整的健康档案需要一个逐步完善、动态调整的过程，全科医生应积极主动地发现居民及其家庭健康问题的变化，不断收集资料，逐步丰富健康档案的内容。

（二）资料收集前瞻性原则

健康档案记录的重点应是过去曾经影响、现在仍在影响、将来还会影响个人、家庭健康的问题及其影响因素等内容。档案中记录资料的重要性，有时并非当时就能认识到，而是伴随病个体、家庭所面临问题的变化而变化。因此，在收集与问题密切相关的健康资料时，应遵循前瞻性原则，及时更新和保存，以增加健康档案的参考价值。

（三）客观性和准确性原则

健康档案卡就相当于居民的第二张“身份证”，其中记录了居民的基本信息、各种健康问题及相关危险因素等资料，是反映居民健康情况的证据，是居民健康状况动态演变的线索，因此，这些资料需要长期保存、反复使用。全科医生在收集资料时，要遵循客观、准确的原则，在接受病人或家庭其他成员提供的主观资料的同时，应通过多次临床接触，深入了解病人及其家庭，并通过家访和社区调查等方式获得更多客观准确的资料。

（四）规范性和科学性原则

居民健康档案不是一个封闭的医疗资料文件系统，而是一个服务于医疗、教学、科研的开放的医疗资料文件体系，是一个承担着交流、传递、评价全科医疗服务状况的文字载体。建立居民健康档案需要与全科医疗的服务要求、全科医学的学科要求以及健康档案体系特有规律相吻合。所以，居民健康档案在内容和形式上都必须具有高度的规范性和科学性，只有这样，居民健康档案才能用于资料交流、信息传递，并成为评价医疗服务水平和质量的重要依据。

（五）保密性原则

居民健康档案中有涉及个人和家庭隐私的信息内容，全科医生和基层医疗服务机构应充分保障当事人的权利和要求，不得以任何形式或理由泄密。健康档案在使用过程中，应实行分级管理，为不同人员建立不同级别权限。对已建立的电子健康档案，应加强信息系统的数据安全。

素质提升

加强区域信息化建设，推进“互联网 + 签约服务”

2022 年 3 月 3 日，国家卫健委、财政部、人社部、国家医保局、国家中医药管理局、国家疾控局六部门联合印发《关于推进家庭医生签约服务高质量发展的指导意见》，明确循序渐进积极扩大签约服务覆盖率，逐步建成以家庭医生为健康守门人的家庭医生制度。意见明确要推进“互联网 + 签约服务”，基于区域全民健康信息平台，搭建或完善家庭医生服务和管理信息系统，实现线上为居民提供签订协议、健康咨询、慢病随访、双向转诊等服务。将信息系统记录的服务行为，作为考核评价家庭医生服务履约的重要指标。加强区域健康信息互通共享，打通家庭医生服务和管理信息系统同医疗机构诊疗系统、基本公共卫生系统等数据通道，积极推广应用人工智能等新技术。

第二节　居民健康档案的内容及记录方式

专科医疗中的健康档案的记录方式往往以疾病/医生为导向，全科医学因其独有的学科特色，使得全科医疗中所使用的健康档案除了记录患者的健康状况及疾病的诊断治疗情况，还对患者的家庭情况、全科医生所服务社区等的一般状况及其他影响居民健康的相关因素进行记录。为了清晰地记录这些资料和充分利用这些信息，全科医疗健康档案多采用以问题/患者为导向的记录方式。本节详细讨论以问题/患者为导向的病历记录方式。

一、以疾病/医生为导向的记录方式

以疾病/医生为导向的记录方式（disease/doctor oriented system，DOS）即传统的病历记录，是将所有不同来源的资料分为患者的主诉、病史、体格检查、实验室及影像检查、诊断及处理等进行记录，造成针对某一个健康问题的资料比较分散，不能集中在某一特定的问题上。以疾病/医生为导向的记录方式病历存在内容繁琐重复、相关资料分散，医生不易迅速了解掌握患者的病情、不易集中思考和判断某个问题的局限性，因受记录格式的限制，不同的医生之间很难相互理解各自的临床思维方式，造成同行之间交流困难。

随着居民健康观念的改变，居民对医疗卫生保健的需求也在不断增加，现代医学模式的转变也使医生的诊疗模式由原来的以单一的生物学诊疗思维模式为主，转变为生物－心理－社会医学模式为指导的综合诊疗，居民的健康问题趋向多重性和复杂性，更显露出以疾病/医生为导向的病历记录方式的局限性，进而促使以问题/患者为导向的病历记录方式得到了广大全科医疗卫生工作者普遍响应和应用。

二、以问题/患者为导向的记录方式

全科医生在给城乡居民建立健康档案时，不仅包括城乡居民个人健康档案和家庭健康档案，还应考虑到所服务社区的基本状况，建立社区健康档案。个人健康档案及家庭健康档案可以在入户服务（调查）、疾病筛检、健康体检、预防保健、居民就诊等过程中根据居民主要健康问题和服务提供情况由乡镇卫生院、社区卫生服务中心（站）、村卫生室组织医务人员建立。社区健康档案需要开展社区调查将社区卫生服务状况、卫生资源以及居民健康状况进行统计分析后建立。

以问题/患者为导向的记录方式（problem/patient－oriented medical record，POMR），由 Weed 于 1969 年首先提出，1970 年 Bjorn 添加了暂时性问题目录，1997 年 Grace 等人又添加了家庭问题目录。该记录方式简单明了、条理清楚、重点突出、便于统计和同行间交流。在全科医疗中，以问题/患者为导向的记录方式不仅适用于个人健康档案，也用于家庭健康档案。

三、居民健康档案的主要内容

（一）个人健康档案

个人健康档案根据内容特点可将其分为以问题为中心的个人健康问题记录和以预防为导向的健康检

查记录两个部分组成。个人健康问题记录主要指个人基本信息、健康体检、重点人群健康管理记录以及其他卫生服务记录（接诊、转诊、会诊记录）等内容。以预防为导向的记录是全科医生面向部分特殊居民和健康人群提供的以预防保健为主要内容的健康管理信息记录，包含周期性健康检查记录、预防保健记录等。

1. 个人基本信息 个人基本信息反映居民个人固有特征，贯穿整个生命过程，内容相对稳定，且客观性较强（表7－1，表7－2）。

（1）人口学资料 包括年龄、性别、民族、血型、身份证号码、户籍住址或常住地址、教育程度、职业、婚姻状况、社会经济状况、医疗费支付形式、联系方式（个人及亲属联系人电话）等。

（2）既往健康状况 包括药物过敏史、暴露史、疾病诊疗史、手术史、外伤史和输血史等。

（3）家庭生活史 包括家族史、家庭遗传疾病史、家庭成员的主要疾病史、目前健康状况、家庭主要生活事件等。

（4）生活环境 厨房排风设施、燃料类型、饮用水、厕所、禽畜栏等情况。

表7－1 居民健康档案封面

编号□□□□□□－□□□－□□□－□□□□□

居民健康档案

姓名：

现住址：

户籍地址：

联系电话：

乡镇（街道）名称：

村（居）委会名称：

建档单位：

建档人：

责任医生：

建档日期：　　年　月　日

表 7－2　个人基本信息表

姓名：　　　　　　　　　　　　　　　　　　　　编号□□□－□□□□□

<table>
<tr><td>性别</td><td colspan="3">1 男　2 女　9 未说明的性别　0 未知的性别　□</td><td>出生日期</td><td>□□□□ □□ □□</td></tr>
<tr><td>身份证号</td><td colspan="2"></td><td>工作单位</td><td colspan="2"></td></tr>
<tr><td>本人电话</td><td></td><td>联系人姓名</td><td></td><td>联系人电话</td><td></td></tr>
<tr><td>常住类型</td><td colspan="2">1 户籍　2 非户籍　□</td><td>民族</td><td colspan="2">01 汉族　99 少数民族　□</td></tr>
<tr><td>血型</td><td colspan="5">1 A 型　2 B 型　3 O 型　4 AB 型　5 不详/RH：1 阴性　2 阳性　3 不详　□/□</td></tr>
<tr><td>文化程度</td><td colspan="5">1 研究生　2 大学本科　3 大学专科和专科学校　4 中等专业学校　5 技工学校　6 高中　7 初中　8 小学
9 文盲或半文盲　10 不详　□</td></tr>
<tr><td>职业</td><td colspan="5">0 国家机关、党群组织、企业、事业单位负责人　1 专业技术人　2 办事人员和有关人员
3 商业、服务业人员　4 农、林、牧、渔、水利业生产人员　5 生产、运输设备操作人员及有关人员
6 军人　7 不便分类的其他从业人员　8 无职业　□</td></tr>
<tr><td>婚姻状况</td><td colspan="5">1 未婚　2 已婚　3 丧偶　4 离婚　5 未说明的婚姻状况　□</td></tr>
<tr><td>医疗费用
支付方式</td><td colspan="5">1 城镇职工基本医疗保险　2 城镇居民基本医疗保险　3 新型农村合作医疗
4 贫困救助　5 商业医疗保险　6 全公费　7 全自费　8 其他□/□/□</td></tr>
<tr><td>药物过敏史</td><td colspan="5">1 无　2 青霉素　3 磺胺　4 链霉素　5 其他□/□/□/□/□</td></tr>
<tr><td>暴露史</td><td colspan="5">1 无　2 化学品　3 毒物　4 射线　□/□/□</td></tr>
<tr><td rowspan="4">既往史</td><td>疾病</td><td colspan="4">1 无　2 高血压　3 糖尿病　4 冠心病　5 慢性阻塞性肺疾病　6 恶性肿瘤　7 脑卒中
8 严重精神障碍　9 结核病　10 肝炎　11 其他法定传染病　12 职业病　13 其他
□ 确诊时间　年　月/　□ 确诊时间　年　月/　□ 确诊时间　年　月
□ 确诊时间　年　月/　□ 确诊时间　年　月/　□ 确诊时间　年　月</td></tr>
<tr><td>手术</td><td colspan="4">1 无　2 有：名称①　时间　/　名称②　时间 □</td></tr>
<tr><td>外伤</td><td colspan="4">1 无　2 有：名称①　时间　/　名称②　时间 □</td></tr>
<tr><td>输血</td><td colspan="4">1 无　2 有：名称①　时间　/　名称②　时间 □</td></tr>
<tr><td rowspan="3">家族史</td><td>父亲</td><td colspan="2">□/□/□/□/□/□</td><td>母亲</td><td>□/□/□/□/□/□</td></tr>
<tr><td>兄弟姐妹</td><td colspan="2">□/□/□/□/□/□</td><td>子女</td><td>□/□/□/□/□/□</td></tr>
<tr><td colspan="5">1 无　2 高血压　3 糖尿病 4 冠心病　5 慢性阻塞性肺疾病　6 恶性肿瘤　7 脑卒中
8 严重精神障碍　9 结核病　10 肝炎　11 先天畸形　12 其他</td></tr>
<tr><td>遗传病史</td><td colspan="5">1 无　2 有：疾病名称　□</td></tr>
<tr><td>残疾情况</td><td colspan="5">1 无残疾　2 视力残疾　3 听力残疾　4 言语残疾　5 肢体残疾
6 智力残疾　7 精神残疾　8 其他残疾 □/□/□/□/□/□</td></tr>
<tr><td rowspan="5">生活环境＊</td><td>厨房排风设施</td><td colspan="4">1 无　2 油烟机　3 换气扇　4 烟囱　□</td></tr>
<tr><td>燃料类型</td><td colspan="4">1 液化气　2 煤　3 天然气　4 沼气　5 柴火　6 其他　□</td></tr>
<tr><td>饮水</td><td colspan="4">1 自来水　2 经净化过滤的水　3 井水　4 河湖水　5 塘水　6 其他□</td></tr>
<tr><td>厕所</td><td colspan="4">1 卫生厕所　2 一格或二格粪池式　3 马桶　4 露天粪坑　5 简易棚厕 □</td></tr>
<tr><td>禽畜栏</td><td colspan="4">1 无　2 单设　3 室内　4 室外　□</td></tr>
</table>

注：资料来源于国家卫生计生委 2017 年国家基本公共卫生服务规范（第三版）。

填表说明：

1. 本表用于居民首次建立健康档案时填写。如果居民的个人信息有所变动，可在原条目处修改，并注明修改时间或重新填写。若失访，在空白处写明失访原因，若死亡，写明死亡日期和死亡原因。若迁出，记录迁往地点基本情况、档案交接记录。0～6 岁儿童无须填写该表。

2. 性别：按照国标分为男、女、未知的性别及未说明的性别。

3. 出生日期：根据居民身份证的出生日期，按照年（4 位）、月（2 位）、日（2 位）顺序填写，如 19490101。

4. 工作单位：应填写目前所在工作单位的全称。离退休者填写最后工作单位的全称，下岗待业或无工作经历者需具体注明。

5. 联系人姓名：填写与建档对象关系紧密的亲友姓名。
6. 民族：少数民族应填写全称，如彝族、回族等。
7. 血型：在前一个“□”内填写与 ABO 血型对应编号的数字，在后一个“□”内填写与“RH”血型对应编号的数字。
8. 文化程度：指截至建档时间，本人接受国内外教育所取得的最高学历或现有水平所相当的学历。
9. 药物过敏史：表中药物过敏主要列出青霉素、磺胺或者链霉素过敏，如有其他药物过敏，请在其他栏中写明名称。
10. 既往史：
（1）疾病：填写现在和过去曾经患过的某种疾病，包括建档时还未治愈的慢性病或某些反复发作的疾病，并写明确诊时间，如有恶性肿瘤，请写明具体的部位或疾病名称，如有职业病，请填写具体名称。对于经医疗单位明确诊断的疾病都应以一级及以上医院的正式诊断为依据，有病史卡的以卡上的疾病名称为准，没有病史卡的应有证据证明是经过医院明确诊断的。可以多选。
（2）手术：填写曾经接受过的手术治疗。如有，应填写具体手术名称和手术时间。
（3）创伤：填写曾经发生的后果比较严重的创伤经历。如有，应填写具体创伤名称和发生时间。
（4）输血：填写曾经接受过的输血情况。如有，应填写具体输血原因和发生时间。
11. 家族史：指直系亲属（父亲、母亲、兄弟姐妹、子女）中是否患过所列出的具有遗传性或遗传倾向的疾病或症状。有则选择具体疾病名称对应编号的数字，可以多选。没有列出的请在“其他”中写明。
12. 生活环境：农村地区在建立居民健康档案时需根据实际情况选择填写此项。

2. 健康体检表 健康体检信息包括一般健康检查、生活方式、实验室检查和辅助检查及其疾病用药情况、健康评价等。健康体检表应在居民首次建立健康档案时，或老年人、慢性病患者、严重精神障碍患者和肺结核患者等在接受年度健康检查时填写（表 7－3）。

表 7－3 健康体检表

姓名：　　　　　　　　　　　　　　　　　　　　编号□□□－□□□□□

<table>
<tr><td>体检日期</td><td colspan="2">年 月 日</td><td>责任医生</td><td colspan="2"></td></tr>
<tr><td>内容</td><td colspan="5">检查项目</td></tr>
<tr><td>症状</td><td colspan="5">1 无症状 2 头痛 3 头晕 4 心悸 5 胸闷 6 胸痛 7 慢性咳嗽 8 咳痰 9 呼吸困难 10 多饮
11 多尿 12 体重下降 13 乏力 14 关节肿痛 15 视力模糊 16 手脚麻木 17 尿急 18 尿痛
19 便秘 20 腹泻 21 恶心呕吐 22 目眩 23 耳鸣 24 乳房胀痛 25 其他
□/□/□/□/□/□/□/□/□/□</td></tr>
<tr><td rowspan="9">一般状况</td><td>体温</td><td>℃</td><td>脉率</td><td colspan="2">次/分钟</td></tr>
<tr><td rowspan="2">呼吸频率</td><td rowspan="2"></td><td rowspan="2">血压</td><td>左侧</td><td>/mmHg</td></tr>
<tr><td>右侧</td><td>/mmHg</td></tr>
<tr><td>身高</td><td></td><td>体重</td><td colspan="2"></td></tr>
<tr><td>腰围</td><td></td><td>体质指数（BMI）</td><td colspan="2"></td></tr>
<tr><td>老年人健康状态自我评估*</td><td colspan="4">1 满意 2 基本满意 3 说不清楚 4 不太满意 5 不满意 □</td></tr>
<tr><td>老年人生活自理能力自我评估*</td><td colspan="4">1 可自理（0～3 分） 2 轻度依赖（4～8 分）
3 中度依赖（9～18 分） 4 不能自理（≥19 分）□</td></tr>
<tr><td>老年人认知功能*</td><td colspan="4">1 粗筛阴性 2 粗筛阳性，简易智力状态检查，总分□</td></tr>
<tr><td>老年人情感状态*</td><td colspan="4">1 粗筛阴性 2 粗筛阳性，老年人抑郁评分检查，总分□</td></tr>
<tr><td rowspan="7">生活方式</td><td rowspan="3">体育锻炼</td><td>锻炼频率</td><td colspan="3">1 每天 2 每周一次以上 3 偶尔 4 不锻炼 □</td></tr>
<tr><td>每次锻炼时间</td><td>分钟</td><td>坚持锻炼时间</td><td>年</td></tr>
<tr><td>锻炼方式</td><td colspan="3"></td></tr>
<tr><td>饮食习惯</td><td colspan="4">1 荤素均衡 2 荤食为主 3 素食为主 4 嗜盐 5 嗜油 6 嗜糖 □/□/□</td></tr>
<tr><td rowspan="3">吸烟情况</td><td>吸烟状况</td><td colspan="3">1 从不吸烟 2 已戒烟 3 吸烟 □</td></tr>
<tr><td>日吸烟量</td><td colspan="3">平均 支</td></tr>
<tr><td>开始吸烟年龄</td><td>岁</td><td>戒烟年龄</td><td>岁</td></tr>
</table>

续表

内容	检查项目		
生活方式	饮酒情况	饮酒频率	1 从不　2 偶尔　3 经常　4 每天　□
		日饮酒量	平均　　两
		是否戒酒	1 未戒酒　2 已戒酒，戒酒年龄：岁　□
		开始饮酒年龄	岁 | 近一年内是否曾醉酒 | 1 是　2 否□
		饮酒种类	1 白酒　2 啤酒　3 红酒　4 黄酒 5 其他 □/□/□/□
	职业病危害因素接触史		1 无　2 有（工种从业时间年）　□ 毒物种类　粉尘防护措施 1 无　2 有　□ 放射物质防护措施 1 无　2 有　□ 物理因素防护措施 1 无　2 有　□ 化学物质防护措施 1 无　2 有　□ 其他防护措施 1 无　2 有　□
脏器功能	口 腔		口唇 1 红润　2 苍白　3 发绀　4 皲裂　5 疱疹　□ 齿列 1 正常　2 缺齿　3 龋齿　4 义齿（假牙）　□/□/□ 咽部 1 无充血　2 充血　3 淋巴滤泡增生　□
	视力		左眼　右眼　（矫正视力：左眼　右眼　）
	听力		1 听见　2 听不清或无法听见　□
	运动功能		1 可顺利完成　2 无法独立完成任何一个动作　□
查体	眼底＊		1 正常　2 异常　□
	皮肤		1 正常　2 潮红　3 苍白 4 发绀　5 黄染　6 色素沉着　7 其他□
	巩膜		1 正常　2 黄染　3 充血　4 其他□
	淋巴结		1 未触及　2 锁骨上　3 腋窝　4 其他□
	肺		桶状胸：1 否　2 是　□
			呼吸音：1 正常　2 异常　□
			啰音：1 无　2 干啰音　3 湿啰音　4 其他□
	心脏		心率：次/分钟 心律：1 齐　2 不齐　3 绝对不齐　□ 杂音：1 无　2 有　□
	腹部		压痛：1 无　2 有　□ 包块：1 无　2 有　□ 肝大：1 无　2 有　□ 脾大：1 无　2 有　□ 移动性浊音：1 无　2 有　□
	下肢水肿		1 无　2 单侧　3 双侧不对称　4 双侧对称　□
	足背动脉搏动＊		1 未触及　2 触及双侧对称　3 触及左侧弱或消失　4 触及右侧弱或消失□
	肛门指诊＊		1 未及异常　2 触痛　3 包块　4 前列腺异常　5 其他 □
	乳腺＊		1 未见异常　2 乳房切除　3 异常泌乳　4 乳腺包块　5 其他 □/□/□/□
	妇科＊	外阴	1 未见异常　2 异常　□
		阴道	1 未见异常　2 异常　□
		宫颈	1 未见异常　2 异常　□
		宫体	1 未见异常　2 异常　□
		附件	1 未见异常　2 异常　□
	其他＊		

续表

内容		检查项目
辅助检查	血常规 *	血红蛋白________g/L 白细胞________ ×10^9/L 血小板________ ×10^9/L 其他________________________________
	尿常规 *	尿蛋白________尿糖________尿酮体________尿隐血________ 其他________________________________
	空腹血糖 *	________mmol/L 或 ________mg/dl
	心电图 *	1 正常 2 异常 □
	尿微量白蛋白 *	________mg/dl
	大便隐血 *	1 阴性 2 阳性 □
	糖化血红蛋白 *	______%
	乙型肝炎表面抗原 *	1 阴性 2 阳性 □
	肝功能 *	血清谷丙转氨酶 U/L 血清谷草转氨酶____ U/L 白蛋白____ g/L 总胆红素____ μmol/L 结合胆红素____ μmol/L
	肾功能 *	血清肌酐____ μmol/L 尿素氮____ mmol/L 血钾浓度____ mmol/L 血钠浓度____ mmol/L
	血脂 *	总胆固醇____ mmol/L 三酰甘油____ mmol/L 血清低密度脂蛋白胆固醇____ mmol/L 血清高密度脂蛋白胆固醇____ mmol/L
	胸部 X 线片 *	1 正常 2 异常 □
	B 超 *	腹部 B 超 1 正常 2 异常 □
	宫颈涂片 *	1 正常 2 异常 □
	其他 *	1 正常 2 异常 □
现存主要健康问题	脑血管疾病	1 未发现 2 缺血性卒中 3 脑出血 4 蛛网膜下腔出血 5 短暂性脑缺血发作 6 其他 □/□/□/□/□
	肾脏疾病	1 未发现 2 糖尿病肾病 3 肾功能衰竭 4 急性肾炎 5 慢性肾炎 6 其他 □/□/□/□/□
	心脏疾病	1 未发现 2 心肌梗死 3 心绞痛 4 冠状动脉血运重建 5 充血性心力衰竭 6 心前区疼痛 7 其他 □/□/□/□/□/□
	血管疾病	1 未发现 2 夹层动脉瘤 3 动脉闭塞性疾病 4 其他 □/□/□
	眼部疾病	1 未发现 2 视网膜出血或渗出 3 视乳头水肿 4 白内障 5 其他 □/□/□/□
	神经系统疾病	1 未发现 2 有 □
	其他系统疾病	1 未发现 2 有 □

内容					
住院治疗情况	住院史	入/出院日期	原 因	医疗机构名称	病案号
		/			
		/			
	家庭病床史	建/撤床日期	原 因	医疗机构名称	病案号
		/			
		/			

续表

主要用药情况	药物名称	用 法	用 量	用药时间	服药依从性 1 规律 2 间断 3 不服药
	1				
	2				
	3				
	4				
	5				
	6				
非免疫规划预防接种史	名称	接种日期	接种机构		
	1				
	2				
	3				
健康评价	1 体检无异常 □ 2 有异常 异常 1 异常 2 异常 3 异常 4				
健康指导	1 纳入慢性病患者健康管理 2 建议复查 3 建议转诊 □/□/□	危险因素控制：□/□/□/□/□/□/□ 1 戒烟 2 健康饮酒 3 饮食 4 锻炼 5 减体重（目标 Kg） 6 建议接种疫苗 7 其他			

注：资料来源于原国家卫生计生委2017年国家基本公共卫生服务规范（第三版）。

填表说明：

1. 本表用于老年人、高血压、2型糖尿病和严重精神障碍患者等的年度健康检查。一般居民的健康检查可参考使用，肺结核患者、孕产妇和0～6岁儿童无须填写该表。

2. 表中带有＊号的项目，在为一般居民建立健康档案时不作为免费检查项目，不同重点人群的免费检查项目按照各专项服务规范的具体说明和要求执行。对于不同的人群，完整的健康体检表指按照相应服务规范要求做完相关检查并记录的表格。

3. 一般状况 体质指数（BMI）＝体重（kg）/身高的平方（m^2）。

老年人生活自理能力评估：65岁及以上老年人需填写此项，详见老年人健康管理服务规范附件。

老年人认知功能粗筛方法：告诉被检查者“我将要说三件物品的名称（如铅笔、卡车、书），请您立刻重复”。过1分钟后请其再次重复。如被检查者无法立即重复或1分钟后无法完整回忆三件物品名称为粗筛阳性，需进一步行“简易智力状态检查量表”检查。

老年人情感状态粗筛方法：询问被检查者“你经常感到伤心或抑郁吗”或“你的情绪怎么样”。如回答“是”或“我想不是十分好”，为粗筛阳性，需进一步行“老年抑郁量表”检查。

4. 生活方式

体育锻炼：指主动锻炼，即有意识地为强体健身而进行的活动。不包括因工作或其他需要而必须进行的活动，如为上班骑自行车、做强体力工作等。锻炼方式填写最常采用的具体锻炼方式。

吸烟情况：“从不吸烟者”不必填写“日吸烟量”“开始吸烟年龄”“戒烟年龄”等，已戒烟者填写戒烟前相关情况。

饮酒情况：“从不饮酒者”不必填写其他有关饮酒情况项目，已戒酒者填写戒酒前相关情况，“日饮酒量”折合成白酒量。（啤酒/10＝白酒量，红酒/4＝白酒量，黄酒/5＝白酒量）。

职业暴露情况：指因患者职业原因造成的化学品、毒物或射线接触情况。如有，需填写具体化学品、毒物、射线名或填不详。

职业病危险因素接触史：指因患者职业原因造成的粉尘、放射物质、物理因素、化学物质的接触情况。如有，需填写具体粉尘、放射物质、物理因素、化学物质的名称或填不详。

5. 脏器功能

视力：填写采用对数视力表测量后的具体数值（五分记录），对佩戴眼镜者，可戴其平时所用眼镜测量矫正视力。

听力：在被检查者耳旁轻声耳语“你叫什么名字”（注意检查时检查者的脸应在被检查者视线之外），判断被检查者听力状况。

运动功能：请被检查者完成以下动作：“两手摸后脑勺”“捡起这支笔”“从椅子上站起，走几步，转身，坐下。”判断被检查者运动功能。

6. 查体 如有异常请在横线上具体说明，如可触及的淋巴结部位、个数；心脏杂音描述；肝脾肋下触诊大小等。建议有条件的地区开展眼底检查，特别是针对高血压或糖尿病患者。

眼底：如果有异常，具体描述异常结果。

足背动脉搏动：糖尿病患者必须进行此项检查。

乳腺：检查外观有无异常，有无异常泌乳及包块。

妇科：外阴　记录发育情况及婚产式（未婚、已婚未产或经产式），如有异常情况请具体描述。

阴道　记录是否通畅，黏膜情况，分泌物量、色、性状以及有无异味等。

宫颈　记录大小、质地、有无糜烂、撕裂、息肉、腺囊肿；有无接触性出血、举痛等。

宫体　记录位置、大小、质地、活动度；有无压痛等。

附件　记录有无块物、增厚或压痛；若扪及肿块，记录其位置、大小、质地；表面光滑与否、活动度、有无压痛以及与子宫及盆壁关系。左右两侧分别记录。

7. 辅助检查　该项目根据各地实际情况及不同人群情况，有选择地开展。老年人，高血压、2 型糖尿病和严重精神障碍患者的免费辅助检查项目按照各项规范要求执行。

尿常规中的“尿蛋白、尿糖、尿酮体、尿潜血”可以填写定性检查结果，阴性填“－”，阳性根据检查结果填写“＋”“＋＋”“＋＋＋”或“＋＋＋＋”，也可以填写定量检查结果，定量结果需写明计量单位。

大便潜血、肝功能、肾功能、胸部 X 线片、B 超检查结果若有异常，请具体描述异常结果。其中 B 超写明检查的部位。65 岁及以上老年人腹部 B 超为免费检查项目。

其他：表中列出的检查项目以外的辅助检查结果填写在“其他”一栏。

8. 现存主要健康问题：指曾经出现或一直存在，并影响目前身体健康状况的疾病。可以多选。若有高血压、糖尿病等现患疾病或者新增的疾病需同时填写在个人基本信息表既往史一栏。

9. 住院治疗情况：指最近 1 年内的住院治疗情况。应逐项填写。日期填写年月，年份应写 4 位。如因慢性病急性发作或加重而住院/家庭病床，请特别说明。医疗机构名称应写全称。

10. 主要用药情况：对长期服药的慢性病患者了解其最近 1 年内的主要用药情况，西药填写化学名及商品名，中药填写药品名称或中药汤剂，用法、用量按医生医嘱填写，用法指给药途径，如：口服、皮下注射等。用量指用药频次和剂量，如：每日三次，每次 5mg 等。

用药时间指在此时间段内一共服用此药的时间，单位为年、月或天。服药依从性是指对此药的依从情况，“规律”为按医嘱服药，“间断”为未按医嘱服药，频次或数量不足，“不服药”即为医生开了处方，但患者未使用此药。

11. 非免疫规划预防接种史：填写最近 1 年内接种的疫苗的名称、接种日期和接种机构。

12. 健康评价：无异常是指无新发疾病原有疾病控制良好无加重或进展，否则为有异常，填写具体异常情况，包括高血压、糖尿病、生活能力，情感筛查等身体和心理的异常情况。

13. 健康指导：纳入慢性病患者健康管理是指高血压、糖尿病、严重精神障碍患者等重点人群定期随访和健康体检。减体重的目标是指根据居民或患者的具体情况，制定下次体检之前需要减重的目标值。

3. 健康问题目录　健康问题目录分为主要问题目录和暂时性问题目录，按全科医生接诊日期的顺序编号排列。健康问题目录是居民健康问题的索引，可以帮助全科医生在短时间内查询到城乡居民既往就诊信息和健康状况。微课

主要健康问题是指长期或经常性困扰居民健康的问题，如慢性疾病、传染病或严重精神疾病等。暂时性问题目录是指急性、一次性或短期的健康问题，如一般常见、多发性疾病等。在全科门诊工作中，全科医生把所有诊疗信息（问题记录）都记录在门诊日志里。对门诊和住院患者，全科医生一般只列出主要问题目录，而把暂时性问题目录放在 SOAP 日常医疗记录中（表 7－4，表 7－5）。

表 7－4　主要问题目录

序号	发生日期	记录日期	问题名称	处理方法	问题转归	备注
1	2019/03/23	2019/03/23	高血压	低盐低脂、控制体重、药物治疗	门诊随访	纳入慢性病管理
2	2019/03/23	2019/03/23	2 型糖尿病	控制饮食、适量运动、口服降糖药物	门诊随访	纳入慢性病管理
3						
4						

表 7－5　暂时性问题目录

序号	发生日期	记录日期	问题名称	处理方法	问题转归	备注
1	2019/06/02	2019/06/03	急性胃肠炎	盐酸小檗碱口服	1 天后症状消失	
2	2019/09/05	2019/09/05	急性鼻炎	清热解毒冲剂	1 周后症状消失	
3	2020/03/05	2020/03/05	右膝关节表皮擦伤	清创换药	5 天后创面结痂	
4						

4. 病情流程表　又称诊疗工作流程表，是临床指南常用的工具，是某一问题在某一时间段内演变和进展情况的摘要，它概括地反映与该问题有关的一些重要指标的动态观察及跟踪随访记录。病情流程表是用管理住院患者的理念和方法应用于慢性疾病和某些特殊疾病的管理，通过动态观察和实际采集的健康信息，及时发现日常诊疗工作中出现的问题，调整治疗方案。诊疗工作流程表特别适合于工作繁忙的全科医生使用（表7－6）。

表7－6　病情流程表

问题1	高血压			
日期与时间	血压（mmHg）	心率（次/分）	用药及干预指导	备注
2018/03/15 08：30	170/110	76	硝苯地平缓释片20mg qd	低盐、低脂饮食、适当运动
2018/04/01 08：30	165/106	70	硝苯地平缓释片20mg qd	低盐、低脂饮食、适当运动
…				
…				
2018/09/05 08：30	130/85	78	硝苯地平缓释片20mg qd	低盐、低脂饮食、适当运动

5. 问题描述及进展记录（接诊记录）　是健康问题解释的核心部分，是全科医生重要的工作内容：即每次患者就诊内容的详细资料记录。问题描述及进展记录常采用SOAP形式对健康问题逐一进行描述。S（subjective data）即就诊者的主观资料；O（objective data）即就诊者的客观资料；A（assessment）即对健康问题的评估；P（plan）即对健康问题的处置计划（表7－7）。

（1）S主观资料　是由就诊者或其就医时的陪伴者提供的主诉、症状、患者的主观感觉、疾病史、家族史和社会生活史等。

（2）O客观资料　是社区卫生服务人员在诊疗过程中所观察到的患者资料，包括体检所见、实验室检查结果、心理行为测量结果以及患者的态度、行为等。

（3）A评估　是问题描述中最重要的部分。完整的评估应包括诊断、鉴别诊断、危险因素和健康问题的轻重程度及预后等，它不同于以往的以疾病为中心的诊断模式，问题可以是生理问题、心理问题、社会问题或未明确的症状和（或）主诉。

（4）P处理计划　是针对问题而提出的，体现全科医生以患者为中心、预防为导向以及生物－心理－社会医学模式的全方位考虑，而不仅限于治疗或开具药物处方，还应包括预防、保健、康复、健康教育和行为干预等内容，计划内容一般应包括诊断计划、治疗计划、对患者的各项健康指导等。

表7－7　接诊记录表（SOAP记录）

姓名：　　　　　　　　　　　　　　　　　　　　　　　　　　编号□□□－□□□□□

就诊者的主观资料：

就诊者的客观资料：

评估：

处理计划：

医生签字：

接诊日期：　　年　月　日

注：资料来源于国家卫生计生委2017年国家基本公共卫生服务规范（第三版）。

填表说明：

1. 本表供居民由于急性或短期健康问题接受咨询或医疗卫生服务时使用，以能够如实反映居民接受服务的全过程为目的、根据居民接受服务的具体情况填写。

2. 就诊者的主观资料：包括主诉、咨询问题和卫生服务要求等。
3. 就诊者的客观资料：包括查体、实验室检查、影像检查等结果。
4. 评估：根据就诊者的主、客观资料作出的初步印象、疾病诊断或健康问题评估。
5. 处理计划：指在评估基础上制定的处理计划，包括诊断计划、治疗计划、患者指导计划等。

高血压患者首诊 SOAP 书写格式与记录的内容范例（表 7－8）。

表 7－8　高血压首诊的 SOAP 格式接诊记录表

姓名：＊＊＊　　　　　　编号 □□□－□□□□□

就诊者的主观资料（S）：头痛、头晕 1 个月余。

以往曾偶有头晕史，测血压较高，未就诊。本次发病就诊为首诊。

饮酒史 15 年，这 8 年来每天饮 2 次白酒（中晚餐），每次约 3 两。

饮食习惯荤食为主，味咸，活动少，睡眠可，已退休，家庭和睦，近期无生活事件发生。父亲有高血压病史，65 岁死于脑梗死。

就诊者的客观资料（O）：男性，55 岁，身高 170cm，体重 85kg，面红体胖，性格开朗。血压 180/126mmHg，心率 102 次/分。

眼底检查提示：眼底动脉硬化。尿常规：蛋白质（－）

评估（A）：根据患者主诉资料和体格检查结果，初步印象：原发性高血压 3 级（极高危）

结合其家族史和可能出现的并发症，应积极采取措施控制血压，并纳入随访观察。

处理计划（P）：

1. 诊断计划：①心电图检查、X 线胸片检查；②肝功能、血糖、肾功能及血脂测定
2. 治疗计划：①降压药物治疗，制定合理的降压方案，监测血压
   ②低盐饮食，控制食盐量至≤6g/d
   ③低脂饮食，减少富含胆固醇食物，增加膳食纤维
   ④加强运动，控制体重
   ⑤控制饮酒，少量饮酒（2 两/天）
3. 健康教育计划：①有关高血压知识介绍、影响高血压病情的危险因素介绍
   ②介绍控制饮食的意义及方法，培养良好的生活方式和干预不良生活行为
   ③自我保健知识指导，教病人学会自我监测血压，指导病人正确使用降压药物，并了解所用药物的注意事项和不良反应
   ④病人家属的健康教育和协助干预

医生签字：×××

接诊日期：2020 年 05 月 06 日

6. 病情随访表　按照国家基本公共卫生服务规范要求，全科医生必须对辖区内诊断明确的慢性疾病进行定期随访和规范管理，目前要求全科医生对辖区内 35 岁及以上的高血压患者和 2 型糖尿病患者、严重精神障碍患者和肺结核患者等重点人群进行季度随访和分类干预管理，对辖区内孕产妇、0～6 岁儿童及 65 岁及以上老年人进行定期健康保健管理，并记录个人健康管理信息（表 7－9）。

表 7－9　产后访视记录表

姓名：　　　　　　编号 □□□－□□□□□

<table>
<tr><td>随访日期</td><td colspan="3">年　月　日</td></tr>
<tr><td>分娩日期</td><td>年　月　日</td><td>出院日期</td><td>年　月　日</td></tr>
<tr><td>体温（℃）</td><td colspan="3"></td></tr>
<tr><td>一般健康情况</td><td colspan="3"></td></tr>
</table>

续表

一般心理状况	
血压（mmHg）	
乳房	1 未见异常　2 异常□
恶露	1 未见异常　2 异常□
子宫	1 未见异常　2 异常□
伤口	1 未见异常　2 异常□
其他	
分类	1 未见异常　2 异常□
指导	1 个人卫生　2 心理　3 营养　4 母乳喂养　5 新生儿护理与喂养 6 其他□/ □/ □/ □/ □/ □/ □
转诊	1 无　2 有　原因：□ 机构及科室：
下次随访日期	
随访医生签名	

注：资料来源于国家卫生计生委 2017 年国家基本公共卫生服务规范（第三版）。
填表说明：
（1）本表为产妇出院后一周内由医务人员到产妇家中进行产后检查时填写。
（2）一般健康状况：对产妇一般情况进行检查，具体描述并填写。
（3）一般心理状况：评估产妇是否有产后抑郁的症状。
（4）血压：测量产妇血压，填写具体数值。
（5）乳房、恶露、子宫、伤口：对产妇进行检查，若有异常，具体描述。
（6）分类：根据此次随访情况，对产妇进行分类，若为其他异常，具体写明情况。
（7）指导：可以多选，未列出的其他指导请具体填写。
（8）转诊：若有需转诊的情况，具体填写。
（9）随访医生签名：随访完毕，核查无误后随访医生签名。

7. 会诊转诊记录　会诊和双向转诊是全科医生的重要任务，它既体现了全科医生对患者的全面负责精神，也是全科医疗质量保证的重要工作内容。在双向转诊过程中，全科医生不仅要帮助病人选择转诊的医院和医生，还要积极参与到所转诊医院和接诊医生诊疗计划和康复方案的制定中，为转诊医疗机构和接诊医生提供患者必需的健康信息资料。

会诊记录是全科医生根据居民健康情况需要接受会诊服务时使用。会诊医生应填写患者会诊的主要情况（会诊原因）、主要处理和指导意见，填写会诊医生所在医疗卫生机构名称并签署会诊医生姓名，来自同一医疗卫生机构的会诊医生可以只填写一次机构名称，然后在同一行依次签署姓名。

双向转诊记录是全科医生在重要转诊时使用，由转诊医生填写。填写内容包括初步印象（根据患者病情做出的初步判断）、主要现病史（患者转诊时存在的主要临床问题）、主要既往史（患者既往存在的主要疾病史）、主要检查结果（患者检查的主要结果）、治疗经过（经治医生对患者实施的主要诊治措施）以及下一步治疗方案及康复建议（经治医生对患者转出后需要进一步治疗及康复提出的指导建议）等（表 7－10、表 7－11）。

表 7－10　双向转诊单（转出）

存　根

患者姓名________性别________年龄________档案编号________

家庭住址________联系电话________于________年________月________日因________病情需要，转入________单位________科室________接诊医生。

转诊医生（签字）：

年　月　日

双向转诊（转出）单

（机构名称）：

现有患者________性别________年龄________因病情需要，需转入贵单位，请予以接诊。

初步印象：

主要现病史（转出原因）：

主要既往史：

治疗经过：

转诊医生（签字）：

联系电话：

（机构名称）

年　月　日

填表说明：

1. 本表供居民双向转诊转出时使用，由转诊医生填写。
2. 初步印象：转诊医生根据患者病情做出的初步判断。
3. 主要现病史：患者转诊时存在的主要临床问题。
4. 主要既往史：患者既往存在的主要疾病史。
5. 治疗经过：经治医生对患者实施的主要诊治措施。

表 7－11　双向转诊单（回转）

存　根

患者姓名________性别________年龄________病案号________

家庭住址________联系电话________

于________年________月________日因病情需要，转回________单位

接诊医生。

转诊医生（签字）：

年　月　日

双向转诊（回转）单

（机构名称）：

现有患者________因病情需要，现转回贵单位，请予以接诊。

诊断结果________住院病案号________

主要检查结果：

治疗经过、下一步治疗方案及康复建议：

转诊医生（签字）：

联系电话：

（机构名称）

年　月　日

填表说明：

1. 本表供居民双向转诊回转时使用，由转诊医生填写。
2. 主要检查结果：填写患者接受检查的主要结果。
3. 治疗经过：经治医生对患者实施的主要诊治措施。
4. 康复建议：填写经治医生对患者转出后需要进一步治疗及康复提出的指导建议。

8. 居民健康档案信息卡的发放　居民健康档案信息卡为正反两面，根据居民信息如实填写，应与健康档案对应项目的填写内容一致。过敏史：主要指青霉素、磺胺、链霉素过敏，如有其他药物或食物等其他物质（如花粉、乙醇、油漆等）过敏，请写明过敏物质名称（见表7－12）。

表7－12　居民健康档案信息卡

（正面）

姓名		性别		出生年月	年　月　日
健康档案编号				□□□－□□□□□	
ABO血型	□A　□B　□O　□AB			RH血型	□Rh阴性　□Rh阳性　□不详
慢性病患病情况： □无　□高血压　□糖尿病　□脑卒中　□冠心病　□哮喘　□职业病　□其他疾病					
过敏史：					

（反面）

家庭住址		家庭电话	
紧急情况联系人		联系人电话	
建档机构名称		联系电话	
责任医生或护士		联系电话	
其他说明：			

填表说明：

1. 居民健康档案信息卡为正反两面，根据居民信息如实填写，应与健康档案对应项目的填写内容一致。
2. 过敏史：过敏主要指青霉素、磺胺、链霉素过敏，如有其他药物或食物等其他物质（如花粉、乙醇、油漆等）过敏，请写明过敏物质名称。

9. 周期性健康检查记录　周期性健康检查是全科医生运用格式化的健康筛查表格，针对居民在某些特殊阶段或时期所存在的危险因素进行个体化设计的健康检查。周期性健康检查以无症状的个体为对象，以早期发现病患及危险因素为目的。与传统的定期体格检查不同的是，周期性健康检查是针对性的、个性化体检，检查的周期依据居民的健康状况不同而异。

10. 预防保健记录　预防保健记录是乡镇卫生院、村卫生室和社区卫生服务中心（站）全科医生针对辖区内儿童（主要为0～6岁儿童）和育龄妇女（包括孕产妇）健康保健管理的记录。0～6岁儿童保健记录主要包括出生医学证明信息、新生儿家庭访视记录、儿童健康检查记录（包括1～8月龄、12～30月龄及3～6岁儿童健康检查记录）、体弱儿童管理信息、男童生长发育监测图和女童生长发育监测图等。妇女保健包括婚前保健服务信息、妇女病普查信息、计划生育技术服务信息、孕产妇保健服务与高危产妇管理信息、产前检查与诊断信息、产后家庭访视（产褥期健康管理）记录以及出生缺陷检测信息等。

（二）家庭健康档案

家庭健康档案一般在居民建档时一同完成，待家庭发生变动或结合社区实际情况再补充或增减有关内容。家庭健康档案内容包含家庭的基本信息、家系图、家庭评估资料、家庭主要问题目录、问题描述和家庭各成员的个人健康档案等（其形式和内容同居民个人健康档案）。

1. 家庭基本信息　包括家庭住址、居住环境、家庭成员基本情况、家用设施（包括厨房和卫生设施等）、家庭经济、家庭生活史以及家庭的健康信念和行为等。家庭生活史是指主要的家庭生活事件、家庭生活周期、家庭问题、家庭成员的健康问题等。

2. 家系图 家系图以图形的形式反映家庭成员及其相互关系、家庭健康史、家庭成员疾病有无遗传性及家庭重要事件等信息的图谱，具体内容见第三章。

3. 家庭功能评估资料 家庭评估资料包括家庭结构、家庭生活周期、家庭功能、家庭内外资源、家庭压力和家庭危机等。目前在全科医疗中广泛使用的家庭评估方法和工具有：家庭圈、APGAR 家庭功能评价量表等，详见本书第三章。

4. 家庭主要问题 家庭主要问题与家庭生活压力事件密切相关，生活压力事件指：①家庭生活事件，如家庭成员的去世、丧偶、离异或者夫妻感情问题、家庭矛盾、新的家庭成员的加入等；②个人生活事件，包括开始恋爱或者失恋、伤病、生活环境改变、违法行为等；③工作生活事件，包括就业、工作调整、退休、失业等；④经济生活事件，包括收入减少、中奖、大额贷款等。在进行家庭主要健康问题记录时同样采用以问题/患者为导向（表 7－13）。

表 7－13 家庭主要健康问题

序号	主要问题	发生时间	记录日期	接诊医生	备注
1	户主丧偶	2017. 06. 02	2017. 10. 12	＊＊	
2	户主之子失业	2019. 11	2020. 03. 30	＊＊	
3	…	…	…		
4	…	…	…		

5. 家庭成员健康记录 其形式和内容同居民个人健康档案。

（三）社区健康档案

在社区健康档案中可以记录以社区为基础的人口学特征、居民健康水平、社区主要健康问题、社区政治、经济、文化、环境和社区卫生资源状况等信息。这些信息资源的开发利用，对于制订区域卫生规划、确定社区卫生服务发展战略、指导社区卫生服务有效开展具有重要意义。

由于各地区经济发展的不均衡，各社区的卫生资源，卫生问题和居民健康状况等也不相同，因此全科医生应该根据社区健康档案中所收集的资料进行社区居民健康需求评估，最终开展以社区为导向的整体性、协调性、综合性的医疗保健服务。较完整的社区健康档案一般包括：社区基本资料、社区卫生服务资源、社区卫生服务状况、社区居民健康状况内容等。

1. 社区基本资料

（1）社区的自然环境状况 主要指社区所处区域的地理位置、范围、自然气候以及环境状及卫生设施和卫生条件、水源、交通情况及传统习俗等。不同社区的自然环境状况可能存在着很大差别，影响社区居民的危险因素也会有所不同。这部分资料可以绘制社区地图来表示。

（2）社区的经济和组织状况 包括社区居民的人均收入、消费水平、社区的各种组织机构，尤其是与全科医疗服务相关的一些组织和机构，如街道办事处、居委会、健康促进会、志愿者协会等。了解社区经济和组织状况有利于全科医生开展社区健康促进和进行慢性病管理等服务。

（3）社区动员潜力 指社区内可以被动员起来参与和支持社区居民健康服务活动的人力、物资和经济支持等。

社区基本资料的收集，有利于全科医生了解其所服务社区居民健康状况，对全科医生开展个体化健康指导或群体服务具有重要的意义。

2. 社区卫生服务资源 社区卫生服务资源包括社区卫生服务机构和卫生人力资源两部分。社区卫生服务机构是指社区内现存的、直接或间接服务于社区居民的专业医疗卫生机构。全科医生对这些资料的掌握，有利于对患者的协调性服务，也利于向同行进行业务咨询。社区卫生人力资源指在社区中各类医务人员及卫生相关人员的数量、组成结构等。上述资料可以用图或格来记录。

3. 社区卫生服务状况　社区卫生服务状况主要包括：①一定时期内患者就诊原因分类、常见健康问题的类型及构成比、门诊量、门诊疾病种类及构成、转会诊病种及转至单位和科室、转会诊率及转会诊的适宜程度分析等；②家庭访视人次、家访原因、家庭问题分类及处理情况等；③住院率、患病种类及构成以及住院的时间等住院情况。

4. 社区居民健康状况　社区居民健康状况包括：社区的人口学资料；社区居民健康问题的分布及严重程度；社区居民健康危险因素评估；社区人群的发病率、患病率及疾病构成比、病死率及残疾率；社区疾病谱及死因谱等。

（1）社区的人口学资料　通过对社区一定时期内人口的调查和统计，计算出各种有关人口的指数（如出生率、死亡率、人口增长率），用图表或数字表示人口的年龄、性别、职业、社会地位等构成以及地区分布，并在连续对比调查统计资料的基础上，通过对人口数量、结构、素质的分析进而对社区卫生服务的医疗卫生需求做出评估，为社区医疗卫生服务的发展和有关政策的制订提供科学依据。

（2）社区患病资料　包括社区人群的发病率、患病率、社区疾病谱等内容。社区疾病谱是将社区居民所患疾病进行统计分析，根据各种疾病构成情况排出顺位，以掌握威胁本社区居民健康的主要疾病，从而抓住疾病控制工作重点。

（3）社区死亡资料　常用的死亡指标有死亡率、社区死因谱、婴儿死亡率、特殊人群死亡率、社区死亡顺位等。社区死因谱是指按照各种死因死亡数占总死亡数的比重，由高到低排出的位次。全科医生可以根据具体情况统计以上资料。

（4）危险因素调查与评估　通过调查问卷、个人健康档案资料统计或其他形式收集社区人群中危险因素的情况。

通过建立社区健康档案，对社区基本资料、社区卫生服务资源、社区卫生服务状况、社区居民健康状况等进行动态分析和比较，从而发现社区的主要卫生问题和健康需求，确定社区卫生的发展目标，满足社区居民的卫生需要。

四、基层医疗国际分类及其在健康档案中的应用

在1970年代以前，基层医疗科研收集的发病率资料，都是按照“国际疾病分类（Intenational Classification of Disease，ICD）”系统来进行分类的；而ICD的结构是以疾病为基础的，适用于专科医疗。但对于基层医疗中出现的许多症状和非疾病状态，却难于用其编码。1972年，世界全科/家庭医生组织（WONCA）成立后开始着手研究和开发适应基层医疗特点的新的分类系统。于1987年出版基层医疗国际分类（International Classification of Primary Care，ICPC）。作为基层医疗标准化的分类工具，ICPC能够对健康档案中SOAP四个要素中的三个，即患者的就诊原因（S）、健康问题（A）和健康问题处理计划（P）进行分类和编码。同时，该分类系统还涵盖了对全科医疗中常见的心理和社会问题的分类。此分类系统的应用可以使信息标准化，因此增进了各国间基层医疗信息进行比较的可操作性和可比性。1992年WONCA正式提出了使用该分类系统，受到世界各国全科医学界的普遍关注和欢迎。目前，它已被翻译成20余种语言，在世界上得到了广泛的研究和应用。1998年ICPC经修订后出版，称为ICPC－2。我国于1997年开始正式接触该分类系统，并将其翻译为中文，在部分社区中进行全科医疗健康档案记录资料的分类和编码尝试。

ICPC采用一种简单的二轴结构。第一个轴按身体系统分为17章，代表身体各器官和系统，用字母编码，如消化章节D，呼吸章节为R（表7－14）。第二个轴是组成各章节的医学组分（或称为“单

元"），单元的编码用两位阿拉伯数字来表示，如"症状和主诉"单元的编码为1～29（表7－15）。

表7－14　ICPC的章，第一轴：器官系统

编码	器官系统
A	综合及非特异性的
B	血液、造血器官和免疫机制
D	消化
F	眼
H	耳（听力）
K	循环
L	肌肉骨骼（运动系统）
N	神经
P	心理
R	呼吸
S	皮肤
T	代谢、内分泌和营养
U	泌尿
W	妊娠、分娩、计划生育（妇女）
X	女性生殖（X染色体）
Y	男性生殖（Y染色体）
Z	社会/社交问题

表7－15　ICPC的单元，第二轴：医学部分

单元（医学组分）	编码
症状和主诉	1～29
诊断、筛查和预防	30～49
用药、治疗和操作	50～59
检查结果	60～61
行政管理	62
转诊和其他就诊原因	63～69
诊断或疾病	70～99

ICPC在健康档案中的应用，可以通过人工手动编码，也可以由计算机系统自动编码。在描述基层医疗问题时，将第一轴身体系统与第二轴医学组分叉组合使用，如是"上腹痛"编码为D02。如是"喘息"编码为R03。

ICPC分类系统的创建，为基层医生和基层医疗管理者提供了一个适宜且简单的分类系统。该系统使得全科医生在日常工作中记录的资料，能够随时被统计分类，从而为全科医生和全科医疗管理者提供有关社区患者就诊原因、健康问题及健康问题干预过程/措施的分类资料。

第三节　社区居民健康档案的建立与管理规范

居民健康档案记载了城乡居民一生中健康相关问题的全部，是基层医疗卫生机构收集、记录辖区居民健康信息的重要工具，是全科医生实现全科医疗持续性照顾不可缺少的有效手段，是增强居民自我健康管理意识和能力的有效途径，也是居民享有均等化公共卫生服务的重要体现。基层医疗卫生机构应将所有健康档案资料集中存放保管，安排专人负责。建立居民健康档案最重要的目的就是动态使用，居民每次进行医疗活动时，能及时调阅、使用、归档健康档案，同时，健康档案的信息能够根据每次的医疗

活动进行动态更新。有条件的地区或单位应逐步建立电子健康档案，实施建档档案的网络化管理，既有利于全科医生及时查阅、记录和更新，也有利于提高居民健康档案的使用率。

一、健康档案的建立过程

（一）建档的对象

居民健康档案坚持以基层医疗卫生机构（包括乡镇卫生院、村卫生室和社区卫生服务中心（站））建档为主，其他医疗保健机构为辅。基层医疗卫生机构负责确定建档对象，按照自愿与引导相结合的原则进行建档。建档对象是辖区内常住居民（一般指居住半年以上的户籍及非户籍居民），特别是0~6岁儿童、孕产妇、老年人、慢性病患者、严重精神障碍患者和肺结核患者等重点人群。

（二）建档方法与流程

辖区居民到基层医疗卫生机构接受服务时，医务人员应主动宣传、耐心解释健康档案的作用，争取居民自愿建立健康档案。全科医生可以在居民就诊时及时建立健康档案，也可以通过预约的方式，在医疗机构、村或居委会、居民家中建立档案，并根据其主要健康问题和服务提供情况填写相应记录，同时为服务对象填写并发放居民健康档案信息卡。

针对未主动到卫生机构的居民，尤其是重点人群，按照国家有关公共卫生服务政策要求，要加大宣传和引导力度，积极主动为他们建立健康档案。医务人员可以通过入户服务（调查）、疾病筛查、健康体检等多种方式，为重点人群分批、分期建立健康档案，并根据其主要健康问题和服务提供情况填写相应记录（图7-1）。

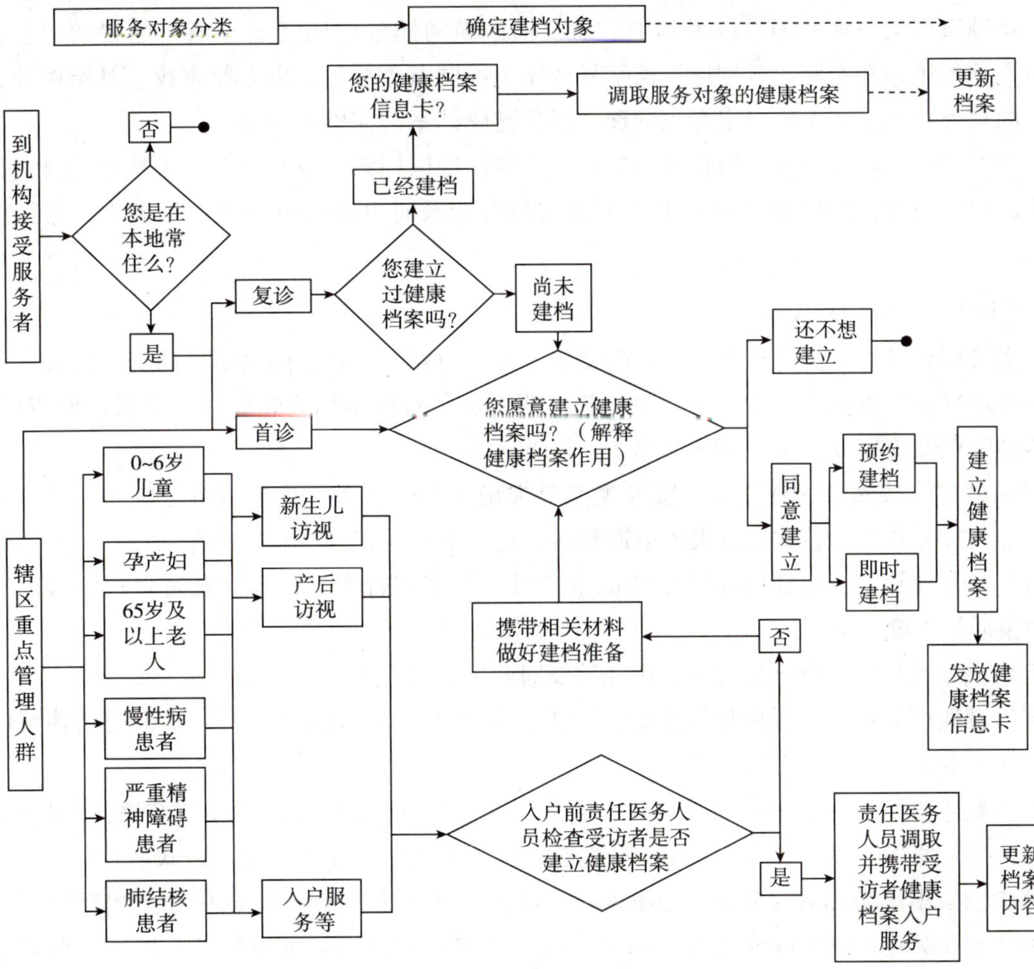

图7-1 确定建档对象流程

二、健康档案的归档、保管与使用

基层医疗卫生机构负责首次建立居民健康档案、更新信息、保存档案，其他医疗卫生机构负责将相关医疗卫生服务信息及时汇总、更新至健康档案，各级卫生健康行政部门负责健康档案的监督与管理。健康档案的归档和保管可根据机构的规模及人员情况，设立档案室或档案柜，确定专兼职档案管理人员；也可由责任医务人员进行代管理，保证健康档案的完整、安全。

健康档案是全科医疗工具，在全科医疗服务、教学和科研中，居民健康档案都有着举足轻重的作用。在条件允许的情况下，应建立健康档案信息系统，并实现联网，方便使用，提高健康档案资料的利用效率。

（一）健康档案的归档

健康档案的归档一般以家庭为单位，每个家庭建立一个总的档案袋，袋上醒目位置标明家庭档案编号、户主姓名、家庭住址等信息，内装有家庭健康档案和每个家庭成员的个人健康档案。个人健康档案的排列顺序一般为封面、个人基本信息、健康体检表、重点人群健康管理记录、其他医疗卫生服务记录等。

基层医疗卫生机构应统一为居民健康档案进行编码，采用17位编码制，以国家统一的行政区划编码为基础，以村（居）委会为单位，编制居民健康档案唯一编码。同时将建档居民的身份证号作为身份识别码，为在信息平台上实现资源共享奠定基础。

居民健康档案一般应集中存放。基层医疗卫生机构应设立档案室或在全科诊疗室、接诊室放置专门的档案柜，将健康档案按唯一编号放置其中。通常档案横向摆放在档案室（柜）的置物架上，可在档案袋正面右上角的顶边和右侧边分别标上档案号或印上不同颜色标记，以方便查找。基层医疗卫生机构可根据机构的规模及人员情况，指定专人管理，保证健康档案的完整和安全。

基层医疗卫生机构应通过多种信息采集方式建立居民健康档案，及时更新健康档案信息，已建立电子健康档案的地区应保证居民接受医疗卫生服务的信息能及时更新到电子健康档案中，保持资料的连续性。

（二）健康档案的保管

健康档案管理要具有必需的档案保管设施设备，按照防盗、防晒、防高温、防火、防潮、防尘、防鼠和防虫等要求妥善保管健康档案，指定专（兼）职人员负责健康档案管理工作，保证健康档案完整、安全。电子健康档案应有专（兼）职人员维护。

（1）健康档案应按照国家有关专项服务规范要求记录相关内容，内容应齐全完整、真实准确、书写规范、基础内容无缺失。各类检查报告单据和转、会诊的相关记录应粘贴留存归档，如果服务对象需要可提供副本。管理部门应按照健康档案的记录要求，定期进行质量检查，及时发现和解决存在的问题，促使档案质量不断提高。

（2）健康档案的借用必须严格登记，用完后及时收回，以免丢失。

（3）居民健康档案的终止缘由包括死亡、迁出、失访等，均需记录日期。对于迁出辖区的还要记录迁往地点的基本情况、档案交接记录等。

（4）纸质健康档案应逐步过渡到电子健康档案，纸质和电子健康档案由健康档案管理单位（即居民死亡或失访前管理其健康档案的单位）参照现有规定中的病历的保存年限、方式负责保存。

（5）健康档案中已经记录的信息，绝不能出于某种需要而任意改动，以保证居民健康档案的真实可靠。如因记录有误或其他可以改动的原因而改动，必须经特定的审批流程，并留下修改记录，以备核查。

（三）健康档案的使用

健康档案是全科医疗工具，在全科医疗服务、教学和科研中，居民健康档案都有着举足轻重的作用。基层医疗卫生机构在为居民建档后，要定期分析健康档案内相关内容，及时发现个人、家庭和社区的主要问题，能提前采取有效的防治措施，充分发挥健康档案在提高居民健康水平中的作用。

1. 在全科医疗服务中的应用

（1）在疾病诊疗和预防保健服务中的应用　已建档居民到基层医疗卫生机构复诊时，应持居民健康信息卡，由医务人员（分诊人员）在健康档案室调取其健康档案后，交由接诊医生查阅服务对象相关健康信息。对于需要转诊、会诊的服务对象，由接诊医生填写转诊、会诊记录，必要时借取健康档案需要部分给转诊医院或会诊医生使用。全科医生应负责及时更新、补充相应的诊疗记录。内容完整、动态更新的居民健康档案，有利于全科医生定期分析居民健康内容，及时发现居民健康问题、有针对性提出防治干预计划。

（2）在慢性病管理服务中的应用　基层医疗卫生机构在定期开展慢性病人群健康管理（目前主要开展高血压病管理、2型糖尿病管理、严重精神障碍患者管理和肺结核患者管理）服务时，应事先查阅服务对象的健康档案，准备好相应的慢性病随访表，在服务过程中记录慢性病患者的症状、体征、生活方式、用药情况及不良反应、健康教育和指导、分类管理干预等相应内容。按国家相关规定，基层医疗卫生机构医务人员对明确诊断的高血压和糖尿病等慢性病患者每季度至少有一次随访记录，每年至少有四次随访记录，另外每年至少一次健康体检，这些随访记录和体检记录都被及时更新到健康档案中。通过健康档案，分析这些慢性病人群的健康管理记录，既可对慢性病患者间断性健康状况做出初步评估，也可作为全科医生开展慢性病管理服务质量的评价依据。

2. 在教学和科研中的应用　健康档案记载了丰富而完备的健康信息资料，在教学和科研中，不仅可以作为医学生和医务人员的学习参考资料，而且也可以为不同类型的课题研究提供基础资料。居民健康档案收集的健康状况发展变化情况以及所接受的各项卫生服务记录，反映居民生理、心理和社会各方面的问题，具有连续性、逻辑性，作为医学生学习的资源，有利于培养学生的全科诊疗思维能力。健康档案中详细、真实而客观的数据资料，对流行病学和临床医学研究、卫生服务研究及其他相关问题研究有着重要的作用。居民健康档案资料未经其本人知情同意，不得用于科研发表、专利申请或其他经营活动。

三、健康档案的信息化管理

电子健康档案是对人们健康相关活动的电子化记录，是医疗卫生管理和临床诊疗决策的重要依据。随着信息科技的进步，计算机在国内医院管理中的应用越来越普及，目前各级医院大都建立了不同种类的医疗信息管理系统，计算机在基层医疗卫生机构中应用，有利于电子健康档案系统的建立和使用。

（一）电子健康档案的特征

电子健康档案的应用，在健康档案建立方面，实现了“各档独立”向“多档合一”的转变；在掌握辖区居民健康状况方面，实现了“静态”向“动态”的转变；在优化服务流程方面，实现了“繁琐”向“简化”转变；在医疗服务质量管理方面，实现了“事后控制”向“实时控制”的转变；在方便居民诊疗方面，实现了“重复检查”向“结果互认”的转变。

1. 内容全面完整　电子健康档案不仅仅是将纸质病历记载的各项内容输入到计算机中，还记载了服务对象从生到死，从生理、心理到社会的各方面健康相关信息，在任何时候、任何地点收集健康信息，完成以居民健康为中心的信息集成。全科医生可以随时随地提取相关健康信息，快速全面地了解居民的健康状况，同时还可以掌握动态变化资料，及时提供满足服务对象的、优质的医疗服务。

2. 使用广泛 随着网络技术的发展，居民健康档案可以实现信息传递和资源共享，能在任何时间、地点为授权者提供所需要的信息，到任何医疗机构就诊、咨询或体检时，都能够随时提取自己以往的健康信息。电子健康档案的应用，大大缩短了全科医生的接诊时间，有利于转诊中上下级医院的信息交流，显著提高了服务效率。

3. 检索方便 健康档案信息系统是特有的数据格式，集中存储，有利于快速调用，也方便检索查询一系列的社区卫生服务信息，为临床、教学、科研等提供了大量的集成资料，方便统计分析、卫生管理，也有利于信息资源共享与交流，为突发性、传染性疾病等提供及时有用的流行病学资料和临床资料等，提高了档案的使用率。

4. 易于保存 与纸质档案相比，电子档案节省了大量的储存空间、人力、财力和物力，保存容量大，能够永久保存。

（二）健康档案信息化系统的优点

随着医学的发展与医疗科技的进步，健康档案中需要保存越来越多的信息资料；此外，由于各医疗单位之间信息资源频繁交流的需要以及教学科研的需要，电子健康档案得到了广泛的应用，健康档案信息化系统也受到了越来越多的重视。

1. 操作简便、快捷 电子健康档案不需要人工调阅，存取快捷，还能通过互联网跨时空共享，如住院记录、处方、转会诊记录、检验结果等，都可以快速查阅，无须医生等候和患者来回奔波。

2. 灵活的输出功能 电子健康档案是以数据库、图、表等形式存储于资料库中，呈现资料时可以方便快速地输出各种形式的结果，甚至图、文、声并茂。

3. 多用户功能 可以拥有多个使用者，不同的使用者用自己的账号和密码登入电子档案系统，调阅患者资料。根据每个使用者的身份，系统管理员可以设置使用权限。基本资料只需录入一次，避免诊断、治疗、护理、预防、康复服务和行政管理等内容重复记录，简化工作程序，提高效率。

4. 计算统计功能 可以随时或定期产生各种统计报表，也可以通过相关统计软件，统计医疗服务中的相关数据资料，方便进行社区居民的就诊原因分类、社区居民健康问题分类以及医生干预内容的分类。

5. 决策辅助功能 可以在诊断治疗方面提供相关的信息，以帮助全科医生做出诊断和处理。还可借助于互联网，传输动态图像和图片，实现远程会诊和干预。

6. 随访提醒功能 利用计算机计算及查询功能，可以自动查询电子病历中需要预防保健、慢性病随访观察、自我保健指导等项目的服务对象，以及时间安排；还可设置提醒功能，从而极大地促进辖区内疾病监测和慢性病管理工作。

目标检测

答案解析

一、选择题

［A1/A2 型题］

1. 建立居民健康档案的最重要目的是（　）

A. 提高居民自我保健能力
B. 为社区诊断提供依据
C. 动态使用
D. 为全科医学教学与科研提供重要资源
E. 为全科医生有效开展循证医疗服务

2. 建档对象是指辖区内常住居民，具体指的是（ ）
   A. 居住半年以上的户籍居民
   B. 居住半年以上的非户籍居民
   C. 居住半年以上的户籍及非户籍居民
   D. 居住1年以上的户籍及非户籍居民
   E. 辖区内所有户籍居民
3. 健康档案的建档方式不包括（ ）
   A. 通过调取社区外医院的就诊资料建档
   B. 就诊居民建档
   C. 医务人员通过入户服务建档
   D. 通过疾病筛查方式建档
   E. 通过健康体检方式建档
4. 健康档案按其层次进行划分，可以分为以下三种类型（ ）
   A. 个人健康档案、家庭健康档案、社区健康档案
   B. 个人健康档案、医院健康档案、家庭健康档案
   C. 个人健康档案、家族健康档案、集体健康档案
   D. 居民健康档案、家族健康档案、社区健康档案
   E. 个人健康档案、家庭健康档案、行政健康档案
5. 社区健康档案建立过程中应遵循的原则，不包括（ ）
   A. 动态性 B. 客观性 C. 准确性 D. 公开性 E. 规范性
6. 关于电子化健康档案的说法正确的是（ ）
   A. 电子档案与纸质档案保存其一即可
   B. 方便社区居民、全科医生及其他需要的人随时调取使用
   C. 特有的数据格式，集中存储，有利于快速调用
   D. 档案信息非常安全，绝对不会泄密和遗失
   E. 居民电子档案数据可随意增减
7. 下列哪项不是个人健康档案的基本内容（ ）
   A. 健康问题目录
   B. 健康问题描述
   C. 病程流程表
   D. 家庭评估资料
   E. 个人信息
8. 下列哪项不是健康档案的特点（ ）
   A. 以人为中心、家庭为单位为主要内容
   B. 以问题为中心的形式
   C. 以器官系统为单元，疾病为中心为主要内容
   D. 以生物－心理－社医学模式为主
   E. 以预防为导向
9. 全科医疗关于健康问题的SOAP描述中，P是指（ ）
   A. 健康检查计划
   B. 健康问题的诊断计划
   C. 描述诊治计划和管理的基本原则
   D. 对诊治和患者管理的具体计划
   E. 对健康问题的评价
10. 全科医生对健康问题的记录可以是（ ）
   A. 症状或体征
   B. 异常的实验室检查结果
   C. 影响健康的危险因素
   D. 心理问题
   E. 以上都是

二、思考题

1. 简述建立居民健康档案的目的和意义是什么？
2. 社区健康档案建立过程中应遵循的原则有哪些？

（姚静静　许　兰）

书网融合……

本章小结　　微课　　题库

第八章　社区慢性病管理

PPT

学习目标

1. 通过本章学习，重点把握常见慢性病糖尿病、高血压、冠心病、慢性阻塞性肺疾病的三级预防、社区管理流程与规范。

2. 学会运用慢病管理理论知识，管理和控制常见慢性疾病常见危险因素、防治并发症。

3. 具有常见慢病的诊治能力，并具备采取综合措施帮助患者全面恢复健康的能力。

情境导入

临床案例　临床资料：61 岁男性，退休干部，发现血糖升高 3 年余，长期服用阿卡波糖片。既往史：高血压病史 5 年，最高血压 170/90mmHg，长期服用硝苯地平控释片。个人史：抽烟 1 包/天，30 年。查体：血压 150/88mmHg，心率 70 次/分，心肺及腹部无特殊，下肢不肿。辅助检查：空腹血糖 8.0mmol/L，餐后 2 小时血糖 12.8mmol/L，糖化血红蛋白 8.1%，三酰甘油 2.4mmol/L，胆固醇 5.8mmol/L，LDL－C 3.7mmol/L，肝肾功正常。

健康问题评估：2 型糖尿病；高血压 2 级很高危；高脂血症；烟草依赖

健康管理计划：①药物治疗和进一步检查计划；②非药物治疗计划

讨论

1. 多种慢性病共存的患者，需根据对应的诊疗指南调整药物。在诊疗过程中需要哪些必要的辅助检查为患者提供临床预防？

2. 为什么非药物治疗计划首先要进行戒烟教育？

第一节　社区常见慢性病的管理策略

一、慢性病定义与特点

慢性非传染性疾病简称“慢性病”，是指不具有传染性、病程长、主要因不良生活方式引起的一系列疾病的总称。

慢性病发病隐匿、持续存在、慢性进展、常常多个危险因素聚集。一般具有下述特点：①患病率高，而知晓率、治疗率、控制率低；②临床治疗效果较差，预后不好，并发症发病率高、致残率高、死亡率高；③病程迁延持久，是终身性疾病，需要长期管理；④慢性病病因、病情复杂，具有个体化的特点；⑤诊断治疗的费用较高，治疗的成本效益较差，对卫生服务利用的需求高；⑥缺乏特效的治愈手段；⑦潜伏期长，过程缓慢，起病隐蔽，初起无典型的症状或症状不明显；⑧健康损害和社会危害严重。

慢性病的发病缓慢、逐渐加重，其病理变化具有退行性、不可逆性，严重者可引起功能障碍而需要长期的治疗、保健和康复，也可因并发症导致死亡（表 8－1）。

表 8－1 慢性病与急性传染性疾病的比较

区别点	慢性病	急性传染病
病因	多因素共同作用或病因不甚明确	有特异的生物学致病因子
病因预防	综合性的预防干预。直接效果不明显，需要连续、长期的评价、观察	控制传染源、切断传播途径，保护易感人群。直接效果明确、迅速、可测量
发病机制	复杂、不容易阻断	相对单纯、容易阻断
病程及卫生服务	长、甚至无法治愈，需要提供连续性的治疗、预防、保健、康复	短，治愈或死亡，所需服务时间相对较短
传播及特点	多无传染性，群体预防与个人预防结合，有计划、有组织地开展群体预防，短期效果不明显	具有传染性，人群预防效果、效益极佳
预后	多器官、多系统损害，需要持续性、综合性地防、治、保、康、健服务	多数后遗症少，需要单一的躯体功能康复

二、我国慢性病现状

由于工业化、城镇化、人口老龄化进程加快以及疾病谱、生态环境、生活方式不断变化，当前，我国虽仍面临着多重疾病威胁并存、多种健康影响因素交织的复杂局面，但世界顶级医学期刊《柳叶刀》发表了题为《1990—2017 年中国各省份死亡率、发病率和危险因素：2017 年全球疾病负担系统分析》的研究报告，揭示出中国过去 30 年间从传染性疾病到慢性病的“戏剧性转变”。展望未来，慢性健康问题的负担，特别是老年人的负担，将远远超过传染病。当前，我国慢性病导致的死亡人数占总死亡人数的 88%，导致的疾病负担占总疾病负担的 70% 以上。其中心脑血管疾病、癌症、慢性呼吸系统疾病和糖尿病占所有慢性病的八成以上。

（一）常见慢性病类型

常见慢性病主要有：①心血管疾病，如高血压、冠心病、脑血管疾病、周围血管疾病等；②恶性肿瘤，如胃癌、肺癌、肝癌等；③营养代谢性疾病，如糖尿病、高脂血症、痛风等；④慢性呼吸系统疾病，如慢性阻塞性肺疾病、慢性肺源性心脏病、支气管哮喘等；⑤精神及心理障碍，如焦虑、抑郁、精神分裂症等；⑥慢性肝、肾疾病，如肝硬化、慢性肾功能不全等；⑦其他各种器官的慢性、不可逆性损害，如类风湿关节炎、慢性胃肠炎等。

（二）我国慢性病的流行概况

世界卫生组织（world health organization，WHO）数据显示，2019 年全球共有 5500 万人死亡，其中 4000 万人死于慢性病，占到总死亡数的 73.6%。自 2000 年以来，全球各地区的慢性病导致的死亡人数在不断上升，WHO 预测在 2030 年慢性病导致的死亡数可能达到 5800 万，慢性病已成为导致死亡的主要原因。

我国的形势也很严峻，慢性病的患病率、死亡率高，其带来的经济负担非常严重，慢性病危险因素亟待控制。

1. 慢性病的患病率 1998—2018 年，我国进行了 6 次全国卫生服务调查提示：慢性病患病率总体呈现出不断增高的趋势，其中 1998 年为 128.2‰，2003 年有所下降，而后快速增长，2008 年为 157.4‰，2013 年增至 245.2‰，2018 年更是高达 342.9‰。我国居民慢性病患病率呈现出年龄越大患病率越高的特点，2018 年 65 岁及以上人群的慢性病患病率高达 623.3‰，超过 60% 的 65 岁及以上人群不同程度受到慢性病的困扰，慢性病已成为威胁我国老年人生活质量、寿命质量的主要因素。同时，我国居民慢性病患病率总体呈现出年轻化趋势，2018 年，15～24 岁、25～34 岁、35～44 岁人群慢性病患病率分别为36.6‰、70.7‰、150.6‰。

2. 慢性病患病率的病种差异 1998—2018年，各疾病系统的慢性病患病率总体呈现出上升趋势。其中，循环系统疾病患病率明显上升，从1998年的38.8‰上升到2018年的251.0‰；内分泌、营养和代谢疾病患病率也上升较快，从1998年的4.7‰上升到2018年的62.5‰。进一步分疾病来看，1998—2008年，患病率居前三位的分别是循环系统疾病，肌肉、骨骼结缔组织及消化系统疾病；2013—2018年，内分泌、营养和代谢疾病的患病率开始超越肌肉、骨骼结缔组织及消化系统疾病，位居第二，循环系统疾病患病率则高居不下。精神疾病、恶性肿瘤虽然患病率较低，2018年分别为6.2‰、5.1‰，但从历年的数据来看，一直处于不断上升的趋势，因此亦值得关注（表8-2）。

表8-2 不同年份15岁及以上居民各系统的慢性病患病率 单位（‰）

疾病系统	1993年	1998年	2003年	2008年	2013年	2018年
循环系统	31.4	38.8	50.0	85.5	180.3	251.0
内分泌、营养和代谢	3.14	4.7	7.5	12.9	39.1	62.5
肌肉、骨骼	22.51	23.4	23.1	31.0	37.3	58.6
消化系统	36.53	32.5	25.5	24.5	24.9	43.8
呼吸系统	22.71	19.8	15.5	14.7	15.6	26.1
泌尿生殖系统	8.33	8.3	8.4	9.3	10.3	16.3
神经系统	5.53	5.0	3.9	4.2	4.3	8.4
精神疾病	1.79	1.9	1.9	2.1	3.0	6.2
恶性肿瘤	1.01	1.2	1.3	2.0	2.9	5.1
血液、造血器官	3.09	2.9	1.9	2.0	2.1	3.9

注：数据来源于国家卫生服务调查统计分析报告。

3. 慢性病的患病率分布特点 城乡-性别慢性病患病率情况：农村女性的慢性病患病率明显高于其他群体，2018年达367.5‰；农村男性、城市男性、城市女性的慢性病患病率差异较小，基本在335‰左右；地区—城乡慢性病患病率情况：从城乡与地区交互来看，我国慢性病患病率呈现出“中部农村>中部城市>西部农村>东部农村>西部城市>东部城市”的特点。其中，中部农村的慢性病患病率明显较高，2018年达375.0‰；城乡-年龄慢性病患病率情况：从城乡与年龄交互来看，城市65岁及以上人群的慢性病患病率远高于其他群体，2018年达642.9‰。

我国慢性病患病率整体持续上升，且呈现出年轻化趋势，提示城乡居民健康风险日趋增大，慢性病防治面临严峻挑战。同时，在日后慢性病防控工作中需重点关注农村女性、中部农村、城市65岁及以上人群的慢性病患病情况。我国慢性病患病率呈现出女性高于男性、65岁及以上人群远高于其他人群以及农村居民慢性病患病率增幅高于城市居民等特点。首先，从性别来看，女性限于社会分工等多重因素，加上其生理特点，决定了其患病率高于男性。其次，从年龄来看，老年人群体是慢性病的易感人群，慢性病患病率远高于其他年龄人群，同时慢性病对老年人的致死率和致残率也逐年增高。最后，从城乡来看，农村慢性病患病率增速明显，在2018年的调查中首次超过城市，可能与城乡的经济水平、生活习惯、健康素养等有关。具体来讲，一方面是公共卫生和医疗服务等普惠政策的实施，使更多的农村慢性病患者暴露出来；另一方面是农村居民的健康意识相对薄弱，尚未形成健康的饮食习惯与生活方式，慢性病行为危险因素较多，导致慢性病快速增长。

4. 慢性病死亡率 慢性病已成为危害我国居民健康的最主要原因。我国常见的慢性病主要有恶性肿瘤、心脑血管疾病（包括高血压、CHD、脑卒中等）、DM、慢性呼吸系统疾病等。慢性病常常起病隐匿，病程较长，反复发作，不能治愈，一旦防治不及时，会给家庭甚至社会造成不可估量的经济损失和生命危害。

（1）城市居民主要死亡原因分布及顺位　根据《2022 中国卫生健康统计年鉴》，从 2010 年，我国恶性肿瘤持续位居我国城市居民死亡原因首位，2021 年死亡率首次出现下降趋势，顺位降至第 2 位。心脏病死亡率较 20 世纪末上升，跃居城市居民死亡原因的第 1 位；脑血管病位于我国城市居民死亡原因第 2 位；呼吸系统疾病死亡率逐年下降至 54.49/10 万，死因排名第 4 位；第 5 位死因为损伤与中毒，内分泌、营养和代谢系统疾病在城市居民死因上升至第 6 位，几乎是 2005 年的 2 倍，与糖尿病（全球第一）、超重及肥胖症（全球第一）、高血脂等疾病剧增有关；第 7 位是消化系统疾病。2005—2020 年恶性肿瘤仍稳居我国城市居民死亡原因首位，心脏病死亡率上升，排在死因第 2 位，脑血管疾病死亡率较 20 世纪初期略有升高，位于死因顺位第 3 位，位于我国城市居民死亡原因第 4、5 位的仍是呼吸系统疾病、损伤与中毒，内分泌、营养和代谢系统疾病死亡率由 2005 年的 13.75/10 万增加至 2021 年的 24.15/10 万，上升至我国城市居民死因第 6 位。由此可见，慢性病的防控在国家健康战略层面具有极其重大意义，随着人口老龄化的加剧，危害城市居民健康的恶性肿瘤，心脑血管疾病，呼吸系统疾病，内分泌、营养和代谢系统疾病等慢病的防控更为重要。21 世纪初我国恶性肿瘤持续位居我国城市居民死亡原因首位，死亡率呈逐渐上升趋势，但自 2018 年始开始呈稳步下降的态势，这是肿瘤的早防、早筛、早诊、早治策略初见成效。继续加强恶性肿瘤相关防治工作，减少恶性肿瘤发病率及死亡率，更好地保障人民群众健康，促进经济社会发展（表 8－3）。

表 8－3　不同年份中国城市居民主要疾病死亡率（1/10 万）及顺位

年份	2005 年		2010 年		2015 年		2018 年		2021 年	
疾病名称	死亡率	顺位	死亡率	顺位	死亡率	顺位	死亡率	顺位	死亡率	顺位
恶性肿瘤	128.86	1	162.87	1	164.35	1	163.18	1	158.70	2
脑血管病	111.02	2	125.15	3	128.23	3	128.88	3	140.02	3
心脏病	98.22	3	129.19	2	136.61	2	146.34	2	165.37	1
呼吸系统疾病	69	4	68.32	4	73.36	4	68.02	4	54.49	4
损伤与中毒	45.28	5	38.09	5	37.63	5	35.63	5	35.22	5
消化系统疾病	18.1	6	16.96	7	14.27	7	14.54	7	15.41	7
内分泌、营养和代谢系统疾病	13.75	7	18.13	6	19.25	6	21.15	6	24.15	6

注：数据来源于 2006—2022 年中国卫生健康统计年鉴。

（2）农村居民主要死亡原因分布及顺位　根据《2022 中国卫生健康统计年鉴》，与 20 世纪 90 年代相比，21 世纪初期我国农村居民主要死亡原因仍然是呼吸系统疾病。从 2005 年至 2021 年，脑血管病 111.74/10 万持续增加至 175.58/10 万，上升为我国农村居民第 2 大死亡原因；恶性肿瘤从 105.99/10 万持续增加到 167.06/10 万，但死因排名下降为第 3 位；心脏病死亡率上升，从 62.13/10 万增至 188.58/10 万，增加 3 倍，跃居第 1 位，成为威胁农村居民健康最主要的疾病。损伤与中毒、消化系统疾病仍位于第 5 位、第 7 位；内分泌、营养和代谢系统疾病从 2005 年的 6.19/10 万快速增至 2021 年的 21.09/10 万，增加 3 倍以上，从顺位第 9 上升至第 6。

21 世纪初期我国农村居民死因构成不断发生变化，目前威胁农村居民的主要疾病为心脏病、脑血管病、恶性肿瘤、呼吸系统疾病和内分泌、营养和代谢系统疾病等慢性病。关注农村地区慢性病高发问题，农村的慢性病防控是难点、重点。一方面，开展农村地区慢性病筛查，加强相关疾病防控宣传，提升农村居民慢性病防控意识。另一方面，加大对农村地区卫生资源的倾斜力度，加强基层医疗机构的服务质量建设，落实“以基层为重点”的卫生与健康工作方针，扎实推进基层医疗卫生队伍建设，切实提高其慢性病诊疗水平，加强农村卫生机构家庭签约服务，呼吁农村居民定期体检，做到早预防、早发现、早诊断、早治疗，不断满足人民群众的健康需求（表8-4）。

表8-4　不同年份中国农村居民主要疾病死亡率（1/10万）及顺位

年份	2005年		2010年		2015年		2018年		2021年	
疾病名称	死亡率	顺位	死亡率	顺位	死亡率	顺位	死亡率	顺位	死亡率	顺位
恶性肿瘤	105.99	3	144.11	2	153.94	1	158.61	3	167.06	3
脑血管病	111.74	2	145.71	1	153.63	2	160.19	2	175.58	2
心脏病	62.13	4	111.34	3	144.79	3	162.12	1	188.58	1
呼吸系统疾病	123.79	1	88.25	4	79.96	4	77.67	4	65.23	4
损伤与中毒	44.71	5	52.93	5	53.49	5	51.48	5	52.98	5
消化系统疾病	17.11	6	14.76	7	14.16	7	14.57	7	15.98	7
内分泌、营养和代谢系统疾病	6.19	9	10.33	8	14.28	6	17.01	6	21.09	6

注：数据来源于2006—2022年中国卫生健康统计年鉴。

慢性病导致的过早死亡率水平是评价一个国家地区慢性病预防控制水平的重要指标，过早死亡率是指每个人在30~70岁之间死亡的概率。从2016年我国颁布实施《“健康中国2030”规划纲要》开始，“降低重大慢性病过早死亡率”已经成为我国慢性病防控工作的重要发展指标。过去10年，在慢性病的早防、早筛、早诊、早治方面，依托国家重大公共卫生项目，每年向400多万高发地区居民提供癌症、心脑血管疾病等早期筛查干预惠民服务，促进慢性病的早发现、早干预，提高预后和生存治疗水平。在疾病监测和数据支持方面，我国居民慢性病及危险因素的监测体系不断完善，实现了慢性病发病、患病、死亡和危险因素流行情况以及变化趋势的动态监测。2021年，我国居民因心脑血管疾病、癌症、慢性呼吸系统疾病和糖尿病这四类重大慢性病过早死亡率为15.3%，这意味着每个人在30~70岁之间死于四类重大慢性病的可能性为15.3%。其与2015年18.5%相比，下降超过了3个百分点，降幅达到17.3%，年均降幅接近全球平均降幅的3倍。目前，我国重大慢性病的过早死亡率低于印度、俄罗斯等国家，但仍高于美国、日本、韩国等国家。

三、我国慢性病防控策略

（一）我国慢病防控策略演变

慢性病是我国居民的主要死亡原因和疾病负担，是制约健康预期寿命提高的重要因素。为减轻居民的慢性病负担，健康中国行动将实施心脑血管疾病、癌症、慢性呼吸系统疾病和糖尿病四类重大慢性病防治行动纳入其中。我国慢病防控策略的发展，近三十年间发生了重大变化，经历了三个阶段，第一个阶段，即新中国成立以来至1993年、1994年的时间段，是以临床医学为主，重点是慢病治疗，大量工作在医院。但是在这样的条件下，单纯靠治疗不能解决问题。我们的慢病防控逐渐向公共卫生和临床医学并重，公共卫生领域逐渐加强过渡。第二个阶段，到1994年，尤其在卫生部这样的国家级的卫生行政组织部门组织下，在疾控局成立了慢病防控处，标志着从国家政策层面逐渐以公共卫生策略和公共卫生的理念对慢病进行防治。第三个阶段，2006—2007年，随着我国慢病防控形势不断严峻，策略越来越加强，我们对慢病的认识越来越深入，这就过渡到了第三个阶段，我国的公共卫生和临床医学进一步融合。除了卫生部门，其他和慢病相关的政府部门也更多地出台了有利于慢病防控的公共卫生政策，以人群为基础，而不是以个体为基础，在2007年之后普遍开展起来。慢病防控以健康为主导，以人群为中心，以预防保健为重点，以社区为基础，多部门和社会广泛参与，以及专科和全科医生之间互相合作。

素质提升

做好慢性病流行病学调研，助力国家战略

健康是促进人全面发展的必然要求，是经济社会发展的基础条件，是民族昌盛和国家富强的重要标志，也是广大人民群众的共同追求。了解我国居民，尤其是老年居民主要慢性疾病的流行病学趋势，制定积极的应对策略，做好全民健康服务，尤其是老年健康工作，已成为国家战略的需要。《中国防治慢性病中长期规划（2017—2025 年）》确立了我国慢性病防治原则，在落实"健康中国"战略过程中，需要了解我国慢性病流行病学趋势以及防治现状，并探索解决对策，为开展慢性病防治工作提供借鉴。

（二）我国慢性病防控策略

1. 管理好生活方式 《健康中国行动（2019—2030 年）》中的健康知识普及行动、合理膳食行动、全民健身行动、控烟行动、心理健康促进行动、健康环境促进行动，也皆与慢性病防控密切相关。健康中国行动总体目标要求，到 2022 年，心脑血管疾病、癌症、慢性呼吸系统疾病、糖尿病等重大慢性病发病率上升趋势得到遏制；到 2030 年，因重大慢性病导致的过早死亡率明显降低，人均健康预期寿命得到较大提高。不良生活方式是慢性病的主要发病原因，也是影响慢性病患者管理效果的重要因素。例如，不健康饮食、运动不足导致的超重肥胖是高血压、糖尿病的主要危险因素，长期吸烟与肺癌、慢阻肺发生密切相关，过量饮酒可能导致心脑血管疾病和肝癌，吸烟是脑卒中复发的重要危险因素等。"四大慢性病防治行动的个人部分均倡导大众践行健康生活方式，强调个人是自己健康的第一责任人，每位居民都应主动学健康知识、树健康理念、习健康行为，从根本上预防慢性病的发生。"

2. 早查、早诊、早治 国内外实践经验证明，慢性病的预后与疾病发现的早晚密切相关。发现越早、干预越早，治疗和管理的效果越好，早发现、早干预是关键。例如："心脑血管病是我国居民第一大死因，几乎每 5 名死亡者中就有 2 名为心脑血管病患者，平均每 12 秒就有 1 名心脑血管病患者死亡。如果积极预防、提早发现危险因素，该病可以得到较好控制。

3. 明确方法和途径 一是提高知晓率，①要通过正规渠道接收健康知识，摒弃没有科学依据的内容；②要形成健康的生活方式，从而降低慢性病发生率以及发病后并发症的发生率；③要了解身体指标标准值，例如血压收缩压高于 140mmHg、舒张压高于 90mmHg 为高血压，空腹血糖超过 7mmol/L 可能为糖尿病等。二是密切关注身体健康状态，定期测量血压、血糖和血脂，其中超重或肥胖、高盐饮食、吸烟、长期饮酒、长期精神紧张、体力活动不足者等高危人群应尤为注意。三是筛查：目前国家高度重视癌症的早诊早治，持续推行的重大公共卫生项目包括城市和农村癌症早诊早治项目，针对妇女的"两癌"筛查项目等。但是，并非所有的癌症都适合筛查。"癌症筛查需要具备特异性和灵敏性、安全性、可操作性，同时方便且经济。具备上述条件的可进行癌症筛查的有肺癌、乳腺癌、结直肠癌、宫颈癌、上消化道癌和肝癌。"

4. 全科医疗与慢病管理 十几年来，随着医疗卫生体制改革不断深入，国家制定了一系列政策"强基层"，新时期卫生与健康工作方针提出坚持"预防为主"，多举措完善疾病预防控制体系，慢病防控主阵地在基层。慢性病管理是一项系统工程，专科医疗和全科医疗负责健康与疾病发展的不同阶段，专科医疗处于卫生服务金字塔的上部，需要借助于较高的技术设备解决少数人的复杂问题；全科医疗处于卫生服务金字塔的底层，利用社区和家庭的卫生资源，以低廉的成本维护大多数居民的健康，并干预各种无法被专科医疗治愈的慢性疾患及其导致的功能性问题。因此，慢性病的防控更多地需要依托社区来完成。这一系列工作包括慢性病及危险因素的早期筛查、早期诊断，慢性病的综合干预，慢性病管理，预防性服务，健康教育和健康促进。全科医生负责从社区居民的第一次接触、健康评估一直到对慢性患者的综合性治疗照顾整个过程。全科医生在防控体系中扮演“事前预防干预”“事中沟通（与专科医生）”和“事后持续照顾”的重要角色。

四、社区慢性病管理规范

（一）慢性病管理的基本步骤

1. 管理对象 患者的发现和检出主要途径包括：①实行门诊35岁以上首诊患者免费测血压；②门诊诊疗及双向转诊中发现患者；③进行社区卫生调查和专项筛查；④周期性健康体检等。

2. 建档内容 对确诊的慢性病患者应及时建立健康档案：健康档案的内容除一般性项目外，还应针对慢性病的具体病种设定相应的监测项目。如筛检、周期性健康检查等。

3. 随访内容 慢性病随访的内容包括：了解患者病情，评估治疗情况；了解慢性病治疗的效果，包括非药物治疗和药物治疗的执行情况；相关指标的检查和监测；健康教育和患者自我管理指导；高危人群定期体检，及早发现患者。随访复查计划应根据患者病情个体化，同时要取得亲属及家庭的支持与配合。慢性病随访应由全科医生、社区护士以及健康管理专业人员组成服务团队进行分工负责，以利于随访计划的落实。具体随访方式可采取门诊预约、电话联系、家庭访视、集体座谈等多种形式，保证个体化随访的及时性和连续性。

慢性病随访是对慢性病进行动态管理，根据内容可分为疾病随访和功能随访。疾病随访主要内容是观察慢性病患者的临床表现、治疗措施及效果、预测并发症等。功能随访的主要内容是慢性病患者功能的综合评价。功能是一个多维的概念，包括躯体、情感、认知和社会适应四个方面。对慢性病患者而言，还包括疾病带来的病痛和对躯体健康的满意程度。例如：在慢性病随访中，可以发现不同的人患同一类型的疾病，严重程度、治疗方法、控制措施和并发症都相同，但却可能出现完全不同的功能状况。其中有一些人适应良好，并适当调整工作和生活方式，仍能带病工作；而另一些人确因疾病而苦恼不已，不能正常地工作和生活。慢性病患者的功能状况需要通过随访进行评价，为进一步改进康复、医疗、护理措施提供依据，以改善不良的功能状况。

4. 转诊原因 在慢性病随访中应根据患者的情况及时做好转诊，对慢性病患者中出现下列情况者及时转诊到相应的上级医疗机构：①需要获得专科、专用设备的诊断治疗；②并发症的出现使诊断和治疗变得复杂化，需要进一步明确诊断和确定治疗方案；③缺乏相应治疗药物；④缺乏实验室或仪器设备检查；⑤出于患者或家属的焦虑或压力，到相应专家处证实全科医生的诊断和治疗方案；⑥借专家之口向不遵医嘱的患者施加权威影响，使其配合治疗。

5. 评价指标 防治知识的知晓率、目标人群知识及态度行为的变化率、某病种患病人群并发症的发生率及稳定率等。

（1）过程评估 评估社区健康教育覆盖范围，如广播电视等覆盖面、健康材料的发放范围；评估社区不同目标人群参与相应健康促进活动的比例，以及参与者对活动的满意程度等；指标：慢性病患者管理率（含建档率）、慢性病患者随访率、健康教育覆盖率、社区人群参与率、参与人群满意率等。

（2）效果评估 评估社区人群对慢性病防治知识的知晓程度；评估目标人群对防治的知识、态度和行为的改变。

（二）慢性病管理的基本策略

1. 制订计划 干预收集和评价患者或高危人群的危险因素状况，确定其主要的可控制危险因素，制订有效预防和控制慢性病发生、发展的健康维护计划。危险因素是指机体内外存在的使疾病发生和死亡概率增加的诱发因素，可分为可控制危险因素和难以控制危险因素。可控制危险因素包括吸烟、酗酒、运动不足、膳食不平衡、心理压力等；难以控制危险因素包括疾病家族史、年龄、性别等。针对可控制危险因素进行干预，可有效预防和减缓生活方式病。

针对慢性病患者和高危个体存在的可控制危险因素，指导其采取相应的健康措施，包括改善生活方式、消除不利于心理和身体健康的行为和习惯等，达到预防和控制慢性病的发病风险。

2. 多渠道宣传 健康促进与教育，是指利用各种渠道，如健康教育画廊、宣传单、培训讲座、新媒体（微信、微博、移动客户端等）在社区全体人群中广泛宣传慢性病防治知识，提高社区广大人群自我保健意识，倡导健康生活方式，旨在预防和控制慢性病的各种危险因素，改变个体和群体的行为、生活方式，降低社区慢性病的发病率和死亡率，提高居民的健康水平和生活质量。

（1）分析社区人群特点、需求和社区资源 通过社区调查摸清本社区疾病的基本情况、人群特点和社区资源，找出本社区的主要公共卫生问题及其影响因素，以及需重点干预的目标人群等。

（2）针对社区人群认知程度，确定健康教育内容，制订社区综合干预计划 通过有计划、有组织、有系统的健康教育，提高居民对慢性病的认识，自愿地采用有利于健康的行为和生活方式。通过改善不良的生活方式和行为，降低疾病危险因素水平，降低慢性病的发病率和死亡率，提高居民生活质量。以社区为基础的健康教育是慢性病社区管理必不可少的环节，也是一级预防的有效措施。健康教育不等同于健康信息的传播和卫生宣传，它必须着眼于家庭、社区和政府部门，以保证获得有效支持，从而促进个体、群体和全社会的行为改善。

3. 个性化防治策略 根据不同人群特点开展分类健康指导和个性化防治策略。①青少年，培养良好的行为习惯，全面素质教育特别是健康心理的培养、性知识教育、合理营养、加强体育锻炼等。②青壮年，以保护第一生产力要素为出发点，控制环境和行为危险因素，控烟、戒烟、限酒，减少食盐摄入量，合理膳食，适量运动，消除紧张，避免过度劳累，实施必要的健康监护（如可穿戴健康管理人工智能设备）和健康风险评估。③老年人，及时发现高危人群，加强医学监护，控制吸烟、酗酒、高血压、膳食结构不合理、肥胖等心脑血管病及糖尿病的危险因素；加强体育锻炼，定期体检，加强安全用药，促进精神健康及家庭支持，充分发挥家庭医生团队作用。④更年期人群，调节劳逸，适当休息，加强营养和体能锻炼，必要时补充性激素。

第二节 糖尿病的社区管理规范

一、概述

（一）糖尿病的定义

糖尿病（diabetes mellitus，DM）是一组由多病因引起的以慢性高血糖为特征的代谢性疾病，是由于胰岛素分泌和（或）作用缺陷所引起。长期碳水化合物以及脂肪、蛋白质代谢紊乱可引起多系统损害，导致眼、肾、神经、心脏、血管等组织器官慢性进行性病变、功能减退及衰竭。

（二）糖尿病的分型

全科医生应掌握国际上通用的1999年世界卫生组织（WHO）糖尿病专家委员会提出的分型标准。

1. 1 型糖尿病（type1 diabetes melitus，T1DM） 胰岛 B 细胞破坏，常导致胰岛素绝对缺乏。

2. 2 型糖尿病（type2 diabetes mellitus，T2DM） 从以胰岛素抵抗为主伴胰岛素进行性分泌不足到以胰岛素进行性分泌不足为主伴胰岛素抵抗。

3. 其他特殊类型糖尿病 包括：胰岛 B 细胞功能的基因缺陷；胰岛素作用的基因缺陷；胰腺外分泌疾病；内分泌疾病：库欣综合征、甲状腺功能亢进症、醛固酮瘤等；药物或化学品所致的糖尿病：烟酸、糖皮质激素、甲状腺激素、β 肾上腺素能激动剂、噻嗪类利尿剂等；感染；巨细胞病毒感染等。

4. 妊娠糖尿病（Gestational diabetes mellitus，GDM） 妊娠期间发生的不同程度的糖代谢异常。

（三）糖尿病的流行病学特征

糖尿病在全球范围内造成的医疗卫生支出将近 1 万亿美元，占总医疗卫生支出的 9%。据国际糖尿病联盟统计，2021 年全球成年糖尿病患者数量达到 5.37 亿，全球约 1/10 的成年人受到影响。与 2019 年相比，糖尿病患者增加了 7400 万，增幅达 16%。预计到 2025 年，糖尿病患病率将进一步上升至 12.2%，患者数将增加到 7.83 亿。2021 年约有 670 万人死于糖尿病或糖尿病并发症，占到了全部死亡人数的 12.2%。根据 IDF2021 糖尿病地图，中国是成人糖尿病患者最多的国家，过去的 10 余年间（2011—2021 年），我国的糖尿病患者由 9000 万增加至 1.4 亿，增幅达 56%，其中约 7283 万患者尚未被确诊，比例高达 51.7%。另外，约有 1.7 亿成人伴有糖耐量受损，约 2700 万成人伴有空腹血糖受损，这些人群都是糖尿患者群的“后备军”。预测到 2045 年，中国糖尿病患者数量将达到 1.744 亿。

（四）糖尿病的危险因素

1. 1 型糖尿病（T1DM） 绝大多数是自身免疫性疾病，遗传因素和环境因素共同参与其发病，T1DM 遗传易感性涉及多个基因，某些环境因素（如病毒感染、化学毒物和饮食等）作用于有遗传易感性的个体，激活一系列自身免疫反应，引起选择性胰岛 B 细胞破坏和功能衰竭，体内胰岛素分泌不足进行性加重，最终导致糖尿病。

2. 2 型糖尿病（T2DM） 也是由遗传因素及环境因素共同作用而形成的多基因遗传性病，同卵双生子中 T2DM 的同病率接近 100%，环境因素包括老龄化、生活方式、营养过剩、体力活动减少、子宫内环境以及生理或心理应激、化学毒物、胰岛素抵抗等，在遗传因素和上述环境因素共同作用下所引起的肥胖，特别是中心性肥胖，与胰岛素抵抗和 T2DM 的发生密切相关。

二、糖尿病的诊断治疗与三级预防

（一）糖尿病的筛查

1. 血糖检测

（1）血浆血糖检测　包括空腹血糖、餐后血糖和随机血糖，是诊断糖尿病的主要依据。

（2）末梢血血糖检测　方便快捷，可以为临床诊断提供初步依据。

（3）尿糖检测　可以为诊断糖尿病的提供重要线索，但不能作为诊断依据。

（4）口服葡萄糖耐量试验（oral glucose tolerance test，OGTT）　是诊断糖尿病的金标准。

（5）糖化血红蛋白（HbA1c）　推荐将 HbA1c≥6.5% 作为糖尿病的补充诊断。

2. 人群筛查 具有下列任何一个及以上的糖尿病危险因素者，可视为 2 型糖尿病高危人群：①有糖尿病前期史；②年龄≥40 岁；③BMI≥24kg/m^2 和（或）向心性（中心型）肥胖（男性腰围≥90cm，女性腰围≥85cm）；④一级亲属（父母、同胞、子女）有糖尿病史；⑤缺乏体力活动者；⑥有巨大儿分娩史或有 GDM 病史的女性；⑦有多囊卵巢综合征病史的女性；⑧有黑棘皮病者；⑨有高血压史或正在接受降压治疗者；⑩HDL－C＜0.90mmol/L 和（或）TG＞2.22mmol/L 或正在接受调脂治疗者；⑪有动脉粥样硬化性心血管疾病（atherosclerotic cardiovascular disease，ASCVD）史；⑫有类固醇类药物使用史；⑬长期接受抗精神病药物或抗抑郁药物治疗。

3. 筛查方法

（1）推荐对高危人群行空腹血糖 + OGTT 检查。

（2）推荐采用中国糖尿病风险评分表进行初筛（表 8 －5），如 20 ~ 74 岁普通人群行风险评估，评分值总分≥25 分者则建议行 OGTT 检查。

（3）若 OGTT 结果正常，3 年后应重复检查。

（4）若筛查结果为糖尿病前期者，建议每年筛查一次。

表 8 －5　中国糖尿病风险评分表

评分指标	分值
年龄（岁）	
20 ~ 24	0
25 ~ 34	4
35 ~ 39	8
40 ~ 44	11
45 ~ 49	12
50 ~ 54	13
55 ~ 59	15
60 ~ 64	16
65 ~ 74	18
收缩压（mmHg）	
<110	0
110 ~ 119	1
120 ~ 129	3
130 ~ 139	6
140 ~ 149	7
150 ~ 159	8
≥160	10
体质指数（kg/m²）	
<22. 0	0
22 ~ 23. 9	1
24. 0 ~ 29. 9	3
≥30. 0	5
腰围（cm）	
男性 <75. 0，女性 <70. 0	0
男性 75. 0 ~ 79. 9，女性 70. 0 ~ 74. 9	3
男性 80. 0 ~ 84. 9，女性 75. 0 ~ 79. 9	5
男性 85. 0 ~ 89. 9，女性 80. 0 ~ 84. 9	7
男性 90. 0 ~ 94. 9，女性 85. 0 ~ 89. 9	8

续表

评分指标	分值
男性≥95.0，女性≥90.0	10
糖尿病家族史（父母、同胞、子女）	
无	0
有	6
性别	
女性	0
男性	2

注：1mmHg = 0.133kPa；判断糖尿病的最佳切点为25分，总分≥25分者应进行口服葡萄糖耐量试验检查。

4. 筛查指导

（1）对发现的糖尿病高危人群进行有针对性的健康教育，建议其每年至少检测1次空腹血糖，并接受医务人员的健康指导；提倡40岁及以上人群每年至少检测1次空腹血糖。

（2）对筛查的糖尿病前期患者，进行有针对性的健康教育，建议其每半年至少测量1次血糖，每年到医院进行1次糖尿病诊断检测，并接受医务人员的健康指导。有条件可以开展糖尿病前期患者管理。

（3）空腹血糖筛查是简单易行的方法，宜作为常规的筛查方法，但有漏诊的可能性，条件允许建议行OGTT，同时检测空腹血糖和糖负荷后2小时血糖。

（4）考虑基层医疗卫生机构筛查的可操作性，可采用以空腹毛细血管血糖作为初筛手段的分段式筛查流程：所有筛查对象先进行空腹毛细血管血糖检测；空腹毛细血管血糖＜5.6mmol/L为初筛阴性；≥5.6mmol/L为初筛阳性，其中≥5.6mmol/L且＜8.0mmol/L者进一步行OGTT，≥8.0mmol/L者仅检测空腹静脉血糖，注意识别疑似糖尿病急危症患者。

（二）糖尿病的诊断

1. 糖尿病的诊断标准　满足其中任何一项或者以上者均可诊断为糖尿病（表8－6）。目前我国糖尿病的诊断以静脉血浆葡萄糖为依据，毛细血管血糖值仅作为参考。

表8－6　糖尿病的诊断标准

诊断标准	静脉血浆葡萄糖（mmol/L）
（1）典型糖尿病症状（多饮、多尿、多食、不明原因的体重下降）加上随机血糖或	≥11.1
（2）空腹血糖（FPG）或	≥7.0
（3）葡萄糖负荷后2小时血糖（2hPG）或	≥11.1
（4）糖化血红蛋白（HbA1c）	≥6.5%
无糖尿病典型症状者，需改日复查确认	

注：空腹状态指至少8小时没有进食热量；随机血糖指不考虑上次用餐时间，一天中任意时间的血糖，不能用来诊断空腹血糖异常或糖耐量异常。

2. 糖代谢异常的分类　包括空腹血糖受损（IFG）、糖耐量异常（IGT）和糖尿病（表8－7），其中IFG和IGT统称为糖调节受损，也称为糖尿病前期。

表 8－7　糖代谢状态分类

糖代谢分类	静脉血浆葡萄糖（mmol/L）		HbA1c（%）
	空腹血糖	糖负荷后 2h 血糖	
正常血糖	<6.1	<7.8	<6.0
空腹血糖受损（IFG）	≥6.1，<7.0	<7.8	≥6.0，<6.5
糖耐量异常（IGT）	<7.0	≥7.8，<11.1	≥6.0，<6.5
糖尿病	≥7.0	≥11.1	≥6.5

（三）糖尿病的评估实践要点

通过病史采集、体格检查和实验室检查，全科医生应对每位糖尿病患者伴有的糖尿病危险因素、靶器官损害及相关临床疾患做出综合性风险评估。

1. 问诊要点

（1）何时发现血糖高的？当时有没有多饮、多食、多尿、体重减轻或者昏迷等症状？——了解有无典型糖尿病症状、酮症酸中毒症状等。

（2）有没有到正规医院诊断过糖尿病？做过什么检查？有没有做过喝糖水或者吃馒头后抽静脉血等特殊检查？结果如何？——明确糖尿病诊断是否明确，是否做过 OGTT 检查。

（3）平时一日三餐是怎么吃的？吃的分别都是些什么？具体的量是多少？——了解饮食及营养状况。

（4）平时爱不爱运动？一般是做什么运动？运动的频率和时间是多少？有无吸烟、饮酒？——了解运动情况，危险因素。

（5）患病以后有没有医生或者护士专门指导你应该如何控制饮食、如何运动、如何检测血糖、如何配合治疗等问题？——了解是否接受过糖尿病教育。

（6）患病以后接受了什么治疗？用的什么药？具体的量是多少？有没有按时按量的用药？现在用药的方案是什么？——了解治疗方案，评估依从性及治疗意愿。

（7）在治疗过程中有没有检测血糖和糖化血红蛋白等指标？——了解治疗效果。

（8）在治疗过程中有没有发生过低血糖、昏迷等情况？如果有，发生过多少次？发作之前有没有吃饭、感冒或者其他一些特殊的事情？——了解低血糖、酮症酸中毒发生史。

（9）有没有视物模糊、视力下降等表现？——了解有无眼睛损害。

（10）有没有腰痛、泡沫尿？有没有眼睑、双下肢或其他地方水肿的情况？——了解有无肾脏损害。

（11）有没有四肢麻木、疼痛、痛觉减退、性功能障碍等不适？——了解有无神经病变。

（12）有没有心悸、胸闷、胸痛、头晕、头痛、下肢冰凉、间歇性跛行、夜间静息痛等症状？——了解有无大血管并发症。

（13）有没有高血压、高血脂、高尿酸等情况？——了解合并症及危险因素。

（14）家里人有没有糖尿病？——了解危险因素。

（15）您的家庭关系怎么样？您有没有心理上的问题？——了解家庭关系、心理状态、糖尿病危险因素。

（16）女性患者注意询问有无妊娠期糖尿病、多囊卵巢综合征等情况。——了解危险因素。

（17）是否服用糖皮质激素类药物、抗精神药物和平喘药物——了解有无药物影响。

2. 体格检查

（1）测量身高、体重、腰围、计算出体重指数（BMI）。

（2）测量血压。

（3）眼底检查。

（4）甲状腺触诊。

（5）皮肤检查（黑棘皮病、胰岛素注射部位）。

（6）足部检查：视诊、足背动脉后胫后动脉搏动触诊、踝反射、震动觉、痛觉、温度觉和单尼龙丝压力觉。

3. 实验室检查

（1）常规检查　血糖、血脂、肝肾功、估算肾小球滤过率、尿常规、肾病指数（尿白蛋白/尿肌酐）、糖化血红蛋白（HbA1c）、糖化血清白蛋白。

（2）特殊检查　眼底检查、心电图和神经病变相关检查。

4. 评估有无靶器官损害

有以下症状和体征提示可能存在靶器官损害，需进一步完善相关检查。

（1）大血管并发症　心血管（心悸、胸痛、心脏杂音、下肢水肿等），脑血管（头晕、眩晕等），外周动脉疾病（间歇性跛行、四肢血压不对称、脉搏异常、血管杂音、足背动脉搏动减弱等）。

（2）微血管并发症　糖尿病视网膜病变（视力下降、视物模糊等），糖尿病肾病（夜尿增多、泡沫尿、下肢水肿等），神经病变（感觉神经包括足部损伤、自主神经包括性功能异常等）。

（四）糖尿病的治疗

糖尿病治疗的近期目标是通过控制高血糖，以消除糖尿病症状和纠正急性严重代谢紊乱；远期目标是防止和延缓糖尿病慢性并发症的发生和发展，维持良好的学习和劳动能力，保障生长发育，降低病死率、延长寿命。HbA1c 控制目标应遵循个体化原则，年龄较轻、病程较短、预期寿命较长、无并发症、未合并心血管疾病的 2 型糖尿病患者在没有低血糖及其他不良反应的情况下可采取严格的 HbA1c 控制目标，反之则采取相对宽松的 HbA1c 目标。

糖尿病的管理需遵循早预防、早诊断、早治疗、早达标的“四早”原则。糖尿病的治疗应遵循综合管理的原则（表 8－8），包括控制高血糖、高血压、血脂异常、超重肥胖、高凝状态等心血管多重危险因素，在生活方式干预的基础上进行必要的药物治疗，以提高糖尿病患者的生存质量。糖尿病综合管理五个要点：糖尿病教育、医学营养治疗、运动治疗、血糖监测和药物治疗，有“五驾马车”之称。

表 8－8　中国 2 型糖尿病综合控制目标

指标	目标值
血糖（mmol/L）[a]	
空腹	4.4～7.0
非空腹	<10.0
糖化血红蛋白（%）	<7.0
血压（mmHg）	<130/80
总胆固醇（mmol/L）	<4.5
高密度脂蛋白（mmol/L）	
男性	>1.0
女性	>1.3
三酰甘油（mmol/L）	<1.7

续表

指标	目标值
低密度脂蛋白（mmol/L）	
未合并动脉粥样硬化性心血管疾病	<2.6
合并动脉粥样硬化性心血管疾病	<1.8
体质指数（kg/m²）	<24
葡萄糖目标范围内时间（TIR）（%）[b]	>70

注：[a]毛细血管血糖。[b]TIR 又称葡萄糖达标时间百分比，指 24 小时内葡萄糖在目标范围内（通常为 3.9～10.0mmol/L）的时间（用 min 表示）或其所占的百分比，但应高度个体化。

1. 非药物治疗

（1）健康教育　健康教育是糖尿病管理的核心，健康教育内容一般包括：宣讲糖尿病知识、让人们认识到糖尿病的防治是一个长期的过程，积极控制血糖可减少并发症的发生，讲解低血糖发作时的症状和及时处理方法，强调合理饮食、体育锻炼、控制体重、戒烟限酒以及自我监测血糖的重要性；糖尿病健康教育对象应包括患者和家属，糖尿病知识教育可以帮助患者进行自我管理和掌握病情监测技能，积极配合并主动参与治疗，从而减少并发症的发生，减少医疗费用，提高患者的生活质量。

（2）健康指导

①运动指导　糖尿病患者的运动锻炼宜简单有效、低强度、低冲击性、时间较持续的运动项目较好，糖尿病患者运动强度应保持心率（次/分）=（220－年龄）×（60%～70%），运动时间以饭后 1～2 小时开始，一般每次运动持续时间为 30～60 分钟为宜，正式运动前做低强度热身运动，注射胰岛素的患者，运动前最好将胰岛素注射在身体的非运动区，减少低血糖发生概率，运动的过程中需要注意心率变化及感觉，注意适量补充水分，若出现乏力、头晕、心慌、胸闷、憋气、出虚汗以及腿痛等不适，应立即停止运动，原地休息，运动后仔细检查双脚，发现红肿、青紫、水疱、血疱、感染等及时就医，最好在运动前和运动后各测一次血糖，不适时及时自测血糖，以便找到合适的运动强度。

②营养指导　医学营养治疗是糖尿病基础管理措施，其依从性是决定患者能否达到理想代谢控制的关键影响因素，糖尿病患者应终身实施医学营养治疗，以达到纠正代谢紊乱、代谢良好控制、改善健康状况、减缓胰岛 B 细胞功能障碍进展的目标，总原则是确定合理的总能量摄入，合理、均衡地分配各营养物质，恢复并维持理想体重。

a. 摄取总热量　糖尿病患者摄取的总能量应根据理想体重和劳动强度来制定，理想体重（kg）＝身高（cm）－105，成年人休息状态下每日每公斤理想体重需热量 25～30kcal，轻体力劳动 30～35kcal，中度体力劳动 35～40kcal，重体力劳动 40kcal 以上，儿童、孕妇、哺乳期妇女、营养不良及伴有消耗性疾病者酌情增加，肥胖者酌减。

b. 饮食结构　膳食中碳水化合物所提供的能量应占饮食总热量的 50%～60%，肾功能正常的糖尿病患者，推荐蛋白质的摄入量占供能总量 10%～15%，成人每日每公斤理想体重 0.8～1.2g，至少 1/3 来源于动物蛋白质，膳食中由脂肪提供的能量不超过总热量的 30%，其中饱和脂肪酸不应超过总热量的 7%，膳食纤维可延缓食物吸收，降低餐后血糖高峰，利于改善糖脂代谢紊乱，推荐每日摄入量至少 14g/kcal，每日摄盐量应低于 6g。

③心理指导　糖尿病的漫长病程、长期严格控制饮食、服用药物或使用胰岛素、大血管和微血管的各种慢性并发症极易使患者产生苦恼、自卑、抑郁等不良心理反应，全科医生应定期对患者进行心理指导，疏导其负面情绪，使患者保持思想乐观，情绪稳定积极配合治疗。

2. 药物治疗

（1）口服降糖药物

①二甲双胍　二甲双胍是T2DM患者的一线治疗用药，对于无禁忌证者，应贯穿全程治疗。

②磺酰脲类　是我国常用降糖药物，可使HbA1c降低1.0%~2.0%。

③格列奈类　非磺脲类胰岛素促泌剂，可降低HbA1c0.3%~1.5%，于餐前或进餐时口服。

④糖苷酶抑制剂　降低餐后血糖，可降低HbA1c0.5%~0.8%，于进食第一口食物后服用。

⑤二肽基肽酶4抑制剂　抑制胰高血糖素的分泌，可降低HbA1c0.5%~1.0%。

⑥噻唑烷二酮类　是胰岛素增敏剂，可降低HbA1c1.0%~1.5%，单独使用不导致低血糖。

⑦钠-葡萄糖共转运蛋白2抑制剂（SGLT2i）　通过抑制肾脏近曲小管SGLT2重吸收葡萄糖的功能，增加尿液中葡萄糖排出，达到降低血糖的作用，SGLT2i降糖疗效与二甲双胍相当。

⑧肠促胰素类　GLP-1RA通过激活体内GLP-1受体发挥降糖效应，以葡萄糖浓度依赖的方式增强胰岛素分泌、抑制胰高糖素分泌，并能延缓胃排空，通过抑制食欲中枢减少进食量。

（2）胰岛素治疗　胰岛素是控制高血糖的重要和有效手段，使用胰岛素适应证有：①T1DM；②手术、妊娠和分娩；③糖尿病急性或慢性并发症严重者；④新发病且与T1DM鉴别困难的消瘦糖尿病患者；⑤T2DM胰岛B细胞功能明显减退者；⑥新诊断的T2DM伴有明显高血糖或在糖尿病病程中无明显诱因出现体重显著下降者；⑦某些特殊类型糖尿病。

（3）药物治疗要点

①生活方式干预和二甲双胍为2型糖尿病患者高血糖的一线治疗。生活方式干预是2型糖尿病的基础治疗措施，应贯穿于治疗的始终。若无禁忌证，二甲双胍应一直保留在糖尿病的治疗方案中，血糖控制标准见（表8-9）。

②一种降糖药治疗而血糖不达标者，采用2种甚至3种不同作用机制的药物联合治疗；也可加用胰岛素治疗。

表8-9　T2DM患者血糖控制标准

项目	良好控制标准	中间过渡阶段	可接受标准
HbA1c（%）	≤7.0	7.0~8.0	8.0~8.5
FPG（mmol/L）	4.4~7.0	5.0~7.5	5.0~8.5
2hPG（mmol/L）	<10.0	<11.1	<13.9
治疗目标	预防并发症发生	减缓并发症进展	避免高血糖的急性损害
适用条件	适用于新诊断、病程短、低血糖风险低，应用非胰岛素促泌剂类降糖药物治疗为主、自理能力好或有良好辅助生活条件的老年糖尿病患者	适用于预期生存期>5年、中等程度并发症及伴发疾病，有低血糖风险，应用胰岛素促泌剂类降糖药物或以多次胰岛素注射治疗为主、自我管理能力欠佳的老年糖尿病患者，希望在治疗调整中转向良好控制	适用于预期寿命<5年、伴有影响寿命的疾病、从严格控制血糖获益有限、有严重低血糖发生史、反复合并感染、急性心脑血管病变、急性病入院治疗期间完全丧失自我管理能力、缺少良好护理的患者。需避免高血糖造成的直接损害

（五）糖尿病的三级预防

全科医生在三级预防工作的开展过程中，具有独特的优势，全科医生熟悉社区环境，易得到社区人际支持，并且可提供患者教育、咨询等服务，利于糖尿病预防工作开展，积极开展三级预防，能有效预防、延缓或控制疾病的发展。

1. 一级预防　T1DM多是自身免疫相关性疾病，发病与遗传及环境因素关系密切，其一级预防措施主要筛选易感者，避免接触对胰岛B细胞有损害的化学物质，积极预防并治疗相关病毒感染。多数T2DM是可以预防的，一级预防旨在减少糖尿病的患病率，主要通过改变糖尿病的可控性危险因素，预防糖尿病发生，T2DM 的预防应从青壮年开始，针对一般人群，加强宣传糖尿病知识，提高人群对糖尿病及其危害性的认识，普及健康教育，提倡健康的生活方式，定期体检，早发现、早干预，针对高危人群（年龄 >40 岁，有糖尿病家族史，肥胖者，有巨大儿分娩史的妇女，高血压，高血脂，冠心病等）采取针对性预防措施来预防糖尿病发生，具体措施包括：改变不良的饮食习惯，避免高脂饮食，多食蔬菜和富含维生素食品，坚持体育锻炼和适当体力活动，防止超重和肥胖，保持理想体重，对高血压、冠心病和高脂血症等早发现、早治疗，戒除烟酒等不良嗜好，高危人群进行定期健康体检，对于糖尿病前期患者实施早期药物干预。

2. 二级预防 主要是全科医生通过对社区人群进行筛查，对早期发现的糖尿病患者进行治疗和管理，减少或防止糖尿病急、慢性并发症的发生，人群筛查是早期发现糖尿病的有效方法，早期发现糖耐量减低或无症状的糖尿病患者，可指导患者通过控制饮食、体育锻炼、减轻体重或用药维持血糖正常，从而预防或减缓糖尿病及其并发症的发生，对已确诊的糖尿病患者应积极控制血糖、血压和血脂，并进行相关并发症的筛查，早发现、早治疗，防止疾病的进一步发展和恶化。

3. 三级预防 主要对糖尿病患者施行综合治疗、强化治疗，尽可能使患者的血糖降至正常或接近正常水平，预防急性代谢紊乱的发生，逆转或延缓慢性并发症的发展，目的是减少糖尿病的病残率和死亡率，改善糖尿病患者的生存质量，在此过程中，全科医生不仅需做好糖尿病患者的随访管理工作，还应发挥好专科医生和患者之间的桥梁作用，当患者的病情发生急性严重变化时，及时将患者转诊至上级医院。

三、糖尿病的家庭管理与社区管理

（一）糖尿病的社区管理流程

社区糖尿病管理流程见图 8－1。

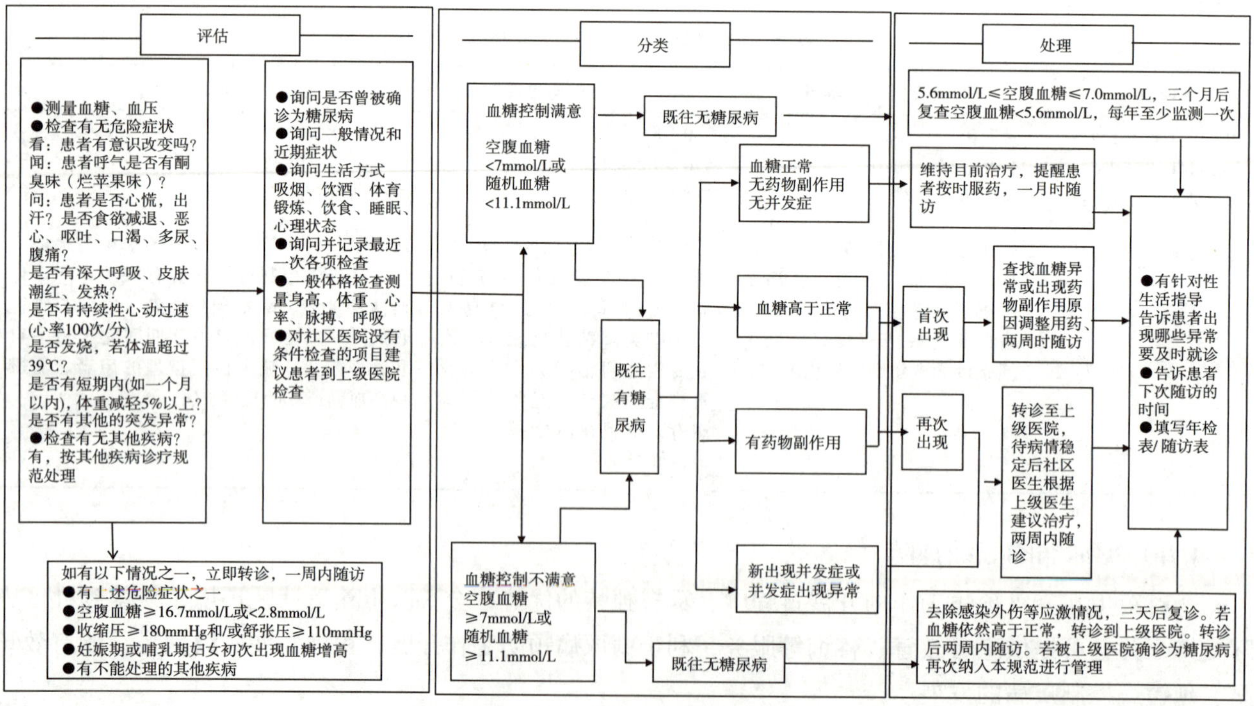

图 8－1 社区糖尿病管理流程

1. 确定管理对象

（1）医生在诊疗过程中，通过检测血糖在就诊者中发现和诊断糖尿病患者。

（2）社区卫生调查或健康体检发现的糖尿病患者及高危人群。

2. 建立家庭档案　通过收集患者的基本信息、现病史、既往史、家族史、用药情况、生活行为（饮食、运动、吸烟、饮酒等）、体格检查、实验室检查、特殊检查、诊断和治疗等情况，对患者建立档案，进行管理。

3. 开展随访工作

（1）了解近半年内患者症状、生活方式、辅助检查结果、疾病情况及其用药情况。

（2）检测血压、血糖，如伴有高血压、血脂异常等其他病症，应同时监测血脂情况。

（3）对患者提出运动和合理营养建议。

（4）建议患者每年进行 HbA1c 检测。

4. 血糖监测

（1）指尖毛细血管血糖检测是自我血糖监测最理想的方法。

（2）自我血糖监测适用于所有糖尿病患者，特别是注射胰岛素的患者和妊娠糖尿病患者，必须进行自我血糖监测（表 8－10）。

（3）自我血糖监测的频率可根据治疗要达到的目标和治疗方式不同而不同，时间点应至少包含空腹和三餐后两小时血糖。

表 8－10　糖尿病患者 SMBG 不同模式及检测意义

模式	监测模式类型	监测时点选择	监测意义
1	基点血糖监测	早、晚餐前	观察每日血糖的 2 个基点，为平常血糖监测模式，尤其 2 次/日注射预混胰岛素的患者
2	常用血糖监测点	三餐前＋晚睡前	观察每日血糖的基础水平，有无低血糖风险
3	全天血糖监测点	三餐前＋2h BG＋晚睡前	了解不同治疗状态下每日血糖变化情况
4	可选择的监测点	非同日轮换进行不同餐前和 2h BG 的配对血糖监测	了解不同餐次的饮食与降糖药的因果关系
5	必要时增加的点	凌晨 2～3 点或特殊需要时	了解凌晨有无低血糖和特殊情况时血糖变化
6	特殊情况选用	24 小时连续血糖监测（CGM）	详细了解血糖变化情况，用于新诊断时、血糖波动大、急症救治时，常规血糖检测对调整治疗有难度的患者

5. 尿糖监测　适用于受条件所限无法测血糖时，但是尿糖监测对发现低血糖没有帮助，也难以做到精细降糖。

（二）双向转诊

1. 上转至二级及以上医院的标准

（1）初次发现血糖异常，病因和分型不明确者。

（2）儿童和年轻人（年龄＜25 岁）糖尿病患者。

（3）妊娠和哺乳期妇女血糖异常者。

（4）糖尿病急性并发症：随机血糖≥16.7mmol/L 伴或不伴有意识障碍（确诊的糖尿病酮症；疑似为糖尿病酮症酸中毒、高血糖高渗综合征或乳酸性酸中毒）。

（5）反复发生低血糖或发生过一次严重低血糖。

（6）血糖、血压和（或）血脂不达标者

①血糖（FPG、餐后 2 小时血糖或 HbA1c）控制不达标，调整治疗方案规范治疗 3～6 个月后 HbAlc

>8.0%者。

②血压控制不达标，调整治疗方案并规范治疗3个月后血压>130/80mmHg。

③血脂不达标，调整治疗方案并规范治疗6个月后LDL－C>2.6mmoL/L。

(7) 糖尿病慢性并发症（视网膜病变、肾病、神经病变、糖尿病足或周围血管病变）的筛查、治疗方案的制定和疗效评估在社区处理有困难者。

(8) 糖尿病慢性并发症导致严重靶器官损害需要紧急救治者（急性心脑血管病；糖尿病肾病导致的肾功能不全；糖尿病视网膜病变导致的严重视力下降；糖尿病外周血管病变导致的间歇性跛行和缺血性症状；糖尿病足）。

(9) 血糖波动较大，基层处理困难或需要制定胰岛素控制方案者。

(10) 出现严重降糖药物不良反应难以处理者。

2. 下转至基层医疗卫生机构的标准

(1) 初次发现血糖异常，已明确诊断和确定治疗方案且血糖控制比较稳定。

(2) 糖尿病急性并发症治疗后病情稳定。

(3) 糖尿病慢性并发症已确诊、制定了治疗方案并评估疗效，且病情已得到稳定控制。

(4) 其他经上级医疗机构医生判定可以转回基层继续治疗管理的患者。

（三）2型糖尿病社区管理的评估指标

1. 管理率 指基层社区卫生服务机构管理的糖尿病患者人数占辖区糖尿病患病总人数的比例。

计算公式：管理率＝已管理糖尿病人数/辖区糖尿病患病总人数×100%

辖区糖尿病患病总人数估算：辖区常住成年人口总数×成年人糖尿病患病率（通过当地居民普查、抽样调查获得或是选用本省或全国近期糖尿病患病率指标）。

2. 规范管理率 指实施分级规范管理的糖尿病患者（进行药物及非药物治疗并定期随访的患者），占年度登记管理的糖尿病患者人数的比例。一年中坚持治疗并完成规范要求的随访次数达70%以上的，即视为规范管理。

计算公式：规范管理率＝规范管理糖尿病患者人数/年度管理糖尿病患者人数×100%

3. 管理人群血糖的控制率 指接受管理的糖尿病患者中血糖达标的人数占管理糖尿病患者人数的比例。

计算公式：管理人群血糖控制率＝血糖达标人数/管理糖尿病人数×100%

糖尿病的血糖达标为：HbA1c<7%和（或）FPG<7.2mmol/L。

第三节　高血压的社区管理规范

一、概述 微课1

高血压是心脑血管疾病的重要危险因素，血压水平与心脑血管发病与死亡风险之间存在密切相关性，通过长期作用于大、小动脉，对心、脑、肾、视网膜等人体器官和结构造成不同程度的损害，促进了冠状动脉粥样硬化性心脏病、脑卒中等疾病的发生发展，为家庭和社会带来了巨大的经济负担。

据中国高血压调查数据显示，2012—2015年我国18岁及以上居民高血压患病粗率为27.9%，与前5次调查结果相比，患病率呈现整体增高的趋势。18岁以上人群高血压的知晓率、治疗率、控制率分别为51.6%、45.8%及16.8%，已较前明显提高。积极开展高血压的社区管理，对于降低心脑血管疾病的发病率及死亡率具有重要意义。

我国人群高血压发病的危险因素主要包括：高钠、低钾饮食，超重与肥胖，过量饮酒，长期精神紧张，年龄，高血压家族史，糖尿病史，血脂异常，大气污染等。

二、高血压的诊断治疗与三级预防

1. 高血压的筛查与诊断

（1）血压筛查　由于高血压常无明显症状表现，患者往往对自己患病情况不清楚，故开展筛查对提高高血压患者对于疾病的知晓率、治疗率及控制率意义重大。

在临床及人群防治高血压过程中血压测量方式主要包括诊室血压测量、动态血压监测及家庭血压监测。诊室血压计推荐使用经过验证的上臂式医用电子血压计，需注意的是，如临床上怀疑直立性低血压应测量卧立位血压，合并外周血管疾病可进行四肢血压测量。家庭自测血压适用于患者长期的血压监测，评估日常生活状态下的血压情况。动态血压可评估全天的血压水平，更能准确反映血压的真实水平及波动情况。

诊室血压测量要点：①受试者测量血压前应安静休息至少 5 分钟后开始测量坐位上臂血压，上臂应置于心脏水平；②推荐使用经过验证的上臂式医用电子血压计；使用标准规格的袖带，肥胖者或臂围大者应使用大规格气囊袖带；③首诊时应测量两上臂血压，以读数较高的一侧作为测量的上臂；④测量血压时，应相隔 1～2 分钟重复测量后取平均值，如果收缩压或舒张压 2 次读数相差 5mmHg 以上，应再次测量第 3 次取平均值；⑤在测量血压的同时测定脉率。

（2）诊断流程　高血压的诊断性评估依据以下流程步骤：①确立高血压诊断，确定血压水平分级；②判断高血压的原因，区分原发性或继发性高血压；③寻找其他心脑血管危险因素、靶器官损害以及相关临床情况，进行高血压病因的鉴别诊断和评估患者的心脑血管疾病风险程度，指导诊断与治疗。

参考《中国高血压防治指南（2018 年修订版）》，高血压定义为：在未服用降压药物的前提下，采用经核准的水银柱或电子血压计，非同日测量三次诊室血压值收缩压（SBP）≥140mmHg 和（或）舒张压（DBP）≥90mmHg 可诊断高血压。如患者既往有高血压史，目前正使用降压药物治疗，血压低于 140/90mmHg，仍考虑诊断为高血压。动态血压监测的高血压诊断标准为：平均 SBP/DBP≥130/80mmHg，白天 SBP/DBP≥135/85mmHg，夜间 SBP/DBP≥120/70mmHg。家庭血压监测的高血压诊断标准为≥135/85mmHg。

根据血压升高水平，将高血压可分为三级（表 8－11）。

表 8－11　血压水平分类和定义中国高血压防治指南（2018 年修订版）

分类	SBP（mmHg）	DBP（mmHg）
正常血压	＜120	＜80
正常高值	120～139 和（或）	80～89
高血压	≥140 和（或）	≥90
1 级高血压（轻度）	140～159 和（或）	90～99
2 级高血压（中度）	160～179 和（或）	100～109
3 级高血压（重度）	≥180 和（或）	≥110
单纯收缩期高血压	≥140 和	＜90

注：①当 SBP 和 DBP 分属于不同级别时，以较高的级别为准；②单纯收缩期高血压也可按照收缩压水平分为 1、2、3 级。

高血压的病因分类：依据病因高血压可分类为原发性高血压及继发性高血压，其中原发性高血压占高血压患者大多数，约为 90% 以上，继发性高血压也称为是症状性高血压，是某些疾病在发生发展过程中产生的症状之一，由于继发性高血压危害程度较原发性高血压更大，应尽早识别判断及采取有效治疗措施。常见的继发性高血压分类及病因（表 8－12）。

表 8-12　继发性高血压主要病因及诊断要点

主要分类	常见病因
肾实质性高血压	原发性肾小球肾炎、多囊肾性疾病、肾小管-间质疾病、代谢性疾病肾损害、系统性或结缔组织疾病肾损害、单克隆免疫球蛋白相关肾脏疾病、遗传性肾脏疾病等
肾动脉或其他血管疾病继发的高血压	肾动脉狭窄、主动脉狭窄等
内分泌疾病继发的高血压	原发性醛固酮增多症、嗜铬细胞瘤、库欣综合征等
药物性高血压	激素类药物、中枢神经类药物、非类固醇类抗炎药物、中草药类等
其他继发高血压	阻塞性睡眠呼吸暂停综合征、单基因遗传性高血压等

肾脏实质性高血压的疾病包括各种原发性肾小球肾炎如 IgA 肾病、局灶节段肾小球硬化、膜增生性肾小球肾炎等，肾小管-间质疾病如慢性肾盂肾炎、梗阻性肾病、反流性肾病等，代谢性疾病肾损害如糖尿病肾病等，系统性或结缔组织疾病肾损害如狼疮性肾炎、硬皮病等，单克隆免疫球蛋白相关肾脏疾病如轻链沉积病等，遗传性肾脏疾病（Liddle 综合征等）。临床上如怀疑肾实质性高血压应当结合肾脏疾病史、尿常规、肾功能、肾脏结构等多种进行诊断，必要时需进一步进行肾脏穿刺活检送检病理。

肾动脉狭窄是由于肾动脉主干或分支狭窄导致患肾缺血，促使肾素-血管紧张素系统活性增高，引起高血压及患肾功能减退。我国肾动脉狭窄的常见病因包括：动脉粥样硬化、大动脉炎、纤维肌性发育不良等。

较为常见的内分泌性高血压疾病为原发性醛固酮增多症、嗜铬细胞瘤、库欣综合征等。原发性醛固酮增多症是肾上腺皮质球状带自主分泌过多醛固酮，导致高血压、低钾血症、肾素活性受抑为主要表现的临床综合征，在高血压人群中约占 5%～10%，主要类型有醛固酮瘤、特发性醛固酮增多症，肾上腺皮质癌、家族性醛固酮增多症等。嗜铬细胞瘤是来源于肾上腺髓质或肾上腺外神经链嗜铬细胞的肿瘤分泌过多儿茶酚胺引起高血压和多个器官功能及代谢紊乱，其临床表现可为阵发性、持续性或阵发性加重的高血压，发作时常伴头痛、心悸、多汗三联征。库欣综合征即皮质醇增多症，临床上可见满月脸、向心性肥胖、多血质、皮肤紫纹等表现。

可引起高血压的药物主要为以下几类：①激素类药物，如雌激素、孕激素、雄激素、催产素、垂体后叶素、糖皮质激素、盐皮质激素、甲状腺素钠；②中枢神经类药物如麻醉药、肾上腺素 β_2 受体激动剂、茶碱类等；③非类固醇类抗炎药物；④中草药类如甘草类、麻黄素类等。

高血压按心血管风险分层：高血压是影响心血管事件发生和预后的重要影响因素之一，结合其他危险因素及疾病史可对高血压患者心血管风险进行危险分层，将高血压患者分为低危、中危、高危、很高危四个层次（表 8-13），有助于指导治疗和判断预后。

心血管风险分层评估依据见表 8-14。

①心血管疾病危险因素　高血压（1-3 级）、男性 >55 岁/女性 >65 岁、吸烟或被动吸烟、糖耐量受损和（或）空腹血糖异常、血脂异常、早发心血管病家族史、腹型肥胖、高同型半胱氨酸血症。

②靶器官损害　左心室肥厚、颈动脉内膜增厚或动脉粥样斑块、估算的肾小球滤过率降低或血清肌酐轻度升高、微量白蛋白尿 20～300mg/24h 或白蛋白/肌酐比≥30mg/g。

③伴发临床疾病　脑血管病（脑出血、缺血性脑卒中、短暂性脑缺血发作）、心脏疾病（心肌梗死史、心绞痛、冠状动脉血运重建、慢性心力衰竭、心房颤动）、肾脏疾病（糖尿病肾病、肾功能受损）、外周血管疾病、视网膜病变（出血或渗出、视乳头水肿）、糖尿病。

表 8-13　血压升高患者心血管风险水平分层

其他心血管危险因素和疾病史	血压（mmHg）			
	SBP 130~139 和（或）DBP 85~89	SBP 140~159 和（或）DBP 90~99	SBP 160~179 和（或）DBP 100~109	SBP ≥180 和（或）DBP ≥110
无		低危	中危	高危
1~2 个其他危险因素	低危	中危	中/高危	很高危
≥3 个危险因素、靶器官损害、CKD3 期、无并发症的糖尿病	中/高危	高危	高危	很高危
临床并发症、或 CKD≥4 期、有并发症的糖尿病	高/很高危	很高危	很高危	很高危

注：CKD 慢性肾脏疾病。

表 8-14　影响高血压患者心血管预后的重要因素

心血管危险因素	靶器官损害	伴发临床疾病
高血压	左心室肥厚 心电图：Sokolow-Lyon 电压 >3.8mV 或 Cornell 乘积 >244mV. ms 超声心动图 LVMI：男≥115g/m²，女≥95g/m²	脑血管病 脑出血 缺血性脑卒中 短暂性脑缺血发作
男性 >55 岁；女性 >65 岁	颈动脉超声 IMT≥0.9mm 或动脉粥样斑块	心脏疾病 心肌梗死史 心绞痛 冠状动脉血运重建 慢性心力衰竭 心房颤动
吸烟或被动吸烟	颈-股动脉脉搏波速度≥12m/s（选择使用）	肾脏疾病 糖尿病肾病 肾功能受损包括 eGFR <30ml/(min·1.73m²) 血肌酐升高： 男性≥133μmol/L（1.5mg/dl） 女性≥124μmol/L（1.4mg/dl） 蛋白尿（≥300mg/24h）
糖耐量受损（2 小时血糖 7.8~11.0mmol/L）和/或空腹血糖异常（6.1~6.9mmol/L）	踝/臂血压指数 <0.9（选择使用）	外周血管疾病
血脂异常 TC≥5.2mmol/L（200mg/dl）或 LDL-C≥3.4mmol/L（130mg/dl） 或 HDL-C <1.0mmol/L（40mg/dl）	估算的肾小球滤过率降低 {eGFR 30~59ml/(min·1.73m²)} 或血清肌酐轻度升高： 男性 115~133μmol/L（1.3~1.5mg/dl） 女性 107~124μmol/L（1.2~1.4mg/dl）	视网膜病变 出血或渗出 视乳头水肿
早发心血管病家族史（一级亲属发病年龄 <50 岁）	微量白蛋白尿：30~300mg/24h 或白蛋白/肌酐比： ≥30mg/g（3.5mg/mmol）	糖尿病 新诊断： 空腹血糖：≥7.0mmol/L（126mg/dl） 餐后血糖：≥11.1mmol/L（200mg/dl） 已治疗但未控制： 糖化血红蛋白（HbAlc）：≥6.5%
腹型肥胖（腰围：男性≥90cm，女性≥85cm）或肥胖（BMI≥28Kg/m²）		
高同型半胱氨酸血症（≥15μmol/L）		

注：TC，总胆固醇；LDL-C，低密度脂蛋白胆固醇；HDL-C，高密度脂蛋白胆固醇；LVMI，左心室重量指数；IMT，颈动脉内膜中层厚度；BMI，体质指数。

2. 高血压的治疗 高血压患者通过降压治疗，控制高血压的疾病进程，预防和延迟心力衰竭、心肌梗死、脑卒中等并发症的发生，降低心脑血管疾病的死亡率与致残率，提高患者的生活质量，减轻社会负担。

（1）治疗目标 除高血压急症和亚急症外，大多数高血压患者在4周或12周内将血压降至目标水平。一般高血压患者应降至<140/90mmHg，部分高危的患者如伴有糖尿病或蛋白尿如可耐受可控制在<130/80mmHg，对于老年患者，应根据患者合并疾病的严重程度、对治疗耐受性等多种因素综合评估来决定患者的降压目标。《强化血压控制中国专家建议》认为，65～79岁老年人第一步应降至<150/90mmHg，如可耐受可降至140/90mmHg。此外，对于一般健康情况良好的老年人，进一步强化降压设定更低的血压控制目标（例如收缩压<130mmHg），安全、可耐受并可能带来更多获益。

（2）非药物治疗 非药物治疗主要为生活方式干预，应贯穿高血压治疗的全过程，包括：①减少钠盐摄入，增加钾摄入，为了预防高血压和降低高血压患者的血压，钠的摄入量减少至2400mg/d（5g氯化钠）；②合理膳食，饮食以水果、蔬菜、低脂奶制品、富含食用纤维的全谷物、植物来源的蛋白质为主，减少饱和脂肪和胆固醇的摄入；③控制体重，建议将BMI维持在18.5～23.9kg/m^2范围内，男性腰围<90cm，女性<85cm；④戒烟限酒，每日乙醇摄入量男性应不超过25g，女性应不超过15g；每周乙醇摄入量男性不超过140g，女性不超过80g；⑤适当增加运动；建议非高血压人群，每周4～7天，每天累计30～60分钟的中等强度运动如步行、慢跑、骑自行车、游泳等，以有氧运动为主，无氧运动作为补充。⑥改善心情，减轻精神压力等。

（3）药物治疗 治疗时机：对于初诊高血压收缩压低于<160mmHg，舒张压<100mmHg，且心血管风险分层评估为低危或中危的患者可先通过生活方式干预治疗，监测血压1～3个月，若在改善生活方式的基础上，血压仍不达标应开始药物治疗。高血压初次治疗流程图见下图8-2。

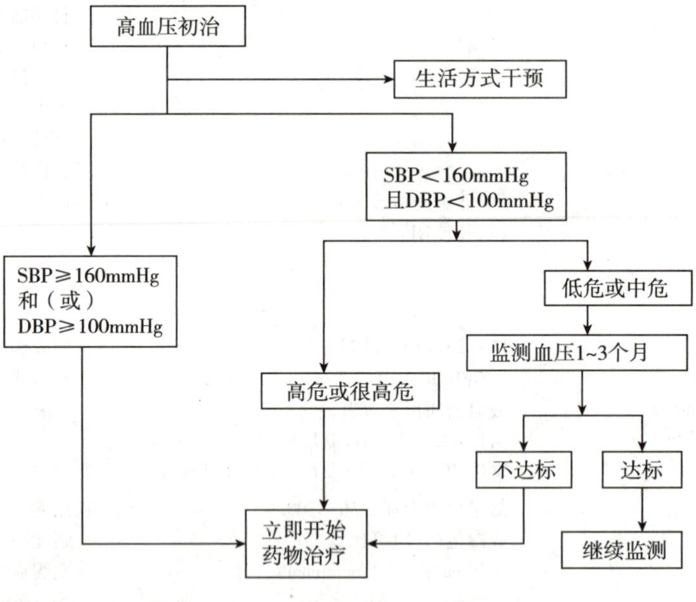

图8-2 高血压初次治疗流程图

常用的降压药物有血管紧张素转化酶抑制剂（ACEI）、血管紧张素受体阻断剂（ARB）、β受体阻滞剂、钙通道阻滞剂（CCB）、利尿剂及上述药物组成的复方制剂等，此外α受体阻断剂及其他种类降压药也适用于某些高血压患者的降压治疗中。药物治疗应遵循小剂量、联合用药、个体化治疗原则，尽量使用长效药。

①血管紧张素转化酶抑制剂（ACEI） 作用机制是抑制血管紧张素转换酶，阻断肾素血管紧张素

Ⅱ的生成，抑制激肽酶的降解而发挥降压作用。尤其适用于伴慢性心力衰竭、心肌梗死后心功能不全、心房颤动预防、糖尿病肾病、非糖尿病肾病、代谢综合征、蛋白尿或微量白蛋白尿患者。最常见不良反应为干咳，不能耐受者可改用 ARB。其他不良反应有低血压、皮疹，偶见血管神经性水肿及味觉障碍。长期应用有可能导致血钾升高，应定期监测血钾和血肌酐水平。禁忌证为双侧肾动脉狭窄、高钾血症及妊娠妇女。

②血管紧张素受体阻断剂（ARB） 作用机制是阻断血管紧张素Ⅱ1 型受体而发挥降压作用。ARB 尤其适用于伴左心室肥厚、心力衰竭、糖尿病肾病、冠心病、代谢综合征、微量白蛋白尿或蛋白尿患者以及不能耐受 ACEI 的患者，并可预防心房颤动。不良反应少见，偶有腹泻，长期应用可升高血钾，应注意监测血钾及肌酐水平变化。双侧肾动脉狭窄、妊娠期妇女、高钾血症者禁用。

③β 受体阻断剂 主要通过抑制过度激活的交感神经活性、抑制心肌收缩力、减慢心率发挥降压作用。β 受体阻断剂尤其适用于伴快速性心律失常、冠心病、慢性心力衰竭、交感神经活性增高以及高动力状态的高血压患者。常见的不良反应有疲乏、肢体冷感、激动不安、胃肠不适等，还可能影响糖、脂代谢。二/三度房室传导阻滞、哮喘患者禁用。

④钙通道阻滞剂（CCB） 主要通过阻断血管平滑肌细胞上的钙离子通道发挥扩张血管降低血压的作用。包括二氢吡啶类 CCB 和非二氢吡啶类 CCB。二氢吡啶类 CCB 可与其他 4 类药联合应用，尤其适用于老年高血压、单纯收缩期高血压、伴稳定型心绞痛、冠状动脉或颈动脉粥样硬化及周围血管病患者。常见不良反应包括反射性交感神经激活导致心跳加快、面部潮红、脚踝部水肿、牙龈增生等。二氢吡啶类 CCB 没有绝对禁忌证，但心动过速与心力衰竭患者应慎用。急性冠状动脉综合征患者一般不推荐使用短效硝苯地平。非二氢吡啶类 CCB 常见不良反应包括抑制心脏收缩功能和传导功能，二度至三度房室传导阻滞。心力衰竭患者禁忌使用，在使用非二氢吡啶类 CCB 前应详细询问病史，进行心电图检查，并在用药 2~6 周内复查。

⑤利尿剂 主要通过利钠排尿、降低容量负荷而发挥降压作用。此类药物尤其适用于老年高血压、单纯收缩期高血压或伴心力衰竭患者，也是难治性高血压的基础药物之一。其不良反应与剂量密切相关，故通常应采用小剂量。噻嗪类利尿剂可引起低血钾，长期应用者应定期监测血钾，并适量补钾，痛风者禁用。对高尿酸血症以及明显肾功能不全者慎用，后者如需使用利尿剂，应使用袢利尿剂，如呋塞米等。

⑥α 受体阻断剂 不作为高血压治疗的首选药，适用于高血压伴前列腺增生患者，也用于难治性高血压患者的治疗。开始给药应在入睡前，以预防体位性低血压发生，使用中注意测量坐、立位血压，最好使用控释制剂。体位性低血压者禁用心力衰竭者慎用。

3. 高血压的三级预防 高血压的防治应面向全人群、高血压易患人群和患者的综合防治策略，实行将一级预防、二级预防及三级预防相结合的综合一体化的干预措施。

（1）一级预防 为病因预防，在疾病尚未发生时针对致病因素及相关危险因素采取措施，全科医生可开展心脑血管疾病的防病教育，对社区内全人群积极开展高血压防治的宣传和教育工作，提倡健康的生活方式，减少食盐的摄入、控制体重、戒烟限酒、合理膳食等。

（2）二级预防 为临床前期预防，对高血压易感人群予健康体检包括询问有无高血压家族史，测量血压、身高、体重，检查血糖、血脂、肾功能、心电图等项目，以提早检出高血压患者及高危个体进行生活方式指导，做到早期发现、早期诊断、早期治疗，以延缓疾病的发展进程。

（3）三级预防 为临床期预防，对于已确诊高血压的患者，应及时采取长期有效个体化治疗方案，长期随访管理以降低心血管疾病的发生风险。尤其是对于心、脑血管疾病的重症患者，应积极治疗促进康复降低死亡率与致残率，提高患者的生活质量。

三、高血压的家庭管理与社区管理

1. 高血压的家庭管理 对患者进行健康教育，提倡“减少钠盐摄入、控制体重、合理膳食、戒烟限酒、适当运动、放松心情”的生活方式，指导患者开展家庭自测血压，掌握血压测量技术和规范操作，如实记录血压测量结果，并在随访时提供给医务人员作为调整治疗方案的参考。

2. 高血压的社区管理 社区管理可以提高人群对高血压的认识、治疗和控制，降低心脑血管疾病发生风险及死亡率。全科医生应当将高血压的管理融入日常医疗工作当中，建立高血压分级诊疗体系并保持双向转诊。

（1）初诊管理与分级随访 对于首次就诊及已确诊高血压的患者一律测量血压，新发现的高血压患者需登记列入管理范围（表 8－15）。

表 8－15 初诊高血压患者的管理

初诊	随访
判断是否有靶器官损害	血压及有关的症状和体征
判断是否有继发性高血压的可能	治疗的副作用
对高血压患者进行心血管综合危险度评估及干预其他心血管危险因素	干预其他心血管危险因素
给予生活方式指导和药物治疗	
制订下一次随访日期	
建议家庭血压监测	
登记并加入高血压管理	

对于已确诊高血压的患者应根据其血压是否达标进行长期随访和分级管理，根据患者血压是否达标分为一、二级管理。随访内容包括：血压水平、治疗方案、不良反应、其他危险因素干预情况等，并根据个体情况进行血糖、血脂、尿常规、心电图等方面的检查（表 8－16）。

表 8－16 高血压分级随访管理内容

项目	一级管理	二级管理
管理对象	血压已达标患者	血压未达标患者
非药物治疗	长期坚持	强化生活方式干预并长期坚持
随访频率	3 个月 1 次	2～4 周 1 次
药物治疗	维持药物治疗； 保持血压达标	根据指南推荐，调整治疗方案

（2）双向转诊指征

①基层医疗机构转出至上级医院初诊高血压的转诊指征 合并严重的临床情况或靶器官损害，需要进一步评估治疗；多次测量血压水平达 3 级，需要进一步评估治疗；怀疑继发性高血压患者；妊娠期和哺乳期妇女；高血压急症及亚急症；因诊断需要到上级医院进一步检查。

②基层医疗机构转出至上级医院随诊高血压的转诊指征 采用 2 种以上降压药物规律治疗，血压仍不达标者；血压控制平稳的患者，再度出现血压升高并难以控制者；血压波动较大，临床处理有困难者；随访过程中出现新的严重临床疾患或原有疾病加重；患者服降压药后出现不能解释或难以处理的不良反应；高血压伴发多重危险因素或靶器官损害而处理困难者。

③上级医院转诊至基层医疗机构的转诊指征 高血压诊断已明确；治疗方案已确定；血压及伴随临床情况已控制稳定。

(3) 老年高血压管理　老年高血压的主要表现为收缩压升高、脉压增大、血压波动性增强，常在临床上表现为直立性低血压、餐后低血压、晨峰血压增高、昼夜节律异常等，并可能合并多种疾病及并发症。由于老年高血压患者的血压相对复杂多变，更需要定期复查与长期随访，对老年高血压患者进行健康教育、急救、非药物治疗与药物治疗指导内容的相关培训，使老年人尽量做到按时、按量服药，并规律按时检测各个时间段的血压控制情况。

第四节　冠状动脉粥样硬化性心脏病的社区管理规范

一、概述

冠状动脉粥样硬化性心脏病简称冠心病（coronary heart disease，CHD），是指因为冠状动脉粥样硬化使管腔狭窄或闭塞导致心肌缺血、缺氧或坏死而引发的心脏病，与冠状动脉功能性改变即冠状动脉痉挛一起统称为冠状动脉性心脏病或者冠状动脉疾病，归属于缺血性心脏病，是动脉粥样硬化导致器官病变的最常见类型。

根据发病特点及治疗原则不同分为两大类：①稳定性冠状动脉病（慢性稳定性劳力型心绞痛、缺血性心肌病和急性冠状动脉综合征之后稳定的病程阶段等）；②急性冠状动脉综合征（Acute coronary syndrome，ACS）（不稳定型心绞痛、非 ST 段抬高型心肌梗死和 ST 段抬高型心肌梗死）。

参考《稳定性冠心病基层诊疗指南（2020 年）》，慢性稳定性劳力型心绞痛是在冠状动脉固定性严重狭窄基础上，由于心肌负荷的增加引起的心肌急剧、短暂的缺血缺氧临床综合征，通常为一过性的胸部不适，其特点为短暂的胸骨后压榨性疼痛或憋闷感，可由运动、情绪波动或其他应激诱发。缺血性心肌病是指由于长期心肌缺血导致心肌局限性或弥漫性纤维化，从而产生心脏收缩和（或）舒张功能受损，引起心脏扩大或僵硬、慢性心力衰竭、心律失常等一系列临床表现的临床综合征。ACS 之后稳定的病程阶段，通常无症状，表现为长期、静止、无典型缺血症状的状态。

急性冠状动脉综合征是指冠状动脉严重狭窄和（或）冠状动脉内不稳定的粥样硬化斑块破裂或糜烂继发新鲜血栓形成所导致的心脏急性缺血综合征，根据心肌损伤生物标志物及心电图表现分为不稳定型心绞痛、非 ST 段抬高型心肌梗死和 ST 段抬高型心肌梗死。根据《非 ST 段抬高型急性冠状动脉综合征基层诊疗指南（2019 年）》不稳定型心绞痛又分为静息型心绞痛、初发型心绞痛、恶化型心绞痛和变异型心绞痛。

冠心病的主要危险因素包括男性、高龄、吸烟、血脂异常、早发冠心病家族史（一级亲属男性 <55 岁、女性 <65 岁发生冠心病）、肥胖、慢性肾脏疾病、高同型半胱氨酸血症、慢性炎症等。主要诱发因素包括感染、甲状腺功能亢进、快速性心律失常等增加心肌氧耗，低血压减少冠状动脉血流，贫血、低血氧症血液携氧能力下降等。

二、冠心病的诊断治疗与三级预防

1. 冠心病的诊断　主要结合发作时的症状表现、冠心病的危险因素及心肌损伤生物标志物、心电图、冠状动脉造影等相关实验室检查进行诊断。

（1）症状表现通常为发作性胸痛

①诱因　常由劳累、情绪激动或负荷增加如饱餐后、天气转凉、上楼梯、上坡路、逆风行走等因素诱发。

②疼痛部位　通常位于胸骨后也可在心前区、咽部、下颌等部位，范围有手掌或拳头大小，甚至横贯前胸，界限不很清楚。常放射至左肩、左臂内侧达无名指和小指或至颈、咽或下颌部。不同患者症状

发生的部位可有不同，但同一患者症状的部位常固定不变。胸部症状的部位游走多变往往不是心绞痛。

③性质　胸痛常为压迫、发闷、紧缩或胸口沉重感，可伴有呼吸困难、乏力等。呼吸困难可能为稳定型冠心病的唯一临床表现，有时与肺部疾病引起的气短难以鉴别。

④持续时间　稳定型冠心病通常持续数分钟至 10 余分钟，大多数情况下 3～5 分钟，很少超过 15 分钟，停止诱发因素或含服硝酸酯类药物常可在 1～3 分钟缓解。急性冠状动脉综合征持续时间更长，可达数十分钟，含服硝酸酯类药物不能完全缓解症状。

（2）体格检查　患者可能没有特殊体征表现，胸痛发作时常见心率增快、血压升高、表情焦虑、皮肤冷或出汗，严重心肌缺血可引起心功能不全，如新出现的肺部啰音或啰音增加，第三心音和第四心音，也可出现乳头肌供血不全所致的二尖瓣关闭不全的一过性收缩期杂音。应注意与非心源性胸痛的相关表现（例如主动脉夹层、急性肺栓塞、气胸、肺炎、胸膜炎、心包炎和心瓣膜疾病等）相鉴别。

（3）辅助检查

①实验室检查如通过血糖、血脂等评估冠心病的危险因素，胸痛症状表现明显者需查心肌损伤标志物血肌钙蛋白（cTnT 或 cTnI）、肌酸激酶（CK）、肌酸激酶同工酶（CK－MB），其中特异性与敏感性最高的为 cTn。所有疑似急性冠状动脉综合征的患者均应在症状发作后 3～6 小时内检测 cTnI 和 cTnT，此外 cTn 升高也可见于主动脉夹层、急性肺栓塞、急慢性肾功能不全、严重心动过速和心动过缓、严重心力衰竭、心肌炎、骨骼肌损伤及甲状腺功能减退等。

②心电图　对于疑似心绞痛症状表现的患者均应进行心电图检查，稳定型冠心病心绞痛发作时心电图常表现为一过性 ST－T 改变，如 ST 段压低、T 波低平或倒置，疼痛缓解后心电图可恢复至心绞痛发作之前的心电图表现。急性冠状动脉综合征特征性心电图异常包括心绞痛症状出现时的 ST 段下移、ST 段抬高和 T 波改变。如果心电图正常而患者胸痛持续，应在 15～30 分钟内复查，尤其注意及时记录胸痛发作时的心电图变化。

③冠状动脉 CTA 与冠状动脉造影　冠状动脉 CTA 具有较高的阴性预测价值，冠状动脉造影是目前诊断为冠心病的金标准，可对动脉狭窄病变部位进行显像和评估。

超声心动图可帮助了解心脏的结构和功能，有助于排除其他结构性心脏疾病，可评价左心室功能，同时明确有无节段性室壁活动异常。此外一些辅助检查如胸部 X 线、胸部 CT、运动负荷试验也具有一定评估及诊断意义。

（4）分级　加拿大心血管病学会（Canadian cardiovascular society，CCS）将心绞痛严重程度分为以下四级。

Ⅰ级：一般体力活动（如步行和登楼）不受限，但在强、快或持续用力时发生心绞痛。

Ⅱ级：一般体力活动轻度受限。快步、饭后、寒冷或刮风中、精神应激或醒后数小时内发作心绞痛。一般情况下平地步行 200m 以上或登楼一层以上受限。

Ⅲ级：一般体力活动明显受限，一般情况下平地步行 200m 以内，或登楼一层引起心绞痛。

Ⅳ级：轻微活动或休息时即可发生心绞痛。

（5）胸痛的鉴别诊断　依据《胸痛基层诊疗指南（2019）》，胸痛按照风险程度可将其分为致命性和非致命性胸痛，也可分为心源性和非心源性胸痛（表 8－17）。

表 8－17　胸痛的分类与常见病因

分类		常见病因
致命性胸痛	心源性	急性冠状动脉综合征、主动脉夹层、心脏压塞、心脏挤压伤（冲击伤）、急性肺栓塞等
	非心源性	张力性气胸

续表

分类			常见病因
非致命性胸痛	心源性		稳定型心绞痛、急性心包炎、心肌炎、肥厚型梗阻性心肌病、应激性心肌病、主动脉瓣疾病、二尖瓣脱垂等
	非心源性	胸壁疾病	肋软骨炎、肋间神经炎、带状疱疹、急性皮炎、皮下蜂窝织炎、肌炎、肋骨骨折、血液系统疾病所致骨痛（急性白血病、多发性骨髓瘤）等
		呼吸系统疾病	肺动脉高压、胸膜炎、自发性气胸、肺炎、急性气管－支气管炎、胸膜肿瘤、肺癌等
		消化系统疾病	胃食管反流病（包括反流性食管炎）、食管痉挛、食管裂孔疝、食管癌、急性胰腺炎、胆囊炎、消化性溃疡和穿孔等
		心理精神源性	抑郁症、焦虑症、惊恐障碍等
		其他	过度通气综合征、颈椎病等

2. 冠心病的治疗

（1）非药物治疗　在生活中避免心绞痛发作的诱发因素，建立良好的生活方式，合理膳食、戒烟限酒、注意休息、保持轻松愉快的心情及充足的睡眠时间，监测血压、血糖、血脂控制在达标范围内。发作时应卧床休息，建立静脉通道，保持给药途径通畅，密切观察心律、心率、血压和心功能变化。

（2）冠心病的药物治疗　药物治疗主要包括两大类，一类是抗心肌缺血药物如硝酸酯类、β受体阻断剂、钙通道阻滞剂；另一类是预防心肌梗死、改善预后的药物，如ACEI/ARB、抗血小板药物、调脂药物、β受体阻断剂等。

①硝酸酯类　扩张冠状动脉侧支循环增加冠状动脉血流量、降低前负荷，从而改善心肌灌注和降低心肌需氧量，长效硝酸酯类可降低心绞痛发作的频率和程度，并增加运动耐量。稳定型心绞痛急性发作期应立即休息停止劳累活动，舌下含服硝酸酯类药物如硝酸甘油或硝酸异山梨酯缓解症状。硝酸酯类药物的不良反应包括头痛、面部潮红、心率反射性加快及低血压。严重主动脉瓣狭窄或肥厚型梗阻性心肌病引起的心绞痛，不宜使用硝酸酯类药物。

②β受体阻断剂　β受体阻断剂通过抑制心脏β肾上腺素受体，减缓心率、减弱心肌收缩力、降低血压、延长舒张期，从而减少心肌耗氧量并增加对缺血心肌的灌注，进而减少心绞痛的发作。目前临床更倾向于使用选择性β_1受体阻断剂，如美托洛尔、阿替洛尔及比索洛尔。伴严重心动过缓和高度房室传导阻滞、窦房结功能紊乱、明显支气管痉挛或支气管哮喘患者禁用β受体阻断剂。外周血管疾病及严重抑郁均为应用β受体阻断剂的相对禁忌证。

③钙离子通道阻滞剂（CCB）　CCB可扩张冠脉改善冠状动脉血流、抑制心肌收缩减少心肌耗氧量从而发挥缓解心绞痛的作用。CCB分为二氢吡啶类和非二氢吡啶类，二氢吡啶类药物如氨氯地平、硝苯地平、非洛地平，非二氢吡啶类药物如维拉帕米、地尔硫䓬等。CCB常见的不良反应包括外周水肿、便秘、心悸、面部潮红、低血压，其他不良反应还包括头痛、头晕、虚弱无力等。

④血管紧张素转换酶抑制剂/血管紧张素受体阻断剂（ACEZ/ARB）　ACEI类药物可降低冠心病患者心血管死亡、心肌梗死、卒中等事件的发生风险，对于稳定性冠心病合并高血压、糖尿病、LVEF≤40%、慢性肾脏病的患者推荐使用ACEI或ARB。

⑤抗血小板药物　抗血小板药物可预防缺血性事件的发生，若无相关禁忌证，稳定型冠心病患者可长期口服阿司匹林，不能耐受者可用氯吡格雷替代。

⑥调脂药物　目前降低低密度脂蛋白胆固醇（LDL－C）的药物主要包括他汀类、依折麦布、PCSK9抑制剂等。其中，他汀类药物可以降低总胆固醇和低密度脂蛋白胆固醇，达到延缓斑块进展、稳定

斑块、抗炎等作用，从而降低心血管时间的发生率和病死率。依折麦布可抑制肠道内胆固醇的吸收，在他汀类药物基础上加用依折麦布可进一步降低 LDL-C 水平。PCSK9 抑制剂可明显降低 LDL-C 水平，减小斑块体积，改善动脉粥样硬化。

⑦抗凝治疗　抗凝治疗是为了抑制凝血酶的生成及活化，减少血栓相关的事件发生。目前在临床上使用的抗凝药物包括普通肝素、低分子肝素、磺达肝癸钠和比伐芦定，其中普通肝素、低分子肝素临床常用。

⑧血运重建治疗　经皮冠状动脉成形术、冠状动脉支架植入术、粥样斑块消融术、冠状动脉旁路移植术、溶栓治疗等。

3. 冠心病的三级预防

（1）一级预防　心血管病的一级预防是指在心血管事件发生之前，通过控制吸烟、高血压、血脂异常和糖尿病等心血管病的主要危险因素，降低心血管临床事件发生风险的预防措施。保持健康的生活方式是心血管疾病预防的基石，生活方式干预包括：合理膳食、适当身体活动、控制体重、戒烟、控制乙醇摄入、保持健康睡眠、保持良好的心理状态等。此外，合并高血压、血脂异常、糖尿病应对相应疾病进行相应积极治疗。

（2）二级预防　主要包括冠心病患者的早发现、早诊断、早治疗，加强对社区居民的健康宣教，提高群众对于冠心病的认识和识别能力，以免延误疾病的诊治导致疾病的进展。对于已经诊断冠心病的患者应当积极治疗，延缓疾病进展、改善预后，控制危险因素及进行药物治疗（表 8-18）。

表 8-18　冠心病的二级预防

A	阿司匹林（aspirin） 血管紧张素转化酶抑制剂/血管紧张素Ⅱ受体阻断剂（ACEI/ARB）
B	β 受体阻断剂（beta-blocker） 控制血压（blood pressure）
C	降低胆固醇（cholesterol） 戒烟（cigarettes）
D	防治糖尿病（diabetes） 控制饮食（diet）
E	健康教育（education） 体育锻炼（exercises）

（3）三级预防　指对于冠心病相关并发症的积极治疗，尤其对于急性心肌梗死、卒中等危重患者，减低死亡率并促进康复治疗，尽可能提高患者的生活质量。冠心病并发症主要有：乳头肌功能失调或断裂、心脏破裂、栓塞、心室壁瘤、室间隔穿孔、心肌梗死后综合征等。

三、冠心病的家庭管理与社区管理

1. 冠心病的家庭管理　做好多重危险因素的控制与管理，继续提倡“减少钠盐摄入、控制体重、合理膳食、戒烟限酒、适当运动、放松心情”的生活方式，尽量避免诱发因素的产生，指导患者识别和紧急处理心脏突发问题，掌握急救药物的正确使用时机和方法。

2. 冠心病的社区管理　通过定期体检，筛查冠心病的高危因素。对于冠心病易患人群，建议每半年复查心电图，必要时进一步性行冠状动脉 CTA 或运动平板检查。加大对冠心病科学知识的宣传力度及健康教育，提高群众对于冠心病的认识，全科医生应当对冠心病患者进行登记与长期随访，并保持双向转诊。

参考《稳定性冠心病基层诊疗指南（2020 年）》及《非 ST 段抬高型急性冠状动脉综合征基层诊疗指南（2019 年）》，基层医疗机构转出至上级医院的转诊指征。

（1）紧急转诊指征　①稳定型心绞痛病情变化发生急性心肌梗死；②稳定型冠心病转变为不稳定型心绞痛，近 48 小时内发生缺血性胸痛加重、出现严重心律失常或心脏骤停、血流动力学不稳定或心源性休克低血压（收缩压≤90mmHg）、左心室功能不全（LVEF≤40%）、急性心力衰竭、存在与缺血有关的肺水肿、出现第三心音、新的或加重的奔马律；③反复的 ST－T 动态改变，尤其是伴随间歇的 ST 段抬高。休息时胸痛发作伴 ST 段变化＞0.1mV，新出现 Q 波或束支传导阻滞；④药物治疗无效的反复发作或持续性胸痛。

紧急转诊时患者应立即卧床休息，吸氧、建立静脉通道、监测血压、心率等生命体征，必要时镇痛治疗。

（2）普通转诊指征　需进行特殊检查评估，如冠状动脉造影、心脏核磁共振、心脏负荷试验等基层医疗机构无法完成的项目时；冠心病危险因素控制不理想，希望转诊上级医院更好地控制危险因素；经过规范化治疗症状控制不理想，仍有频繁心绞痛症状发作。

上级医院转出至基层医疗机构的转诊指征：患者病情稳定，治疗方案确定，尚不需要介入治疗或已完成血运重建治疗进入稳定康复期等。

第五节　慢性阻塞性肺疾病的社区管理规范

一、概述

（一）慢性阻塞性肺疾病的定义和流行病学

慢性阻塞性肺疾病，简称慢阻肺，是一种常见的、可预防和可治疗的慢性气道疾病，其特征是存在持续气流受限和相应的呼吸系统症状，通常是由于显著暴露于有害颗粒或气体引起的气道和（或）肺泡异常所致，遗传易感性、异常的炎症反应以及与肺异常发育等众多宿主因素也参与发病过程。

慢阻肺是一种严重危害人类健康的常见病，具有较高的致残率和病死率，给患者及其家庭、社会带来沉重的经济负担。2018 年，王辰院士发起的“中国成人肺部健康研究”调查结果显示，我国 20 岁及以上人群慢阻肺的患病率为 8.6%，40 岁以上人群患病率高达 13.7%，估算我国患者数大约 1 亿。可见，慢阻肺的患病率很高。目前，我国还存在慢阻肺的漏诊、误诊和治疗不规范的现象。

（二）慢性阻塞性肺疾病的病因及危险因素

了解慢阻肺的病因和危险因素，可以让全科医生作出针对性的疾病筛查；在慢性病长期管理中，可以对患者的生活方式进行干预，延缓疾病的进展；在社区健康照顾中，可以开展针对性的健康教育，提高居民自我保健意识和能力，预防疾病的发生。

1. 环境因素

（1）吸烟　是目前公认的慢阻肺最重要的环境致病因素。吸烟人群的肺功能异常率明显高于非吸烟者，第一秒用力呼气容积（FEV1）下降速度较快，死亡风险增高。被动吸烟也可能导致呼吸功能下降、呼吸道症状及慢阻肺的发生。

（2）室内空气污染　燃料所产生的室内空气污染与吸烟具有协同作用。室内燃料燃烧产生的大量烟雾可能是不吸烟女性发生慢阻肺的重要原因。

（3）室外空气污染　空气污染物中的颗粒物质（PM）和有害气体物质（二氧化硫等）对支气管黏膜有刺激和细胞毒性作用。PM2.5 的大量吸入，增加了慢阻肺的患病风险，同时也会加重慢阻肺患者的病情。

（4）职业粉尘暴露　职业环境接触的刺激性物质、有机粉尘及过敏原等可导致气道高反应性增加，可促进慢阻肺的发生。

(5）社会经济地位　社会经济地位较低的人群慢阻肺的发生概率较高，可能与室内外空气污染程度更重、缺乏营养、容易感染等因素有关。

2. 个体易感因素

(1）遗传因素　慢阻肺有遗传易感性，且存在异质性。α_1 抗胰蛋白酶重度缺乏与非吸烟者的肺气肿形成有关，但国内至今尚未发现病例。国际最新研究发现 82 个与慢阻肺有关的基因位点，不同的基因与慢阻肺的不同病理或临床特征相关联。

(2）年龄　年龄是慢阻肺的危险因素之一，年龄越大，慢阻肺患病率越高。

(3）肺生长发育　在胎儿期、出生和青少年时期，暴露于有害因素会影响肺的生长发育，肺生长发育不良是慢阻肺的重要危险因素。

(4）哮喘和气道高反应性　哮喘不仅可与慢阻肺共存，也是慢阻肺的危险因素之一，气道高反应性也参与慢阻肺的发病过程。

(5）慢性支气管炎和感染　慢性支气管炎增加发生慢阻肺的可能性。呼吸道感染是慢阻肺急性加重的常见原因。儿童期反复下呼吸道感染与成年后肺功能降低及呼吸系统症状的发生有关。

(6）低体重指数　低体重指数也与慢阻肺的发病有关，体重指数越低，慢阻肺的患病率越高。

（三）慢性阻塞性肺疾病的分期

慢阻肺分为急性加重期和稳定期。

慢阻肺急性加重期是指慢阻肺患者短期内出现咳嗽、咳痰、气短和（或）喘息加重，痰量增多，脓性或黏液性浓痰，可伴有发热等炎症加重的表现。患者呼吸道症状超过了日常变异范围的持续恶化，需要改变药物治疗方案。

慢阻肺稳定期是指患者的咳嗽、咳痰、气短等症状稳定的状态。

二、慢性阻塞性肺疾病的诊断治疗与三级预防

（一）慢性阻塞性肺疾病诊断与评估

1. 诊断与鉴别诊断

(1）临床表现　症状：①慢性咳嗽，通常为首发症状，好发于秋冬寒冷季节，常晨起和夜间咳嗽明显；②咳痰，常为白色黏液浆液性痰，清晨排痰较多；③气短或呼吸困难，是慢阻肺标志性的症状，早期仅在劳力时出现，之后逐渐加重；④胸闷和喘息，部分患者有明显的胸闷和喘息，常见于重症或急性加重患者。

体征：①视诊及初诊，桶状胸，部分患者呼吸变浅、频率增快、呼气时相延长等，严重者可见胸腹矛盾运动、缩唇呼吸等；②叩诊，肺部过清音，心浊音界缩小，肺肝界降低；③听诊，双肺呼吸音减低，呼气延长，可闻及干性啰音或哮鸣音和（或）湿啰音。

(2）诊断　慢阻肺的诊断主要依据危险因素暴露史、症状、体征及肺功能检查等临床资料，并排除可引起类似症状和持续气流受限的其他疾病，综合分析确定。对有慢性咳嗽或咳痰、呼吸困难、反复下呼吸道感染史和（或）有慢阻肺危险因素暴露史的患者，临床上应该考虑慢阻肺诊断可能。胸部 X 线检查对排除其他疾病及确定肺部并发症有着重要意义，慢阻肺主要 X 线征象为肺过度充气，肺容积增大，肋骨走向变平，肺野透亮度增高，横膈变低，心影狭长，有时可见肺大疱形成。确诊慢阻肺需要做肺功能检查，吸入支气管舒张剂后 FEV1/FVC < 70%，表示存在持续的气流受限，是诊断慢阻肺的必备条件（图 8 -3）。

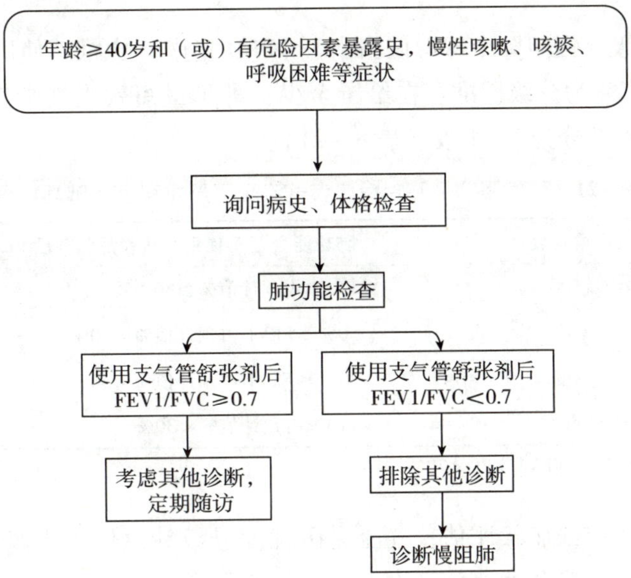

图 8－3　慢性阻塞性肺疾病的诊断流程

（3）鉴别诊断　慢阻肺需要与哮喘、支气管扩张症、充血性心力衰竭、肺结核和弥漫性泛细支气管炎等疾病进行鉴别。应注意当哮喘发生气道重塑时，气流受限的可逆性会逐渐下降，需全面分析患者的临床资料才能作出正确的判断。此外还要注意，慢阻肺和哮喘这两种疾病也可并存。

2. 评估

（1）症状评估　气短或呼吸困难是慢阻肺的标志性症状，因此，以呼吸困难为核心的症状评估十分重要。可采用改良版英国医学研究委员会（mMRC）呼吸困难问卷对呼吸困呐严重程度进行评估（表 8－19），也可用慢阻肺患者自我评估测试（CAT）进行综合症状评估（表 8－20）。

表 8－19　改良版英国医学研究委员会（mMRC）呼吸困难问卷

呼吸困难评价等级	呼吸困难严重程度
0 级	只有在剧烈活动时才感到呼吸困难
1 级	在平地快步行走或步行爬小坡时出现气短
2 级	由于气短，平地行走时比同龄人慢或需要停下来休息
3 级	在平地行走 100m 左右或数分钟后需要停下来喘气
4 级	因严重呼吸困难以至于不能离开家，或在穿衣服、脱衣服时出现呼吸困难

表 8－20　慢性阻塞性肺疾病患者自我评估测试（CAT）

序号	症状	评分	症状
1	我从不咳嗽	0　1　2　3　4　5	我总是咳嗽
2	我肺里一点痰都没有	0　1　2　3　4　5	我有很多痰
3	我一点也没有胸闷感觉	0　1　2　3　4　5	我有很严重的胸闷感觉
4	我爬坡或爬 1 层楼时没有喘不过气的感觉	0　1　2　3　4　5	我爬坡或爬 1 层楼时，会感觉严重喘不上气
5	我在家里的任何活动都不受到慢阻肺影响	0　1　2　3　4　5	我在家里的任何活动都很受慢阻肺影响
6	尽管有肺病我仍有信心外出	0　1　2　3　4　5	因为有肺病，我没有信心外出
7	我睡得好	0　1　2　3　4　5	因为有肺病，我睡得不好
8	我精力旺盛	0　1　2　3　4　5	我一点精力都没有

注：数字 0～5 表现严重程度，请标记最能反映您当时情况的选项，并在数字上大√，每个问题只能标记 1 个选项。

（2）气流受限程度分级　慢阻肺全球倡议指南（GOLD 指南）中推荐使用肺功能界值明确气流受限的程度，以 FEV1 占预计值% 为分级标准。在给予至少一种足量短效支气管舒张剂后进行肺功能检查。慢阻肺患者根据气流受限程度分为 1～4 级（表 8－21）。

表 8－21　慢性阻塞性肺疾病患者气流受限严重程度的肺功能分级

分级	严重程度	肺功能（基于使用支气管舒张剂后 FEV1）
GOLD 1 级	轻度	FEV1 占预计值% ≥80%
GOLD 2 级	中度	50% ≤FEV1 占预计值% <80%
GOLD 3 级	重度	30% ≤FEV1 占预计值% <50%
GOLD 4 级	极重度	FEV1 占预计值% <30%

注：基本条件为使用支气管舒张剂后 FEV1/FVC <70%。

（3）慢阻肺综合评估　依据症状评估、气流受限程度分级和急性加重风险的评估，可对稳定期慢阻肺患者的病情严重程度进行综合性评估（图 8－4）。综合评估系统中，根据患者气流受限程度分为 GOLD 1～4 级；根据症状水平和过去 1 年的中/重度急性加重史将患者分为 A、B、C、D 四个组。依据该评估结果选择稳定期的治疗方案。

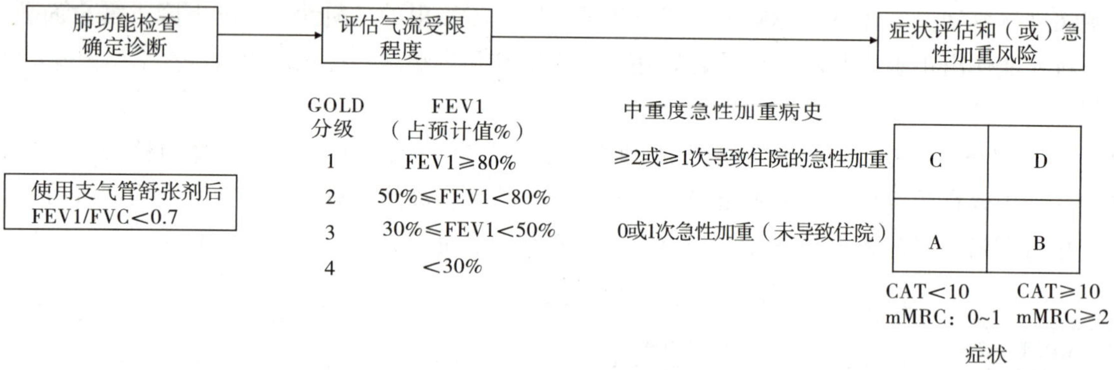

图 8－4　慢性阻塞性肺疾病综合评估示意图

（二）慢性阻塞性肺疾病的治疗

1. 稳定期治疗　慢阻肺稳定期的治疗目标是：减轻当前症状，包括缓解呼吸系统症状、改善运动耐量和健康状况；降低未来风险，包括防止疾病进展、防治急性加重及减少病死率。

（1）药物治疗　微课 2

①支气管舒张剂　支气管舒张剂是慢阻肺的基础一线治疗药物，通过松弛气道平滑肌，舒张支气管，改善气流受限，从而减轻慢阻肺的症状，也可以改善肺功能，降低急性加重风险。多首选吸入治疗。主要治疗药物有：短效 β_2 受体激动剂（SABA），如特布他林、沙丁胺醇等；长效 β_2 受体激动剂（LABA），如沙美特罗和福莫特罗；短效抗胆碱能药物（SAMA），如异丙托溴铵等；长效抗胆碱能药物（LAMA），如噻托溴铵等；茶碱类药物，如缓释型或控释型茶碱。

②吸入糖皮质激素（ICS）　慢阻肺稳定期长期单一应用 ICS，不能阻止肺功能的降低趋势，对病死率也无明显改善，因此，ICS 适合与长效支气管舒张剂联合使用。而对于稳定期患者在使用支气管舒张剂基础上是否加用 ICS，要根据临床表现、急性加重风险、外周血嗜酸粒细胞数值、合并症及并发症等综合考虑。

③磷酸二酯酶 4（PDE－4）抑制剂　主要作用是通过抑制细胞内环腺苷酸的降解来减轻炎症，常

用的药物有罗氟司特。

④祛痰药及抗氧化剂　祛痰药及抗氧化剂可促进黏液溶解，有利于气道引流通畅，改善通气功能。临床常用药物主要有 N－乙酰半胱氨酸（NAC）、羧甲司坦、厄多司坦、福多司坦和氨溴索等。

（2）非药物干预

①呼吸康复治疗　呼吸康复治疗可减轻患者呼吸困难症状、提高运动耐力、改善生活质量、减轻焦虑和抑郁症状、减少急性加重后再住院风险。对于有呼吸困难症状的患者，呼吸康复应作为常规推荐。规律的运动训练是呼吸康复的核心内容，运动训练处方包括运动方式、频率、持续时间、运动强度和注意事项，运动方式包括有氧训练、阻抗训练、平衡柔韧性训练、呼吸肌训练等。

②长期家庭氧疗（LTOT）　应用指征包括 $PaO_2 \leqslant 55mmHg$，或 $SaO_2 \leqslant 88\%$，伴或不伴有 3 周发生 2 次高碳酸血症；PaO_2 55～60mmHg，并有肺动脉高压，外周水肿（有充血性心力衰竭迹象），或红细胞增多症（红细胞比容 >55%）。LTOT 一般经鼻导管吸入，流量 1.0～2.0L/min，>15h/d。目的是使患者在静息状态下，达到 $PaO_2 \geqslant 60mmHg$ 和（或）SaO_2 达到 90%，以维持重要器官的功能，保证周围组织的氧气供应。

2. 急性加重期治疗　慢阻肺急性加重期的治疗目标是尽可能减少本次急性加重的不良影响，预防再次急性加重的发生。慢阻肺急性加重的主要治疗手段如下。

（1）支气管舒张剂　是慢阻肺急性加重的一线基础治疗，用于改善临床症状和肺功能；推荐优先选择单用短效 β_2 受体激动剂（SABA）或联合短效抗胆碱能药物（SAMA）吸入治疗。

（2）抗感染治疗　抗菌治疗可以缩短恢复时间、降低早期复发风险、减少治疗失败风险和缩短住院时间。对于所有慢阻肺急性加重患者，均应评估感染相关的指标和是否有抗菌治疗的指征。慢阻肺急性加重期抗菌治疗的临床指征：①同时具备呼吸困难加重、痰量增加和脓性痰 3 个主要症状；②具备脓性痰和另 1 个主要症状；③需要有创或无创机械通气治疗。抗生素的选择应考虑当地细菌耐药情况、痰培养和药敏试验结果，常用的初始经验性治疗可选用如阿莫西林/克拉维酸、大环内酯类、四环素或头孢三代等，对于有铜绿假单胞菌（PA）感染风险的，可选用更广谱的抗生素，如哌拉西林/他唑巴坦、头孢哌酮/舒巴坦或喹诺酮类。

（3）糖皮质激素　在中重度慢阻肺急性加重患者中，全身使用糖皮质激素可改善肺功能、氧合状态和缩短康复及住院时间，推荐剂量为甲泼尼龙 40mg/d，治疗 5 天，静脉应用与口服疗效相当。

（4）控制性氧疗　氧疗是慢阻肺急性加重伴呼吸衰竭患者的基础治疗，氧疗目标是改善低氧血症，保证 SpO_2 88%～92%。

（5）无创机械通气（NPPV）　是目前慢阻肺急性加重合并Ⅱ型呼衰患者首选的呼吸支持方式，能够改善呼吸性酸中毒，降低 $PaCO_2$、呼吸频率及呼吸困难程度，缩短住院时间，减少病死率和气管插管率等；同时也能避免有创通气带来的损害。但无创通气不能改善生命质量。

（三）慢性阻塞性肺疾病的三级预防

1. 一级预防　慢阻肺的一级预防主要是通过健康教育和危险因素管理。健康教育的主要内容包括：戒烟宣教、慢阻肺的基础知识、长期规律使用药物的重要性、吸入药物和吸入装置的正确使用、缓解呼吸困难的技巧、了解需到医院就诊的时机、呼吸康复相关知识、急性加重的处理方式等。危险因素管理主要有戒烟及烟草依赖的治疗、控制职业性或环境污染。

2. 二级预防　慢阻肺的二级预防主要是为了阻止或延缓疾病的发展，强调早发现、早诊断、早治疗。可通过定期健康体检、普查和筛查等手段实现。常用的筛查方法主要是肺功能检查，可以早期发现慢阻肺。一旦确诊为慢阻肺，全科医生应告知患者及其家属，根据情况和患者医院制订早期治疗方案，积极尽早地给予治疗，减缓慢阻肺的进展。

3. 三级预防 慢阻肺的三级预防是为了防止病情恶化、呼吸衰竭发生，促进肺功能改善，提高生存质量，延长生存时间，降低病死率。做好三级预防主要是对慢阻肺患者进行准确的评估，制订适合的治疗方案，同时要加强健康教育工作，督促患者坚持治疗并定期复查。

三、慢性阻塞性肺疾病的家庭管理与社区管理

（一）慢性阻塞性肺疾病的社区筛查

在慢阻肺的基层管理中，早期识别疑似慢阻肺患者尤为重要。肺功能是慢阻肺确诊中必不可少的依据。对以下人群建议每年进行一次肺功能检测：①有慢性咳嗽、咳痰、呼吸困难、喘息或胸闷症状的人群；②有职业粉尘暴露史、化学物质接触史、生物燃料烟雾接触史的40岁及以上人群。

同时，对于40岁以上人群，以下线索可以帮助考虑慢阻肺诊断：①呼吸困难，进行性加重（逐渐恶化），通常在活动时加重，持续存在（每天均有发生），患者常描述为呼吸费力、胸闷、气不够用、喘息；②慢性咳嗽，可为间歇性或无咳痰；③慢性咳痰，可为任何类型慢性咳痰；④接触危险因素，吸烟、职业粉尘和化学物质、烹调产生的油烟或燃料产生的烟尘；⑤家族史，慢性呼吸系统疾病家族史。

（二）慢性阻塞性肺疾病转诊标准

1. 紧急转诊 当慢阻肺患者出现中重度急性加重，经过紧急处理后症状无明显缓解，需要住院或行机械通气治疗，应考虑紧急转诊。

（1）转入普通病房指征 ①症状显著加剧，如突然出现静息状况下呼吸困难表现；②重度慢阻肺；③出现新的体征或原有体征加重（如发绀、意识改变、外周水肿）；④有严重的合并症（如心力衰竭、新出现的心律失常等）；⑤急性加重期，初始药物治疗失败；⑥高龄患者；⑦诊断不明确；⑧院外治疗无效或医疗条件差。

（2）转入监护病房指征 ①对初始急诊治疗反应差的严重呼吸困难；②出现意识状态改变，包括意识模糊、昏睡、昏迷；③持续性低血氧症（$PaO_2 < 40mmHg$）或进行性加重和（或）严重或进行性加重的呼吸性酸中毒（$pH < 7.25$），氧疗或无创通气治疗无效；④需要有创机械通气治疗；⑤血流动力学不稳定、需要使用升压药。

2. 普通转诊 ①初次筛查疑似慢阻肺患者；②经过规范化治疗症状控制不满意或出现药物不良反应，或其他不耐受治疗的情况；③出现慢阻肺合并症或并发症，需要进一步评估和诊治的患者；④诊断明确、病情平稳的慢阻肺患者每年应由专科医生进行一次全面评估，对治疗方案进行必要的调整；⑤全科医生判断患者出现需上级医院处理的其他情况或疾病。

3. 慢性阻塞性肺疾病随访与复查 了解患者疾病相关危险因素，动态观察患者病情变化，指导患者自我监测并记录，了解患者药物使用情况，督促规范药物治疗，评价治疗效果，定期进行肺功能检查评估慢阻肺风险程度，综合评估病情，是否需要调整诊疗方案或转至上级医院进一步治疗。

目标检测

答案解析

一、选择题

［A1/A2 型题］

1. 我国现阶段城市居民主要死亡原因第一位的是（　）

A. 恶性肿瘤　B. 心脏病　C. 脑血管病　D. 呼吸系统疾病　E. 内分泌系统疾病

2. 我国现阶段农村居民主要死亡原因第一位的是（　）

A. 恶性肿瘤　B. 心脏病　C. 脑血管病　D. 呼吸系统疾病　E. 内分泌系统疾病

3. 慢性病导致的过早死亡率水平是评价一个国家地区慢性病预防控制水平的重要指标。过早死亡率是（　）

A. 15～30 岁之间死亡的概率

B. 30～50 岁之间死亡的概率

C. 30～70 岁之间死亡的概率

D. 40～60 岁之间死亡的概率

E. 15～60 岁之间死亡的概率

4. 有关糖尿病的诊断，正确的是（　）

A. 空腹血糖升高是重要的诊断指标

B. 空腹血糖正常可排除糖尿病

C. 糖耐量减低是糖尿病的一个亚型

D. 尿糖阴性可排除糖尿病

E. 两次 OGTT 不能诊断是应做第三次

5. 2 型糖尿病的特点是（　）

A. 都有“三多一少”表现

B. 患者体型均较肥胖

C. 患者空腹血糖都增高

D. 空腹尿糖均呈阳性

E. 少数以酮症酸中毒为首发表现。

6. 应用降压药治疗高血压，错误的原则是（　）

A. 发生高血压危象时要紧急降压

B. 单个药物小剂量开始，必要时可联合用药

C. 应根据个体化情况调整用药方案

D. 血压显著增高已多年的患者，应立即速使血压降至正常水平

7. 一位 80 岁老年男性患者就诊，该患者高血压病史 10 年，血压最高 165/98mmHg，5 年前曾发生过缺血性脑卒中，该患者高血压的分级分层属于（　）

A. 高血压 2 级（高危）

B. 高血压 2 级（很高危）

C. 高血压 3 级（很高危）

D. 高血压 3 级（高危）

E. 高血压 2 级（中危）

8. 目前诊断冠心病的金标准是（　）

A. 心电图

B. 心肌酶

C. 冠状动脉 CTA

D. 冠状动脉造影

E. 心脏彩照

9. 下列哪项不是慢性阻塞性肺疾病的主要症状（　）

A. 发热

B. 慢性咳嗽，常晨间咳嗽明显，夜间有阵咳

C. 清晨排痰较多，急性发作期痰量增多

D. 气短是慢阻肺的标志性症状

E. 重症患者或急性加重期时出现喘息

10. 下列各项检查对诊断慢性阻塞性肺疾病最有意义的是（　）

A. 桶装胸

B. 肺功能 FEV1/FVC＜70%

C. 心电图呈低电压

D. 血气分析 PaO_2＜60mmHg，$PaCO_2$＞50mmHg

E. 胸部 X 线示肺透亮度增加，肋间隙增宽

二、思考题

1. 糖尿病管理需遵循的四早原则有哪些？
2. 常用的降压药有哪几类？
3. 请根据发病特点及治疗原则对冠心病进行分类。
4. 慢性阻塞性肺疾病转诊标准是什么？

（吴旭东　史卫红　范腾阳　许　兰）

书网融合……

本章小结　　微课 1　　微课 2　　题库

第九章　实训指导

学习目标

1. 通过本章学习，重点把握全科医疗的服务内容及家庭访视。

2. 学会在应诊过程中，以人为中心的接诊步骤。

3. 具有运用生物－心理－社会医学模式开展全科医疗家庭访视的卫生服务，运用全科医学的临床思维解决全科医疗中需要解决的实际问题，并能做出合理的诊疗方案和措施。

实训一　全科医疗服务

第一节　全科医疗服务模式及服务内容

【实训目的】

通过学习全科医疗服务模式及服务内容，学会运用全科医学的临床思维解决全科医疗中需要解决的实际问题。

【实训要求】

1. 掌握国家基本公共卫生服务项目及服务规范。
2. 熟悉社区卫生服务机构规范化设置及各项设置具体服务功能。
3. 了解全科医疗的服务内容，全科医生的工作任务。

【参考学时】

1 学时

【内容与方法】

1. 通过参观，带教老师讲解，熟知基本公共卫生服务项目，了解各项服务规范。

2. 了解社区卫生机构的规范化设置，各种统一标志的含义。全科医疗、预防保健和中医服务功能划分，全科医学门诊布局及设施。

3. 社区全科带教老师展示全科医生的具体工作内容，学生分组讨论全科医生的工作与专科医生有何异同。

4. 形式：分组参观、体验、讨论。

【规范与流程】

1. 参观 学生分为3~5组，由带教老师带领学生分组参观社区，并介绍社区卫生服务中心的规范化设置、中心的布局，全科医疗、预防保健和中医服务功能划分。

2. 讲座 带教老师向同学讲解基本公共卫生服务项目开展情况以及服务规范，特殊人群健康照顾方式。

3. 观摩 带教老师向学生展示全科医生具体的工作内容，介绍全科医学门诊布局及设施等。

4. 讨论 各组学生讨论全科医生为社区居民提供服务的种类，全科医生的工作与专科医生有何异同。

5. 实训报告 完成书写实训报告。

第二节 全科医生应诊过程与内容

一、实训目的

通过观摩社区带教老师的接诊过程，更好地运用于全科医生应诊过程中，有助于全科医生对疾病诊治能力的提升。

二、实训要求

1. 掌握全科医生四项主要的应诊任务和应诊过程。
2. 熟悉以人为中心的问诊方法以及接诊步骤。
3. 了解全科医生的诊疗模式，患者遵医行为的影响因素，以及全科医生在应诊过程中如何改善患者的遵医行为。

三、参考学时

1 学时

四、内容与方法

1. 通过观摩带教老师的接诊过程，熟悉以人为中心的问诊方式（BATHE 问诊方法），熟悉全科医生的接诊步骤。
2. 通过案例分析讨论，掌握全科医生主要的应诊任务和应诊过程（表9-1）。
3. 形式：分组观摩、案例讨论。

五、规范与流程

1. 观摩 学生分为5~8组，在带教老师指导下，观摩全科医生在门诊中接诊患者的过程。

2. 案例讨论 全科教研室老师组织指导学生，分为5~8组，对以人为中心的应诊任务和应诊过程中的案例进行讨论。

3. 实训报告 完成书写实训报告。

表 9－1　接诊记录表

姓名：　　　　　　　　　　　　　　　　　　　　　　　　　　　　编号 □□□－□□□□□

就诊者的主观资料：

就诊者的客观资料：

评估：

处置计划：

医生签字：

接诊日期：　　年　月　日

填表说明：

1. 本表供居民由于急性或短期健康问题接受咨询或医疗卫生服务时使用，以能够如实反映居民接受服务的全过程为目的、根据居民接受服务的具体情况填写。

2. 就诊者的主观资料：包括主诉、咨询问题和卫生服务要求等。

3. 就诊者的客观资料：包括查体、实验室检查、影像检查等结果。

4. 评估：根据就诊者的主、客观资料作出的初步印象、疾病诊断或健康问题评估。

5. 处置计划：指在评估基础上制订的处置计划，包括诊断计划、治疗计划、患者指导计划等。

微课　BATHE 问诊　　　微课　体格检查　　　微课　四项任务

实训二　家庭访视

第一节　家庭访视与评估

一、实训目的

通过学习家庭访视与家庭评估的方法，更好地为居民制订个性化的健康管理计划，提供合适、有效的健康指导。

二、实训要求

1. 掌握家庭访视的类型，家系图及家庭圈的画法。

2. 熟悉家庭访视的程序，家庭评估的方法，家庭健康计划的制订。

3. 了解家庭访视过程中遵循的原则，针对访视居民家庭健康问题，提出个性化的健康管理计划，并能够提供合适、有效的健康指导。

三、参考学时

1 学时

四、内容与方法

1. 家庭结构评估　包括家庭的外部结构（核心家庭、主干家庭、联合家庭、单亲家庭等），内部结构（家庭角色、权力结构、家庭沟通类型和家庭的价值观等）。

2. 家庭生活周期评估 确定该家庭处于家庭生活周期的哪一阶段。

3. 家庭评估方法运用 绘制家系图和家庭圈，学会采用家庭关怀度指数（APGARA 量表）综合评估家庭功能。

4. 其他 熟悉家庭访视的程序和技巧，了解家庭访视过程中遵循的原则及人际沟通技巧。

5. 形式 参观、实践、讨论等。

五、规范与流程

1. 安排 学生分为 5－8 组，由社区带教老师带领进入居民家庭实施入户访视。

2. 准备阶段 每组带教老师从其所服务的社区居民中抽取一户家庭，并从健康档案中查阅户主姓名和联系方式，电话预约访视的家庭成员（访视对象）确认家庭需要访视的原因及是否愿意接受家访等，获取家访的地址。

3. 前往探视阶段 从出发至到达家庭过程中观察和评估家庭的邻里和社区情况。

4. 进入家庭阶段 努力与该家庭建立良好的人际关系，取得家庭成员的信任，并观察家庭内的基本情况。

5. 探视阶段 通过言语交流、现场观察和问卷调查等，进行家庭结构和功能评估、家庭周期评估、家庭成员居家环境安全评估等。

6. 结束阶段 在本次访视结束后，快速审视并分析结果，预计是否需要下一次家访，并做好预约准备，填写家庭访视记录。

7. 讨论 学生分组讨论该家庭的结构、功能，家庭的主要健康问题及可制定哪些健康计划。

8. 实训报告 完成书写实训报告。

第二节　妇女、儿童与家庭访视

一、实训目的

通过对孕产妇和 0～6 岁儿童的家庭访视，体会全科医生以家庭为单位、生命周期全过程照顾的模式，提高学生实施妇幼保健和对孕产妇家庭健康照顾的能力。

二、实训要求

1. 掌握孕产妇和 0～6 岁儿童的健康管理规范与流程。
2. 熟悉孕产妇和 0～6 岁儿童及其所在家庭的健康问题，提出健康照顾计划。
3. 了解孕产妇和 0～6 岁儿童健康档案的建立。

三、参考时间

1 学时

四、内容与方法

1. 评估孕产妇和新生儿健康，了解健康照顾相关知识，了解孕产妇和 0～6 岁儿童的健康管理规范与流程。

2. 针对孕产妇和0～6岁儿童及其所在家庭的健康问题，提出健康照顾计划，提供母乳喂养、产褥期护理、新生儿护理的相关知识。

3. 培养学生关注生命、热爱妇幼工作的良好职业道德。

4. 根据《国家基本公共卫生服务规范》（第三版）的要求，为孕产妇和0～6岁儿童建立健康档案。

5. 形式：参观、实践、讨论等。

五、规范与流程

1. 教师介绍本次实训的目的和要求，讲解孕产妇和0～6岁儿童健康管理流程，演示社区妇幼健康计算机化管理功能模块。

2. 准备阶段：电话预约访视的家庭成员（访视对象为辖区内有孕产妇和新生儿或0～6岁儿童的家庭），告知家庭访视的原因及是否愿意接受家访等，获取家访的地址。

3. 准备用具：孕产妇和新生儿家庭访视包（血压计、听诊器、体温计、电子秤、婴儿兜、软皮尺、多功能母婴折叠秤）访视者健康档案评估表、健康教育处方等。

4. 入户访视：每2～3人一组，随社区教学基地的全科医疗团队进入产妇和新生儿家庭进行访视。

5. 探视阶段：访视时自戴鞋套，注意文明语言，态度和蔼、可亲。离开时要表示感谢，留下服务电话，以便建立“一对一”服务。按照《国家基本公共卫生服务规范》（第三版）的要求，填写产妇和新生儿访视评估表（表9－2至表9－8）。

6. 结束阶段：在本次访视结束后，预计是否需要下一次家访，并做好预约准备。

7. 讨论：针对访视人的健康问题，提出健康照顾计划。

8. 完成实训报告。

表9－2 新生儿家庭访视记录表

姓名：　　　　　　　　　　　　　　　　　　　　编号 □□□－□□□□□

性别	1男 2女 9未说明的性别 0未知的性别 □			出生日期	□□□□ □□ □□	
身份证号				家庭住址		
父亲	姓名	职业		联系电话		出生日期
母亲	姓名	职业		联系电话		出生日期
出生孕周　周			母亲妊娠期患病情况 1无 2糖尿病 3妊娠期高血压 4其他			
助产机构名称：			出生情况 1顺产 2胎头吸引 3产钳 4剖宫 □/□ 5双多胎 6臀位 7其他＿＿＿＿			
新生儿窒息 1无 2有 （Apgar评分：1min　5min　不详） □			畸形 1无 2有＿＿＿＿ □			
	新生儿听力筛查：1通过 2未通过 3未筛查 4不详 □					
	新生儿疾病筛查：1未进行 2检查均阴性 3甲低 4苯丙酮尿症 5其他遗传代谢病 □/□					
新生儿出生体重　kg			目前体重　kg		出生身长　cm	
喂养方式 1纯母乳 2混合 3人工 □			吃奶量 mL/次		吃奶次数次/日	
呕吐1无 2有 □			大便1糊状 2稀 3其他 □		大便次数次/日	
体温　℃			心率　次/分钟		呼吸频率　次/分钟	
面色 1红润 2黄染 3其他＿＿＿＿ □			黄疸部位 1无 2面部 3躯干 4四肢 5手足 □/□/□/□			

续表

	前囟______cm×______cm　1 正常　2 膨隆　3 凹陷　4 其他________________ □		
眼睛　1 未见异常　2 异常 □		四肢活动度　1 未见异常　2 异常 □	
耳外观　1 未见异常　2 异常 □		颈部包块　1 无　2 有 □	
鼻　1 未见异常　2 异常 □		皮肤　1 未见异常　2 湿疹　3 糜烂　4 其他 □	
口腔　1 未见异常　2 异常 □		肛门　1 未见异常　2 异常 □	
心肺听诊　1 未见异常　2 异常 □		胸部　1 未见异常　2 异常 □	
腹部触诊　1 未见异常　2 异常 □		脊柱　1 未见异常　2 异常 □	
外生殖器　1 未见异常　2 异常 □			
	脐带　1 未脱　2 脱落　3 脐部有渗出　4 其他________ □		
	转诊建议：1 无　2 有　原因：　机构及科室： 指导　1 喂养指导　2 发育指导　3 防病指导　4 预防伤害指导　5 口腔保健指导 6. 其他____________________		
本次访视日期　年　月　日		下次随访地点	
下次随访日期　年　月　日		随访医生签名	

填表说明：

1. 姓名：填写新生儿的姓名。如没有取名则填写母亲姓名＋“之男”或“之女”。若不是以新生儿的身份纳入管理，则填写该表至“出生情况”一栏后，按照对应月龄填写其他的检查记录表。

2. 出生日期：按照年（4 位）　月（2 位））　日（2 位）顺序填写，如 20080101。

3. 身份证号：填写新生儿身份证号，若无，可暂时空缺，待户口登记后再补填。

4. 父亲、母亲情况：分别填写新生儿父母的姓名、职业、联系电话、出生日期。

5. 出生孕周：指新生儿出生时母亲怀孕周数。

6. 助产机构名称：对于非住院分娩的情况写无。

7. 新生儿听力筛查：询问是否做过新生儿听力筛查，将询问结果相应在“通过”“未通过”“未筛查”上划“√”。若不清楚在“不详”上划“√”。

8. 新生儿疾病筛查：询问是否做过新生儿甲低、新生儿苯丙酮尿症及其他遗传代谢病的筛查，筛查过的在相应疾病上面划“√”；若进行了其他遗传代谢病检查，将筛查的疾病名称填入。可多选。

9. 喂养方式：将询问结果在相应方式上划“√”。

纯母乳喂养指只给婴儿喂母乳，而不给其他任何的液体和固体食物。但允许在有医学指征的情况下，加喂药物、维生素和矿物质。

混合喂养指婴儿喂母乳同时，喂其他乳类及乳制品。

人工喂养指无母乳，完全给婴儿喂其他乳类和代乳品。

10. 吃奶量和吃奶次数：纯母乳或混合喂养儿童不必填写吃奶量。

11. 黄疸部位：可多选。

12. 查体　眼睛：婴儿有目光接触，眼球能随移动的物体移动，结膜无充血、溢泪、溢脓时，判断为“未见异常”，否则为“异常”。

耳外观：当外耳无畸形、外耳道无异常分泌物，无外耳湿疹，判断为“未见异常”，否则为“异常”。

鼻：当外观正常且双鼻孔通气良好时，判断为“未见异常”，否则为“异常”。

口腔：当无唇腭裂、高腭弓、诞生牙、口炎及其他口腔异常时，判断为“未见异常”，否则为“异常”。

胸部：当未闻及心脏杂音，心率和肺部呼吸音无异常时，判断为“未见异常”，否则为“异常”。腹部：肝脾触诊无异常时，判断为“未见异常”，否则为“异常”。

四肢活动度：上下肢活动良好且对称，判断为“未见异常”，否则为“异常”。

颈部包块：触摸颈部是否有包块，根据触摸结果，在“有”或“无”上划“√”。

皮肤：当无色素异常，无黄疸、发绀、苍白、皮疹、包块、硬肿、红肿等，腋下、颈部、腹股沟部、臀部等皮肤皱褶处无潮红或糜烂时，判断为“未见异常”，可多选。

肛门：当肛门完整无畸形时，判断为“未见异常”，否则为“异常”。

外生殖器：当男孩无阴囊水肿、鞘膜积液、隐睾，女孩无阴唇粘连，外阴颜色正常时，判断为“未见异常”，否则为“异常”。

13. 脐带：可多选。

14. 指导：做了哪些指导请在对应的选项上划“√”，可以多选，未列出的其他指导请具体填写。

15. 下次随访日期：根据儿童情况确定下次随访的日期，并告知家长。

表 9-3 1~8 月龄儿童健康检查记录表

姓名：　　　　　　　　　　　　　　　　　　编号 □□□-□□□□□

月龄		满月　　月	3 月龄	6 月龄	8 月龄
随访日期					
体重/kg		________上 中 下	________上 中 下	________上 中 下	________上 中 下
身长/cm		________上 中 下	________上 中 下	________上 中 下	________上 中 下
头围/cm					
体格检查	面色	1 红润　2 黄染　3 其他	1 红润　2 黄染　3 其他	1 红润　2 其他	1 红润　2 其他
	皮肤	1 未见异常　2 异常	1 未见异常　2 异常	1 未见异常　2 异常	1 未见异常　2 异常
	前 囟	1 闭合　2 未闭 ______cm×______cm	1 闭合　2 未闭 ______cm×______cm	1 闭合　2 未闭 ______cm×______cm	1 闭合　2 未闭 ______cm×______cm
	颈部包块	1 有　2 无	1 有　2 无	1 有　2 无	——
	眼 睛	1 未见异常　2 异常	1 未见异常　2 异常	1 未见异常　2 异常	1 未见异常　2 异常
	耳	1 未见异常　2 异常	1 未见异常　2 异常	1 未见异常　2 异常	1 未见异常　2 异常
	听 力	——	——	1 通过　2 未通过	——
	口 腔	1 未见异常　2 异常	1 未见异常　2 异常	出牙数______（颗）	出牙数______（颗）
	胸部	1 未见异常　2 异常	1 未见异常　2 异常	1 未见异常　2 异常	1 未见异常　2 异常
	腹部	1 未见异常　2 异常	1 未见异常　2 异常	1 未见异常　2 异常	1 未见异常　2 异常
	脐部	1 未脱　2 脱落 3 脐部有渗出　4 其他	1 未见异常　2 异常	——	——
	四肢	1 未见异常　2 异常	1 未见异常　2 异常	1 未见异常　2 异常	1 未见异常　2 异常
	可疑佝偻病症状	——	1 无　2 夜惊 3 多汗　4 烦躁	1 无　2 夜惊 3 多汗　4 烦躁	1 无　2 夜惊 3 多汗　4 烦躁
	可疑佝偻病体征	——	1 无　2 颅骨软化	1 无　2 肋串珠 3 肋软骨沟 4 鸡胸　5 手足镯 6 颅骨软化　7 方颅	1 无　2 肋串珠 3 肋软骨沟 4 鸡胸　5 手足镯 6 颅骨软化　7 方颅
	肛门/外生殖器	1 未见异常　2 异常	1 未见异常　2 异常	1 未见异常　2 异常	1 未见异常　2 异常
	血红蛋白值	——	——	______g/L	______g/L
户外活动		______小时/日	______小时/日	______小时/日	______小时/日
服用维生素 D		______IU/d	______IU/d	______IU/d	______IU/d
发育评估		——	1. 对很大声音没有反应 2. 逗引时不发音或不会微笑 3. 不注视人脸，不追视移动人或物品 4. 俯卧时不会抬头	1. 发音少，不会笑出声 2. 不会伸手抓物 3. 紧握拳松不开 4. 不能扶坐	1. 听到声音无应答 2. 不会区分生人和熟人 3. 双手间不会传递玩具 4. 不会独坐

续表

两次随访间患病情况	1 无 2 肺炎________次 3 腹泻________次 4 外伤________次 5 其他________	1 无 2 肺炎________次 3 腹泻________次 4 外伤________次 5 其他________	1 无 2 肺炎________次 3 腹泻________次 4 外伤________次 5 其他________	1 无 2 肺炎________次 3 腹泻________次 4 外伤________次 5 其他________
转诊建议	1 无 2 有 原因： 机构及科室：________	1 无 2 有 原因： 机构及科室：________	1 无 2 有 原因： 机构及科室：_____	1 无 2 有 原因： 机构及科室：_____
指导	1 科学喂养 2 生长发育 3 疾病预防 4 预防伤害 5 口腔保健 6 其他________	1 科学喂养 2 生长发育 3 疾病预防 4 预防伤害 5 口腔保健 6 其他________	1 科学喂养 2 生长发育 3 疾病预防 4 预防伤害 5 口腔保健 6 其他________	1 科学喂养 2 生长发育 3 疾病预防 4 预防伤害 5 口腔保健 6 其他________
下次随访日期				
随访医生签名				

填表说明：

1. 填表时，按照项目栏的文字表述，将在对应的选项上划“√”。若有其他异常，请具体描述。“——”表示本次随访时该项目不用检查。若失访，在随访日期处写明失访原因；若死亡，写明死亡日期和死亡原因。

2. 体重、身长：指检查时实测的具体数值。并根据国家健委选用的儿童生长发育评价标准，判断儿童体格发育情况，在相应的“上”“中”“下”上划“√”。

3. 体格检查

（1）满月：皮肤、颈部包块、眼外观、耳外观、心肺、腹部、脐部、四肢、肛门/外生殖器的未见异常判定标准同新生儿家庭访视。满月及3月龄时，当无口炎及其他口腔异常时，判断为“未见异常”，否则为“异常”。

（2）3、6、8月龄

皮肤：当无皮疹、湿疹、增大的体表淋巴结等，判断为“未见异常”，否则为“异常”。

眼睛：结膜无充血、溢泪、溢脓判断为“未见异常”，否则为“异常”。

耳外观：当外耳无湿疹、畸形、外耳道无异常分泌物时，判断为“未见异常”，否则为“异常”。

听力：6月龄时使用行为测听的方法进行听力筛查。检查时应避开小儿的视线，分别从不同的方向给予不同强度的声音，观察孩子的反应，根据所给声音的大小，大致地估测听力正常与否。

口腔：3月龄时，当无口炎及其他口腔异常时，判断为“未见异常”，否则为“异常”，6月龄和8月龄时按实际出牙数填写。

胸部：当未闻及心脏杂音，肺部呼吸音也无异常时，判断为“未见异常”，否则为“异常”。

腹部：肝脾触诊无异常，判断为“未见异常”，否则为“异常”。

脐部：无脐疝，判断为“未见异常”，否则为“异常”。

四肢：上下肢活动良好且对称，判断为“未见异常”，否则为“异常”

可疑佝偻病症状：根据症状的有无在对应选项上划“√”。

可疑佝偻病体征：根据体征的有无在对应选项上划“√”。

肛门/外生殖器：男孩无阴囊水肿，无鞘膜积液，无隐睾；女孩无阴唇粘连，肛门完整无畸形，判断为“未见异常”，否则为“异常”。

血红蛋白值：6月龄或者8月龄可免费测一次血常规（血红蛋白）。

4. 户外活动：询问家长儿童在户外活动的平均时间后填写。

5. 服用维生素D：填写具体的维生素D名称、每日剂量，按实际补充量填写，未补充，填写“0”。

6. 发育评估：发现发育问题在相应序号上打“√”。该年龄段任何一条预警征象阳性，提示有发育偏异的可能。

7. 两次随访间患病情况：填写上次随访到本次随访间儿童所患疾病情况，若有，填写具体疾病名称。

8. 指导：做了哪些指导请在对应的选项上划“√”，可以多选，未列出的其他指导请具体填写。

9. 下次随访日期：根据儿童情况确定下次随访日期，并告知家长。

10. 满月：出生后28~30天；3月（满3月至3月29天）；6月（满6月至6月29天）；8月（满8月至8月29天），其他月龄段的健康检查内容可以增加健康检查记录表，标注随访月龄和随访时间。

表 9－4　12～30 月龄儿童健康检查记录表

姓名：　　　　　　　　　　　　　　　　　　编号 □□□－□□□□□

月龄		12 月龄	18 月龄	24 月龄	30 月龄
随访日期					
体重/kg		________上 中 下	________上 中 下	________上 中 下	________上 中 下
身长/cm		________上 中 下	________上 中 下	________上 中 下	________上 中 下
头围/cm					
体格检查	面色	1 红润　2 黄染　3 其他	1 红润　2 黄染　3 其他	1 红润　2 其他	1 红润　2 其他
	皮肤	1 未见异常　2 异常	1 未见异常　2 异常	1 未见异常　2 异常	1 未见异常　2 异常
	前囟	1 闭合　2 未闭 _____cm × _____cm	1 闭合　2 未闭 _____cm × _____cm	1 闭合　2 未闭 _____cm × _____cm	——
	颈部包块	1 有　2 无	1 有　2 无	1 有　2 无	——
	眼睛	1 未见异常　2 异常	1 未见异常　2 异常	1 未见异常　2 异常	1 未见异常　2 异常
	耳	1 未见异常　2 异常	1 未见异常　2 异常	1 未见异常　2 异常	1 未见异常　2 异常
	听 力	——	——	1 通过　2 未通过	——
	口腔	1 未见异常　2 异常	1 未见异常　2 异常	出牙数_____（颗）	出牙数_____（颗）
	胸部	1 未见异常　2 异常	1 未见异常　2 异常	1 未见异常　2 异常	1 未见异常　2 异常
	腹部	1 未见异常　2 异常	1 未见异常　2 异常	1 未见异常　2 异常	1 未见异常　2 异常
	脐部	1 未脱　2 脱落 3 脐部有渗出　4 其他	1 未见异常　2 异常	——	——
	四肢	1 未见异常　2 异常	1 未见异常　2 异常	1 未见异常　2 异常	1 未见异常　2 异常
	可疑佝偻病症状	——	1 无　2 夜惊 3 多汗　4 烦躁	1 无　2 夜惊 3 多汗　4 烦躁	1 无　2 夜惊 3 多汗　4 烦躁
	可疑佝偻病体征	——	1 无　2 颅骨软化	1 无　2 肋串珠 3 肋软骨沟 4 鸡胸　5 手足镯 6 颅骨软化　7 方颅	1 无　2 肋串珠 3 肋软骨沟 4 鸡胸　5 手足镯 6 颅骨软化　7 方颅
	肛门/外生殖器	1 未见异常　2 异常	1 未见异常　2 异常	1 未见异常　2 异常	1 未见异常　2 异常
	血红蛋白值	——	——	_____g/L	_____g/L
户外活动		_____小时/日	_____小时/日	_____小时/日	_____小时/日
服用维生素 D		_____IU/d	_____IU/d	_____IU/d	_____IU/d
发育评估		——	1. 对很大声音没有反应 2. 逗引时不发音或不会微笑 3. 不注视人脸，不追视移动人或物品 4. 俯卧时不会抬头	1. 发音少，不会笑出声 2. 不会伸手抓物 3. 紧握拳松不开 4. 不能扶坐	1. 听到声音无应答 2. 不会区分生人和熟人 3. 双手间不会传递玩具 4. 不会独坐
两次随访间患病情况		1 无 2 肺炎________次 3 腹泻________次 4 外伤________次 5 其他________	1 无 2 肺炎________次 3 腹泻________次 4 外伤________次 5 其他________	1 无 2 肺炎________次 3 腹泻________次 4 外伤________次 5 其他________	1 无 2 肺炎________次 3 腹泻________次 4 外伤________次 5 其他________
转诊建议		1 无　2 有　原因： 机构及科室：________	1 无　2 有　原因： 机构及科室：________	1 无　2 有　原因： 机构及科室：_____	1 无　2 有　原因： 机构及科室：_____

续表

月龄	12 月龄	18 月龄	24 月龄	30 月龄
指导	1 科学喂养 2 生长发育 3 疾病预防 4 预防伤害 5 口腔保健 6 其他_______	1 科学喂养 2 生长发育 3 疾病预防 4 预防伤害 5 口腔保健 6 其他_______	1 科学喂养 2 生长发育 3 疾病预防 4 预防伤害 5 口腔保健 6 其他_______	1 科学喂养 2 生长发育 3 疾病预防 4 预防伤害 5 口腔保健 6 其他_______
下次随访日期				
随访医生签名				

填表说明：

1. 填表时，按照项目栏的文字表述，根据查体结果在对应的序号上划“√”。“——”表示本次随访时该项目不用检查。若失访，在随访日期处写明失访原因；若死亡，写明死亡日期和死亡原因。

2. 体重、身长（高）：指检查时实测的具体数值。并根据国家卫生计生委选用的儿童生长发育评价标准，判断儿童体格发育情况，在相应的“上”“中”“下”上划“√”。

3. 体格检查 皮肤：当无皮疹、湿疹、增大的体表淋巴结等，判断为“未见异常”，否则为“异常”。前囟：如果未闭，请填写具体的数值。眼睛：结膜无充血、无溢泪、无流脓判断为“未见异常”，否则为“异常”。耳外观：外耳无湿疹、畸形、外耳道无异常分泌物，判断为“未见异常”，否则为“异常”。听力：使用行为测听的方法进行听力筛查。检查时应避开小儿的视线，分别从不同的方向给予不同强度的声音，观察孩子的反应，根据所给声音的大小，大致地估测听力正常与否。出牙/龋齿数（颗）：填入出牙颗数和龋齿颗数。出现褐色或黑褐色斑点或斑块，表面粗糙，甚至出现明显的牙体结构破坏为龋齿。胸部：当未闻及心脏杂音，肺部呼吸音也无异常时，判断为“未见异常”，否则为“异常”。腹部：肝脾触诊无异常，判断为“未见异常”，否则为“异常”。四肢：上下肢活动良好且对称，判断为“未见异常”，否则为“异常”。步态：无跛行，判断为“未见异常”，否则为“异常”。可疑佝偻病体征：根据体征的有无在对应选项上划“√”。血红蛋白值：18 月和 30 月可分别免费测一次血常规（或血红蛋白）。

4. 户外活动：询问家长儿童在户外活动的平均时间后填写。

5. 服用维生素 D：填写具体的维生素 D 名称、每日剂量，按实际补充量填写，未补充，填写“0”。

6. 发育评估：发现发育问题在相应序号上打“√”。该年龄段任何一条预警征象阳性，提示有发育偏异的可能。

7. 两次随访间患病情况：填写上次随访到本次随访间儿童所患疾病情况，若有，填写具体疾病名称。

8. 转诊建议：转诊无、有在相应数字上划“√”。并将转诊原因及接诊机构名称填入。

9. 指导：做了哪些指导请在对应的选项上划“√”，可以多选，未列出的其他指导请具体填写。

10. 下次随访日期：根据儿童情况确定下次随访的日期，并告知家长。

11. 12 月（满 12 月至 12 月 29 天）；18 月（满 18 月至 18 月 29 天）；24 月（满 24 月至 24 月 29 天）；30 月（满 30 月至 30 月 29 天），其他月龄段的健康检查内容可以增加健康检查记录表，标注随访月龄和随访时间。

表 9－5 3～6 岁儿童健康检查记录表

姓名：　　　　　　　　　　　　　　　　　　　　　　　编号 □□□－□□□□□

月龄		3 岁	4 岁	5 岁	6 岁
随访日期					
体重/kg		________上 中 下	________上 中 下	________上 中 下	________上 中 下
身高/cm		________上 中 下	________上 中 下	________上 中 下	________上 中 下
体重/身高		________上 中 下	________上 中 下	________上 中 下	________上 中 下
体格发育评价		1. 正常 2. 低体重 3. 消瘦 4. 生长迟缓 5. 超重	1. 正常 2. 低体重 3. 消瘦 4. 生长迟缓 5. 超重	1. 正常 2. 低体重 3. 消瘦 4. 生长迟缓 5. 超重	1. 正常 2. 低体重 3. 消瘦 4. 生长迟缓 5. 超重
体格检查	视力	——			
	听力	1. 通过 2. 未过	——	——	——
	牙数（颗）/龋齿数	/	/	/	/
	胸部	1. 未见异常 2. 异常	1. 未见异常 2. 异常	1. 未见异常 2. 异常	1. 未见异常 2. 异常
	腹部	1. 未见异常 2. 异常	1. 未见异常 2. 异常	1. 未见异常 2. 异常	1. 未见异常 2. 异常
	血红蛋白值＊	_____g/L	_____g/L	_____g/L	_____g/L
	其他				

续表

月龄	3岁	4岁	5岁	6岁
发育评估	1. 不会说自己的名字 2. 不会玩“拿棍当马骑”等假想游戏 3. 不会模仿画圆 4. 不会双脚跳	1. 不会说带形容词的句子 2. 不能按要求等待或轮流 3. 不会独立穿衣 4. 不会单脚站立	1. 不能简单叙说事情经过 2. 不知道自己的性别 3. 不会用筷子吃饭 4. 不会单脚跳	1. 不会表达自己的感受或想法 2. 不会玩角色扮演的集体游戏 3. 不会画方形 4. 不会奔跑
两次随访间患病情况	1 无 2 肺炎________次 3 腹泻________次 4 外伤________次 5 其他________	1 无 2 肺炎________次 3 腹泻________次 4 外伤________次 5 其他________	1 无 2 肺炎________次 3 腹泻________次 4 外伤________次 5 其他________	1 无 2 肺炎________次 3 腹泻________次 4 外伤________次 5 其他________
转诊建议	1 无 2 有 原因： 机构及科室：______	1 无 2 有 原因： 机构及科室：________	1 无 2 有 原因： 机构及科室：________	1 无 2 有 原因： 机构及科室：________
指导	1 合理膳食 2 生长发育 3 疾病预防 4 预防伤害 5 口腔保健 6 其他________	1 合理膳食 2 生长发育 3 疾病预防 4 预防伤害 5 口腔保健 6 其他________	1 合理膳食 2 生长发育 3 疾病预防 4 预防伤害 5 口腔保健 6 其他________	1 合理膳食 2 生长发育 3 疾病预防 4 预防伤害 5 口腔保健 6 其他________
下次随访日期				
随访医生签名				

填表说明：

1. 填表时，按照项目栏的文字表述，在对应的选项前划“√”。若有其他异常，请具体描述。“——”表示本次随访时该项目不用检查。若失访，在随访日期处写明失访原因；若死亡，写明死亡日期和死亡原因。

2. 体重、身高：指检查时实测的具体数值。并根据国家卫生计生委选用的儿童生长发育评价标准，判断儿童体格发育情况，在相应的“上”“中”“下”上划“√”。

3. 体重/身高：身高别体重，根据儿童身高体重评价标准进行判断。

4. 体格检查 视力：填写具体数据，使用国际视力表或对数视力表均可。听力：3岁时使用行为测听的方法进行听力筛查，将结果在相应数字上划“√”。牙数与龋齿数：据实填写牙齿数和龋齿数。出现褐色或黑褐色斑点或斑块，表面粗糙，甚至出现明显的牙体结构破坏为龋齿。胸部：当未闻及心脏杂音，肺部呼吸音也无异常时，判断为“未见异常”，否则为“异常”。腹部：肝脾触诊无异常，判断为“未见异常”，否则为“异常”。血红蛋白值：填写实际测查数据。4岁、5岁和6岁可分别免费测一次血常规（或血红蛋白）。其他：将体格检查中需要记录又不在标目限制范围之内的内容时记录在此。

5. 发育评估：发现发育问题在相应序号上打“√”。该年龄段任何一条预警征象阳性，提示有发育偏异的可能。

6. 两次随访间患病情况：在所患疾病后填写次数。

7. 其他：当有表格上未列入事宜，但须记录时，在“其他”栏目上填写。

8. 指导：做了哪些指导请在对应的选项上划“√”，可以多选，未列出的其他指导请具体填写。

9. 下次随访日期：根据儿童情况确定下次随访的日期，并告知家长。

10. 3岁（满3周岁至3周岁11个月29天）；4岁（满4周岁至4周岁11个月29天）；5岁（满5周岁至5周岁11个月29天）；6岁（满6周岁至6周岁11个月29天），其他年龄段的健康检查内容可以增加健康检查记录表，标注随访月龄和随访时间。

表9－6 第一次产前检查服务记录表

姓名： 编号 □□□－□□□□□

填表日期	年 月 日		孕周	周	
孕妇年龄					
丈夫姓名		丈夫年龄		丈夫电话	
孕 次		产 次	阴道分娩________次 剖宫产________次		
末次月经	年 月 日或不详	预产期	年 月 日		

续表

<table>
<tr><td>既往史</td><td colspan="4">1 无 2 心脏病 3 肾脏疾病 4 肝脏疾病 5 高血压 6 贫血 7 糖尿病 8 其他
□/□/□/□/□/□/□/□</td></tr>
<tr><td>家族史</td><td colspan="4">1 无 2 遗传性疾病史 3 精神疾病史 4 其他____________ □/□/□</td></tr>
<tr><td>个人史</td><td colspan="4">1 无特殊 2 吸烟 3 饮酒 4 服用药物 5 接触有毒有害物质
6 接触放射线 7 其他</td></tr>
<tr><td>妇产科手术史</td><td colspan="4">1 无 2 有________ □</td></tr>
<tr><td>孕产史</td><td colspan="4">1 自然流产_____ 2 人工流产_____ 3 死胎_____ 4 死产_____ 5 新生儿死亡_____ 6 出生缺陷儿</td></tr>
<tr><td>身高</td><td colspan="2">cm</td><td>体重</td><td>kg</td></tr>
<tr><td>体质指数（BMI）</td><td colspan="2">kg/m²</td><td>血压</td><td>/ mmHg</td></tr>
<tr><td>听 诊</td><td colspan="2">心脏：1 未见异常 2 异常________ □</td><td colspan="2">肺部：1 未见异常 2 异常________ □</td></tr>
<tr><td rowspan="3">妇科检查</td><td colspan="2">外阴：1 未见异常 2 异常________ □</td><td colspan="2">阴道：1 未见异常 2 异常________ □</td></tr>
<tr><td colspan="2">宫颈：1 未见异常 2 异常________ □</td><td colspan="2">子宫：1 未见异常 2 异常________ □</td></tr>
<tr><td colspan="4">附件：1 未见异常 2 异常________ □</td></tr>
<tr><td rowspan="14">辅助检查</td><td colspan="2">血常规</td><td colspan="2">血红蛋白值_____g/L 白细胞计数值________/L
血小板计数值________/L 其他</td></tr>
<tr><td colspan="2">尿常规</td><td colspan="2">尿蛋白________尿糖________尿酮体________尿潜血________其他</td></tr>
<tr><td rowspan="2">血型</td><td>ABO</td><td colspan="2"></td></tr>
<tr><td>Rh</td><td colspan="2"></td></tr>
<tr><td colspan="2">血糖*</td><td colspan="2">mmol/L</td></tr>
<tr><td colspan="2">肝功能</td><td colspan="2">血清谷丙转氨酶________U/L 血清谷草转氨酶________U/L
白蛋白_____g/L 总胆红素_____μmol/L
结合胆红素________μmol/L</td></tr>
<tr><td colspan="2">肾功能</td><td colspan="2">血清肌酐________μmol/L 血尿素________mmol/L</td></tr>
<tr><td colspan="2" rowspan="2">阴道分泌物*</td><td colspan="2">1 未见异常 2 滴虫 3 假丝酵母菌 4 其他________ □/□/□</td></tr>
<tr><td colspan="2">阴道清洁度：1 Ⅰ度 2 Ⅱ度 3 Ⅲ度 4 Ⅳ度 □</td></tr>
<tr><td colspan="2">乙型肝炎</td><td colspan="2">乙型肝炎表面抗原________ 乙型肝炎表面抗体*________________
乙型肝炎 e 抗原*________ 乙型肝炎 e 抗体*________
乙型肝炎核心抗体*</td></tr>
<tr><td colspan="2">梅毒血清学试验*</td><td colspan="2">1 阴性 2 阳性 □</td></tr>
<tr><td colspan="2">HIV 抗体检测*</td><td colspan="2">1 阴性 2 阳性 □</td></tr>
<tr><td colspan="2">B 超*</td><td colspan="2"></td></tr>
<tr><td colspan="2">其他*</td><td colspan="2"></td></tr>
<tr><td>总体评估</td><td colspan="4">1 未见异常 2 异常________ □</td></tr>
<tr><td>保健指导</td><td colspan="4">1 生活方式 2 心理 3 营养 4 避免致畸因素和疾病对胚胎的不良影响 5 产前筛查宣传告知
6 其他________ □/□/□/□/□</td></tr>
<tr><td>转诊</td><td colspan="4">1 无 2 有
□ 原因：________________ 机构及科室：________________</td></tr>
<tr><td>下次随访日期</td><td colspan="2">年 月 日</td><td>随访医生签名</td><td></td></tr>
</table>

填表说明：

1. 本表由医生在第一次接诊孕妇（尽量在孕 13 周前）时填写。若未建立居民健康档案，需同时建立。随访时填写各项目对应情况的数字。

2. 孕周：填写此表时孕妇的怀孕周数。
3. 孕次：怀孕的次数，包括本次妊娠。
4. 产次：指此次怀孕前，孕期超过28周的分娩次数。
5. 末次月经：此怀孕前最后一次月经的第一天。
6. 预产期：可按照末次月经推算，为末次月经日期的月份加9或减3，为预产期月份数；天数加7，为预产期日。
7. 既往史：孕妇曾经患过的疾病，可以多选。
8. 家族史：填写孕妇父亲、母亲、丈夫、兄弟姐妹或其他子女中是否曾患遗传性疾病或精神疾病，若有，请具体说明。
9. 个人史：可以多选。
10. 妇产科手术史：孕妇曾经接受过的妇科手术和剖宫产手术。
11. 孕产史：根据具体情况填写，若有，填写次数，若无，填写“0”。
12. 体质指数（BMI）= 体重（kg）/身高的平方（m^2）。
13. 体格检查、妇科检查及辅助检查：进行相应检查，并填写检查结果。标有＊的项目尚未纳入国家基本公共卫生服务项目，其中梅毒血清学试验、HIV抗体检测检查为重大公共卫生服务免费测查项目。
14. 总体评估：根据孕妇总体情况进行评估，若发现异常，具体描述异常情况。
15. 保健指导：填写相应的保健指导内容，可以多选。
16. 转诊：若有需转诊的情况，具体填写。
17. 下次随访日期：根据孕妇情况确定下次随访日期，并告知孕妇。
18. 随访医生签名：随访完毕，核查无误后随访医生签署其姓名。

表9-7 产后访视记录表

姓名：　　　　　　　　　　　　　　　　　　　　　　编号 □□□-□□□□□

随访日期	年　月　日		
分娩日期	年　月　日	出院日期	年　月　日
体温（℃）			
一般健康情况			
一般心理状况			
血压（mmHg）			
乳房	1 未见异常　2 异常 ________ □		
恶露	1 未见异常　2 异常 ________ □		
子宫	1 未见异常　2 异常 ________ □		
伤口	1 未见异常　2 异常 ________ □		
其他			
分类	1 未见异常　2 异常 ________ □		
指导	1 个人卫生 2 心理 3 营养 4 母乳喂养 5 新生儿护理与喂养 6 其他________ □/□/□/□/□		
转诊	1 无　2 有 原因：________ 机构及科室：________		
下次随访日期			
随访医生签名			

填表说明：
1. 本表为产妇出院后一周内由医务人员到产妇家中进行产后检查时填写。
2. 一般健康状况：对产妇一般情况进行检查，具体描述并填写。
3. 一般心理状况：评估产妇是否有产后抑郁的症状。

4. 血压：测量产妇血压，填写具体数值。
5. 乳房、恶露、子宫、伤口：对产妇进行检查，若有异常，具体描述。
6. 分类：根据此次随访情况，对产妇进行分类，若为其他异常，具体写明情况。
7. 指导：可以多选，未列出的其他指导请具体填写。
8. 转诊：若有需转诊的情况，具体填写。
9. 随访医生签名：随访完毕，核查无误后随访医生签名。

表 9－8　产后 42 天健康检查记录表

姓名：　　　　　　　　　　　　　　　　　　　　　　　　编号 □□□-□□□□□

随访日期	年　月　日		
分娩日期	年　月　日	出院日期	年　月　日
一般健康情况			
一般心理状况			
血压（mmHg）			
乳房	1 未见异常　2 异常 ________ □		
恶露	1 未见异常　2 异常 ________ □		
子宫	1 未见异常　2 异常 ________ □		
伤口	1 未见异常　2 异常 ________ □		
其他			
分类	1 已恢复　2 未恢复 ________ □		
指导	1 心理保健 2 性保健与避孕 3 婴儿喂养 4 产妇营养 5 其他________　□/□/□/□/□		
处理	1 结案 2 转诊 原因：________ 机构及科室：________　□		
随访医生签名			

填表说明：
1. 一般健康状况：对产妇一般情况进行检查，具体描述并填写。
2. 一般心理状况：评估是否有产后抑郁的症状。
3. 血压：如有必要，测量产妇血压，填写具体数值。
4. 乳房、恶露、子宫、伤口：对产妇进行检查，若有异常，具体描述。
5. 分类：根据此次随访情况，对产妇进行分类，若为未恢复，具体写明情况。
6. 指导：可以多选，未列出的其他指导请具体填写。
7. 处理：若产妇已恢复正常，则结案。若有需转诊的情况，具体填写。
8. 随访医生签名：检查完毕，核查无误后检查医生签名。
9. 若失访，在随访日期处写明失访原因；若死亡，写明死亡日期和死亡原因。

第三节 老年保健与家庭访视

一、实训目的

通过老年保健与家庭访视的学习，提高对老年人健康照顾的能力。

二、实训要求

1. 掌握老年人访视的内容、学会评估老年人的健康状况、评估其家庭和社会环境。
2. 熟悉家庭访视的程序和技巧。
3. 了解家庭访视过程中遵循的原则、老年人健康管理规范和流程。

三、参考学时

1 学时

四、内容与方法

1. 访视内容

（1）评估老年人的一般情况如面色、精神面貌、饮食、睡眠、大小便，了解老年人饮食运动、吸烟饮酒、用药及身体康复情况等。

（2）进行必要的健康体检：测量体温、血压、血糖、肺部及心脏听诊等。

（3）了解老年人对疾病有关知识了解的程度及对促进疾病康复、预防疾病复发的认知程度。

（4）对家庭进行评估，如家庭人员、结构、功能及居住环境卫生状况等。

2. 评估老年人健康状况，评估其家庭和社会环境。
3. 学会填写老年人生活自理能力评估表。
4. 培养学生尊老、助老、敬老、爱老及热爱全科医生照顾模式的良好职业道德。
5. 形式：参观、实践、讨论等。

五、规范与流程

1. 带教老师介绍本次实训的目的和要求，讲解老年人健康管理流程，讲解老年人家访的重点内容和注意事项。
2. 准备阶段：电话预约访视的家庭成员（访视对象为辖区内 65 岁及以上常住居民），告知家庭访视的原因及是否愿意接受家访等，获取家访的地址。
3. 准备用具：老年家庭访视包（包括皮尺、体温计、血压计、听诊器、血糖仪、访视记录单、健康教育处方等）。
4. 入户访视：学生分为 5 ~ 8 组，由带教老师带领进入老年人家庭实施入户访视。
5. 探视阶段：评估老年人的一般情况、进行必要的健康体检、了解老年人对疾病有关知识了解的程度及对促进疾病康复、预防疾病复发的认知程度、对老年人家庭进行评估。
6. 结束阶段：在本次访视结束后，预计是否需要下一次家访，并做好预约准备。
7. 讨论：针对访视老人的健康问题，提出健康照顾计划。
8. 完成实训报告。

表 9-9　老年人生活自理能力评估表

该表为自评表，根据下表中 5 个方面进行评估，将各方面判断评分汇总后，0～3 分者为可自理；4～8 分者为轻度依赖；9～18 分者为中度依赖；≥19 分者为不能自理。

评估事项、内容与评分	程度等级				
	可自理	轻度依赖	中度依赖	不能自理	判断评分
进餐：使用餐具将饭菜送入口、咀嚼、吞咽等活动	独立完成	—	需要协助，如切碎、搅拌食物等	完全需要帮助	
评分	0	0	3	5	
梳洗：梳头、洗脸、刷牙、剃须、洗澡等活动	独立完成	能独立地洗头、梳头、洗脸、刷牙、剃须等；洗澡需要协助	在协助下和适当的时间内，能完成部分梳洗活动	完全需要帮助	
评分	0	1	3	7	
穿衣：穿衣裤、袜子、鞋子等活动	独立完成	—	需要协助，在适当的时间内完成部分穿衣	完全需要帮助	
评分	0	0	3	5	
如厕：小便、大便等活动及自控	不需协助，可自控	偶尔失禁，但基本上能如厕或使用便具	经常失禁，在很多提示和协助下尚能如厕或使用便具	完全失禁，完全需要帮助	
评分	0	1	5	10	
活动：站立、室内行走、上下楼梯、户外活动	独立完成所有活动	借助较小的外力或辅助装置能完成站立、行走、上下楼梯等	借助较大的外力才能完成站立、行走，不能上下楼梯	卧床不起，活动完全需要帮助	
评分	0	1	5	10	
总得分					

实训三　社区健康教育

一、实训目的

通过开展和观摩社区高血压健康教育的学习，提升社区健康教育计划设计、实施和评价的能力。

二、实训要求

1. 掌握个体健康教育的方法和技巧。
2. 熟悉改善患者不良行为和生活方式的方法。
3. 了解健康教育内容及服务形式。

三、参考学时

2～4 学时

微课 糖尿病健康教育

四、内容与方法

1. 健康教育内容及服务形式 ①健康教育内容：宣传普及《中国公民健康素养——基本知识与技能（2015 年版）》，重点人群的健康教育，健康生活方式和可干预危险因素的健康教育，重点传染性疾病的健康教育，公共卫生问题的健康教育，突发公共卫生事件应急处路、防灾减灾、家庭急救等健康教育，宣传普及医疗卫生法律法规及相关政策。②服务形式：提供健康教育资料，包括发放印刷资料、播放音像资料；设置健康教育宣传栏；开展公众健康咨询活动；举办健康知识讲座；开展个体化健康教育。

2. 个体健康教育 了解高血压患者的健康信念，对高血压知识的认识程度，对控制高血压病情及防治并发症的认识情况；了解患者对自身高血压疾病的管理能力等；根据患者的具体情况进行个性化的健康教育，从而提高其对高血压的认识和对疾病的自我管理能力。

3. 群体健康教育 采用问卷调查等形式了解目标人群对高血压、并发症及如何有效控制高血压的知晓率等，根据调查情况确定健康教育的内容，制订健康教育实施计划，并动员社区资源实施高血压健康教育计划，最终对健康教育效果进行评价。

4. 形式 分组收集资料、实践、观摩、角色扮演、讨论。

五、规范与流程

1. 讲述健康教育服务对象、内容、要求以及服务流程。

2. 收集背景资料：学生分为 5～8 组，在社区全科带教老师指导下收集目标人群及高血压患者的背景资料。

3. 在社区全科带教老师的引导下，小组讨论，制订高血压健康教育计划：①明确教育目的；②确定目标人群和教育项目；③确定健康教育内容，包括高血压患者的饮食指导、用药指导、运动指导、生活方式指导等及高危人群不良行为习惯和不健康生活方式的矫正；④确定健康教育的方式与方法，即群体教育或个体教育。

4. 社区高血压健康教育计划的实施：观摩带教老师对于高血压患者实施个体健康教育过程及对目标群体进行高血压健康教育讲座。

5. 角色扮演：观摩结束后，各组分别进行患者健康教育的角色扮演，并选出代表走上讲台进行健康教育讲座，教师予以指导并进行现场点评和总结。

6. 讨论：社区群体健康教育的主要环节，患者个体健康教育的方法和技巧；探讨健康教育实施的效果如何评价。

7. 撰写《社区健康教育实训感受》（200～300 字）。

8. 完成健康教育活动记录表（表 9－10）。

表 9－10 社区健康教育

实训时间________ 实训地点________ 市________县/区________街道/乡镇________社居委/村

活动时间：	活动地点：
活动形式：	
活动主题：	
组织者：	
主讲者：	
接受健康教育人员类别：	接受健康教育人数：
健康教育资料发放种类及数量：	
活动内容：	
活动总结评价：	
存档材料请附后 □书面材料 □图片材料 □印刷材料 □影音材料 □签到表 □其他材料	

实训社区名称________

填表人（签字）：

指导教师________

负责人（签字）：

填表时间： 年 月 日

实训报告得分：________

实训四 社区健康调查与社区卫生诊断

一、实训目的

通过开展社区健康调查，入户收集健康资料，掌握群体健康调查设计、实施的方法、诊断流程。指导后续针对社区主要健康问题进行健康干预计划。

二、实训要求

1. 掌握社区健康调查的基本方法和调查技巧。

2. 熟悉社区卫生诊断的流程，资料的收集、整理和分析方法。
3. 了解社区主要健康问题，制订健康干预计划。

三、参考学时

2～4 学时

四、内容与方法

（一）社区健康调查内容

社区健康调查包括居民卫生调查、服务对象满意度调查、社区卫生机构调查。本次实训仅对社区居民高血压现状及相关因素，并根据调查表所列项目进行调查。

（二）调查方法与注意事项

1. 调查方法 选择某一社区，根据调查流程，随机抽样部分居民家庭进行入户调查，填写调查表（表 9－11）。

2. 调查注意事项

（1）入户调查前与社区居委会联系 做好宣传发动工作，说明调查的目的、意义和内容，取得社区居委会的支持和居民配合。

（2）入户前熟悉调查对象的相关信息 提前了解调查对象的姓名、年龄、性别、职业等，可以考虑使用比较亲切的称呼，这样可以尽快建立调查对象对调查员的信任，能较好地说服被调查者接受调查。

（3）调查时应保证客观中立 保持客观中立的态度，让调查对象感觉到真实、全面。回答问题显得更自然。尽可能地不影响调查对象的意见，不要诱导答案。

（4）调查员的举止和言语 不能流露出吃惊、讥讽、赞成或反对等态度，调查员问问题时注意自己的声调，应该用一种友好、自然的方式。

（三）资料的整理和分析

调查结束后，回学校对调查表进行整理，明确资料是否可靠、完整、准确，在老师指导下选择适当的统计方法对调查资料进行分析，并得到初步结论。

重点分析内容：社区居民高血压患病率、知晓率和控制率；高血压的人群分布情况，包括年龄、性别、职业等；高血压人群行为因素；社区居民健康知识及健康信念等。

（四）撰写调查报告

按照社区卫生诊断报告的撰写格式，撰写社区居民健康现状及相关因素调查报告（即实训报告）。必要时可提交到社区卫生服务中心，为制订社区卫生服务计划提供依据。

五、规范与流程

1. 设计准备 组织设计全区诊断计划，确定社区及安排部署。包括技术设计—制订方案—组建队伍—人员培训—组织实施。

2. 资料收集 包括现有资料收集、专项调查及质量控制。

（1）社区环境资料

（2）社区人群资料

（3）社区卫生资源资料

3. 资料的初步分析 资料输入及审核。了解社区概况及社区卫生资源供给，从而了解居民健康问题，如：人口学统计、死亡统计、疾病统计、健康影响因素统计等。

4. 分析报告

（1）主要健康问题与卫生服务需求；

（2）卫生资源供给与利用特征；

（3）社区环境特征；

（4）社区卫生诊断报告；

（5）确定优先干预项目。

5. 讨论 社区健康调查的主要环节，健康调查过程中的方法和技巧。

6. 记录 完成社区健康调查表（表9－11）与社区卫生诊断活动记录表（表9－12）。

表9－11 社区居民个人健康调查表

编号□□□□□□□□□□

（15岁及以上成人适用）

户主姓名__________ 户口地址__________

本人姓名__________ 现住地址__________ 身份证号__________

与户主关系__________ 联系电话__________ 邮编__________

①户主 ②配偶 ③子女 ④孙子女 ⑤父母 ⑥兄弟 ⑦姐妹 □

工作单位__________________

1. 出生日期：____年____月____日

2. 性别：1. 男性 2. 女性 □

3. 民族：1. 汉 2. 土家 3. 苗 4. 回 5. 其他 □

4. 婚姻状况：1. 未婚 2. 已婚 3. 再婚 4. 离婚 5. 丧偶 □

5. 文化程度：1. 文盲 2. 小学 3. 初中 4. 高中 5. 中专 6. 大专 7. 本科及以上 □

6. 职业状况：1. 工人 2. 农民 3. 科技 4. 行政干部 5. 金融财务 □
6. 商业服务 7. 教师 8. 医务 9. 新闻、文艺、出版
10. 体育 11. 司机 12. 家务 13. 离退休 14. 其他

7. 医疗费用承担：1. 公费 2. 基本医疗保险 3. 合作医疗 4. 劳保 □
5. 自费 6. 其他（请注明__________）

8. A. 是否经常在以下医疗单位就诊：0 否 1 是

个体诊所□ 社区卫生服务中心（站）□ 私立医院□
街道医院（乡镇医院）□ 区县医院□ 市级医院□
部队医院□ 职工医院□ 其他（请注明__________）

B. 到该单位就诊原因：0 否 1 是

专科医院□ 合作单位□ 医疗技术好□ 离家近，方便□
设备好□ 服务态度好□ 收费合理□ 其他（请注明__________）

C. 上年就诊次数（填具体次数）：______次 □□

9. A. 你是否吸烟：0 否 1 是 2 已戒 □

B. 如吸烟：哪年开始吸烟的？______年 □□

C. 吸烟量：1. 偶尔 2. 每周一盒 3. 每周两盒 4. 两天一盒 5. 一天一盒 □
6. 一天两盒以上

D. 哪年戒烟的？______年 □□

10. A. 您是否经常饮酒？ 0 否 1 是 2 已戒 □

B. 如饮酒，从开始饮酒到现在______年。 □□

C. 每月饮各类酒相当60% vol 白酒量： □

续表

1. 500ml 以下　2. 500ml～1000ml　3. 1000～1500ml　4. 1500ml 以上	
D. 哪年戒酒的？________年。	□□
11. A. 您是否有药物依赖（药瘾）：0 否　1 是	□
B. 具体药物：1. 地西泮　2. 安眠类	
3. 吗啡类　4. 其他（请注明____________________）	□
C. 每日用量______片	□□
12. 您的饮食习惯：0 否　1 是	□
喜甜食□　经常吃油炸食物□　喜咸食□　经常吃过热食物□	
13. A. 您是否经常进行体育锻炼：0 否　1 是	□
B. 参加体育锻炼年数________年。	□□
C. 锻炼的类型：1. 步行　2. 太极拳、气功及武术　3. 球类	□
4. 舞蹈及体操　5. 跑步　6. 其他（请注明____________________）	
D. 参加体育锻炼次数：1. 每周 3 次以下　2. 每周 3 次	□
3. 每周 3 次以上　4. 不规律	
E. 每次活动时间：1. <20 分钟　2. >20 分钟	□
14. A. 您认为您现在的身体怎么样？1. 很好　2. 一般　3. 体弱	
4. 很差　5. 长期卧床	
B. 与同年龄的人比较，您认为您的健康状况是：1. 很好　2. 差不多　3. 较差	□
C. 与一年前比较，您认为您现在的健康状况是：1. 很好　2. 差不多　3. 较差	□
D. 您对您的健康状况是否满意？1. 很满意　2. 满意　3. 不太满意　4. 很不满意	□
15. A. 2 年内您是否做过全面健康检查：0 否　1 是	□
B. 未做过检查的原因：1. 无人通知检查　2. 不知道需要检查	□
3. 不愿意检查　4. 其他（请注明____________________）	
16. 目前个人居住情况：1. 独自居住　2. 与配偶一起居住	□
3. 与子女、孙辈一起居住　4. 与配偶、子女一起居住	
5. 与其他人一起居住（请注明____________________）	
17. 身高（cm）□□□. □　体重（kg，精确到 0. 2kg）□□□. □	
18. 腰围（cm）□□□. □　臀围（cm）□□□. □	
19. 血压：收缩压值（mmHg）□□□/舒张压值（mmHg）□□□	
20. 视力：左眼 □. □　右眼 □. □	
21. 尿糖：1—　2 ±　3 +　4 + +　5 + + +　6 + + + +	□
22. A. 15～64 岁妇女 2 年内是否做过乳房检查：0 否　1 是	□
2 发现问题（请注明____________________）	
B. 做过检查：1. 临床检查　2. 红外线　3. 能靶　4. B 超　5. 其他（请注明____________________）	□
未做过检查的原因：1. 无人通知检查　2. 不知道需要检查	
3. 不愿意检查　4. 其他（请注明____________________）	
23. A. 已婚妇女 2 年内是否对子宫颈癌细胞涂片：0 否　1 是发现问题（请注明____________________）	□
B. 未做过检查的原因：1. 无人通知检查　2. 不知道需要检查	□
3. 不愿意检查　4. 其他（请注明____________________）	
24. 您是否有伤残和功能障碍：0 否　1 是	□
肢体伤残　听力障碍　精神障碍	
全聋　视力障碍　咀嚼障碍	
完全失明　其他（请注明____________________）	

续表

25. 家族中（只限亲生父母）：0 无　1 是　2 不祥

	父	母		父	母
高血压	□	□	恶性肿瘤	□	□
冠心病	□	□	精神疾病	□	□
脑卒中	□	□	青光眼	□	□
糖尿病	□	□	其他（请注明____________________）		

26. 个人主要病史：0 无　1 是　2 不祥

高血压□　恶性肿瘤□　慢性支气管炎□

冠心病□　肺源性心脏病□　脑卒中□

糖尿病□　白内障□　心肌梗死□

青光眼□　高脂血症□　骨关节病□

肺结核□　其他（请注明____________________）

27. 老年行为能力调查（≥60 岁老年人填写）：0. 无困难、不需要别人帮助

1. 自己有些困难　2. 自己很困难　3. 完全依赖别人

洗澡□　购物□　穿衣□　洗衣□

吃饭□　做饭□　如厕□　打电话□

室内运动□　自理经济□　上楼梯□

能走完 200 ~ 300m□　能独立坐汽车□

28. 目前您需要哪些服务？1. 健康咨询 2. 饮食指导 3. 体格检查　□

4. 家庭病床　5. 上门护理、康复服务　6. 其他（请注明____________________）

29. A. 您家平均每人每月用于饮食的费用是多少元？1. <150 元　2. 150 ~ 299.99 元　□

3. 300 ~ 449.99 元　4. 450 ~ 599.99 元　5. ≥600 元

B. 占人均总支出的比例是：1. <20%　2. 20%% ~ 39%　3. 40%% ~ 59%　□

4. 60% ~ 79%　5. ≥80%

30. 家庭住房

A. 类型：1. 普通楼房　2. 高层楼房　3. 砖瓦平房　□

4. 木棚、土坯平房　5. 其他（请注明____________________）

B. 面积人均住房面积____________________m^2

31. 燃料使用情况：1. 电　2. 煤气、天然气　3. 煤　4. 燃油　5. 柴草　6. 其他（请注明____________________）　□

32. 饮水情况：1. 自来水　2. 二次供水（高层水箱）　3. 手压机井水　□

4. 江河湖水　5. 其他（请注明____________________）

33. 厕所

A. 类型：1. 水冲式　2. 深坑或免水冲　3. 无厕所　4. 其他（请注明____________________）　□

B. 使用情况：1. 仅限本户　2. 几户合用　3. 公共厕所

34. 您家离最近医院（社区卫生机构）的距离（km）：1. <1km　2. 1km　□

3. 2km　4. 3km　5. >4km

调查员姓名____________　单位____________　调查日期____________

表 9－12 社区卫生诊断

实训时间__________________ 实训地点_______市_______县/区_______街道/乡镇_______社居委/村

访视对象__________________ 家庭住址__________________ 联系电话__________________

访视者____________________ 指导教师__________________

__________社区卫生服务中心社区卫生诊断报告

一、相关资料来源

二、社区的基本情况

三、社区人群一般情况及健康状况

（一）社会人口学特征
1. 人口总数、总户数、性别情况

2. 年龄、婚姻、文化程度构成

3. 职业、医疗费用负担形式构成

（二）社区居民健康状况
1. 慢性病患病情况及顺位

2. 居民死因构成及顺位

3. 社区居民卫生服务需要、需求与利用情况

4. 影响居民健康状况的因素

四、社区的资源与潜力

五、管理和政策诊断

六、社区的主要卫出间振及代牛解决问题的顺序
（一）社区的主要间题

（二）优先解决问题的顺序

实训报告得分：__________

实训五　社区居民健康档案填写规范

一、实训目的

通过实训使学生体会到健康档案是全科医生开展基本医疗和基本公共卫生服务的重要工具，熟悉社区居民个人、家庭、社区健康档案填写规范，能够按要求完成社区重点人群或慢性病患者健康档案的填写。

二、实训要求

1. 掌握《国家基本公共卫生服务规范》（第三版）中社区居民健康档案的基本内容及填写要求，能够为社区重点人群或慢性病患者填写健康档案。
2. 熟悉社区居民健康档案管理规范与流程。
3. 了解社区卫生服务机构居民健康信息管理系统。

三、参考学时

3 学时。

四、内容和方法

1. 参观社区实训教学基地健康档案管理室。
2. 由带教老师介绍实训要求，展示居民健康档案建立和管理流程；演示电子健康档案管理功能模块操作步骤。
3. 准备用具：皮尺、体温计、听诊器、血压计、便携式体重计、血糖仪、重点人群或慢性病患者健康档案表格，提前电话与家庭访视对象联系，征得访视对象及家属同意。
4. 入户访视：学生 3～5 人组成小组，跟随社区带教老师进入居民家庭进行访视。
5. 为居民建立健康档案，提出该居民个人及家庭的主要问题和暂时问题（不少于 2 个），以“SOAP”的形式填写全科接诊记录单。
6. 回到社区完成居民个人健康档案的填写与整理。
7. 方法：分组观摩、实践、讨论。

五、规范与流程

1. 入户访视时自备鞋套，注意文明语言、态度和蔼，尊重患者与家属，离开时表示感谢，留下社区卫生服务中心联系方式。
2. 遵照社区实践基地带教老师安排，分组学习居民健康档案的建立与管理流程。
3. 在实训中始终保持认真负责的态度，要文明礼貌，尊重老师，认真听讲。
4. 按时按要求完成实训报告。

实训六 社区慢性病管理

微课 血糖监测

一、实训目的

通过对高血压、糖尿病患者筛查、随访、评估、分类干预、健康体检、健康教育与健康管理，体会全科医生在预防为导向的照顾模式中的优势和工作特点，提高学生对高血压、糖尿病患者健康管理和危险因素干预的技能。

二、实训要求

1. 掌握对目标人群健康筛查、登记、建档，并将相关健康信息录入管理系统的相关流程。
2. 熟悉利用慢性病管理信息系统对管理人群进行慢性病风险评估与人群分类的方法。
3. 了解利用慢性病管理信息系统控制慢性病行为危险因素，维持身体健康的意义。

三、参考学时

3～6 学时。

四、内容和方法

1. 评估高血压、糖尿病患者健康状况及其家庭、社区环境，了解高血压、糖尿病的健康管理规范与流程。
2. 针对社区高血压、糖尿病患者及其所在家庭的健康问题和危险因素，提出健康干预计划。
3. 培养学生主动管理慢性病患者及社区健康居民的服务意识。
4. 为高血压、糖尿病患者建立健康档案。
5. 形式：分组实践、讨论。

五、规范与流程

1. 教师介绍本实训的目的要求，讲解高血压、糖尿病健康管理流程（筛查、随访．评估、分类干预、健康体检、健康教育与健康管理）与规范。
2. 选择社区中心有高血压、糖尿病等慢性病的老年人，电话预约并征得访视对象同意。
3. 准备用具：高血压、糖尿病家庭访视包（包括皮尺、血压计、体重秤、血糖仪、听诊器、访视对象健康档案、随访记录表等）。
4. 人户随访：学生分为 4～6 人组成小组，随社区带教老师进入高血压、糖尿病患者家庭进行访视。
5. 根据《国家基本公共卫生服务规范》（第三版）的要求填写高血压、糖尿病随访记录表（见表 9－13，表 9－14）。
6. 对高血压、糖尿病患者进行健康教育，并进行家庭健康指导。
7. 讨论：针对社区高血压、糖尿病患者及其所在家庭的健康问题和危险因素，提出健康干预计划。
8. 按时按要求完成实训报告。

表 9 – 13　高血压患者随访服务记录表

姓名：　　　　　　　　　　　　　　　　　　　　编号 □□□ - □□□□□

随访日期		年　月　日	年　月　日	年　月　日	年　月　日
随访方式		1 门诊　2 家庭　3 电话□	1 门诊　2 家庭　3 电话□	1 门诊　2 家庭　3 电话□	1 门诊　2 家庭　3 电话□
症状	1 无症状 2 头痛头晕 3 恶心呕吐 4 眼花耳鸣 5 呼吸困难 6 心悸胸闷 7 鼻衄出血不止 8 四肢发麻 9 下肢水肿	□/□/□/□/□/□/□/□ 其他：	□/□/□/□/□/□/□/□ 其他：	□/□/□/□/□/□/□/□ 其他：	□/□/□/□/□/□/□/□ 其他：
体征	血压（mmHg）				
	体重（kg）	/	/	/	/
	体质指数[（BMI）kg/m^2]	/	/	/	/
	心率（次/分钟）				
	其他				
生活方式指导	日吸烟量（支）	/	/	/	/
	日饮酒量（两）	/	/	/	/
	运动	次/周　分钟/次 次/周　分钟/次	次/周　分钟/次 次/周　分钟/次	次/周　分钟/次 次/周　分钟/次	次/周　分钟/次 次/周　分钟/次
	摄盐情况（咸淡）	轻/中/重　/轻/中/重	轻/中/重　/轻/中/重	轻/中/重　/轻/中/重	轻/中/重　/轻/中/重
	心理调整	1 良好　2 一般　3 差　□	1 良好　2 一般　3 差　□	1 良好　2 一般　3 差　□	1 良好　2 一般　3 差　□
	遵医行为	1 良好　2 一般　3 差　□	1 良好　2 一般　3 差　□	1 良好　2 一般　3 差　□	1 良好　2 一般　3 差　□
辅助检查 *					
服药依从性		1 规律 2 间断 3 不服药□	1 规律 2 间断 3 不服药□	1 规律 2 间断 3 不服药□	1 规律 2 间断 3 不服药□
药物不良反应		1 无　2 有______　□	1 无　2 有______　□	1 无　2 有______　□	1 无　2 有______　□
此次随访分类		1 控制满意　2 控制不满意 3 不良反应　4 并发症□	1 控制满意　2 控制不满意 3 不良反应　4 并发症□	1 控制满意　2 控制不满意1 3 不良反应　4 并发症□	控制满意　意 2 控制不满意 3 不良反应　4 并发症□
用药情况	药物名称 1				
	用法用量	每日　次　每次	每日　次　每次	每日　次　每次	每日　次　每次
	药物名称 2				
	用法用量	每日　次　每次	每日　次　每次	每日　次　每次	每日　次　每次
	药物名称 3				
	用法用量	每日　次　每次	每日　次　每次	每日　次　每次	每日　次　每次
	其他药物				
	用法用量	每日　次　每次	每日　次　每次	每日　次　每次	每日　次　每次
转诊	原因				
	机构及科别				
下次随访日期					
随访医生签名					

填表说明：

1. 本表为高血压患者在接受随访服务时由医生填写。每年的健康体检后填写健康体检表。若失访，在随访日期处写明失访原因；若死亡，写明死亡日期和死亡原因。

2. 体征：体质指数（BMI）= 体重（kg）/身高的平方（m^2），体重和体质指数斜线前填写目前情况，斜线后填写下次随访时应调整到的目标。如果是超重或是肥胖的高血压患者，要求每次随访时测量体重并指导患者控制体重；正常体重人群可每年测量一次体重及体质指数。如有其他阳性体征，请填写在“其他”一栏。

3. 生活方式指导：在询问患者生活方式时，同时对患者进行生活方式指导，与患者共同制定下次随访目标。

日吸烟量：斜线前填写目前吸烟量，不吸烟填“0”，吸烟者写出每天的吸烟量“××支”，斜线后填写吸烟者下次随访目标吸烟量“××支”。

日饮酒量：斜线前填写目前饮酒量，不饮酒填“0”，饮酒者写出每天的饮酒量相当于白酒“××两”，斜线后填写饮酒者下次随访目标饮酒量相当于白酒“××两”。（啤酒/10 = 白酒量，红酒/4 = 白酒量，黄酒/5 = 白酒量）。

运动：填写每周几次，每次多少分钟。即“××次/周，××分钟/次”。横线上填写目前情况，横线下填写下次随访时应达到的目标。

摄盐情况：斜线前填写目前摄盐的咸淡情况。根据患者饮食的摄盐情况，按咸淡程度在列出的“轻、中、重”之一上划“√”分类，斜线后填写患者下次随访目标摄盐情况。

心理调整：根据医生印象选择对应的选项。遵医行为：指患者是否遵照医生的指导去改善生活方式。

4. 辅助检查：记录患者上次随访到这次随访之间在各医疗机构进行的辅助检查结果。

5. 服药依从性：“规律”为按医嘱服药，“间断”为未按医嘱服药，频次或数量不足，“不服药”即为医生开了处方，但患者未使用此药。

6. 药物不良反应：如果患者服用的降压药物有明显的药物不良反应，具体描述哪种药物，何种不良反应。

7. 此次随访分类：根据此次随访时的分类结果，由随访医生在4种分类结果中选择一项在“□”中填上相应的数字。“控制满意”是指血压控制满意，无其他异常、“控制不满意”是指血压控制不满意，无其他异常、“不良反应”是指存在药物不良反应、“并发症”是指出现新的并发症或并发症出现异常。如果患者同时并存几种情况，填写最严重的一种情况，同时结合上次随访情况确定患者下次随访时间，并告知患者。

8. 用药情况：根据患者整体情况，为患者开具处方，并填写在表格中，写明用法、用量。同时记录其他医疗卫生机构为其开具的处方药。

9. 转诊：如果转诊要写明转诊的医疗机构及科室类别，如××市人民医院心内科，并在原因一栏写明转诊原因。

10. 下次随访日期：根据患者此次随访分类，确定下次随访日期，并告知患者。

11. 随访医生签名：随访完毕，核查无误后随访医生签署其姓名。

表9－14 2型糖尿病患者随访服务记录表

姓名：编号□□□－□□□□□

随访日期					
随访方式		1 门诊 2 家庭 3 电话□	1 门诊 2 家庭 3 电话□	1 门诊 2 家庭 3 电话□	1 门诊 2 家庭 3 电话□
症状	1 无症状 2 多饮 3 多食 4 多尿 5 视力模糊 6 感染 7 手脚麻木 8 下肢水肿 9 体重明显下降	□/□/□/□/□/□/□/□ 其他	□/□/□/□/□/□/□/□ 其他	□/□/□/□/□/□/□/□ 其他	□/□/□/□/□/□/□/□ 其他
体征	血压（mmHg）				
	体重（kg）	/	/	/	/
	体质指数（kg/m^2）	/	/	/	/
	足背动脉搏动	1 触及正常 □ 2 减弱 （双侧 左侧 右侧） 3 消失 （双侧 左侧 右侧）	1 触及正常 □ 2 减弱 （双侧 左侧 右侧） 3 消失 （双侧 左侧 右侧）	1 触及正常 □ 2 减弱 （双侧 左侧 右侧） 3 消失 （双侧 左侧 右侧）	1 触及正常 □ 2 减弱 （双侧 左侧 右侧） 3 消失 （双侧 左侧 右侧）
	其他				

续表

随访日期					
生活方式指导	日吸烟量	/ 支	/ 支	/ 支	/ 支
	日饮酒量	/ 两	/ 两	/ 两	/ 两
	运动	次/周 分钟/次 次/周 分钟/次	次/周 分钟/次 次/周 分钟/次	次/周 分钟/次 次/周 分钟/次	次/周 分钟/次 次/周 分钟/次
	主食（克/天）	/	/	/	/
	心理调整	1 良好 2 一般 3 差 □	1 良好 2 一般 3 差 □	1 良好 2 一般 3 差 □	1 良好 2 一般 3 差 □
	遵医行为	1 良好 2 一般 3 差 □	1 良好 2 一般 3 差 □	1 良好 2 一般 3 差 □	1 良好 2 一般 3 差 □
辅助检查	空腹血糖值	______mmol/L	______mmol/L	______mmol/L	______mmol/L
	其他检查*	糖化血红蛋白____% 检查日期：____月____日	糖化血红蛋白____% 检查日期：____月____日	糖化血红蛋白____% 检查日期：____月____日	糖化血红蛋白____% 检查日期：____月____日
服药依从性		1 规律 2 间断 3 不服药□	1 规律 2 间断 3 不服药□	1 规律 2 间断 3 不服药□	1 规律 2 间断 3 不服药□
药物不良反应		1 无 2 有 □	1 无 2 有 □	1 无 2 有 □	1 无 2 有 □
低血糖反应		1 无 2 偶尔 3 频繁□	1 无 2 偶尔 3 频繁□	1 无 2 偶尔 3 频繁□	1 无 2 偶尔 3 频繁□
此次随访分类		1 控制满意 2 控制不满意 3 不良反应 4 并发症 □	1 控制满意 2 控制不满意 3 不良反应 4 并发症 □	1 控制满意 2 控制不满意 3 不良反应 4 并发症 □	1 控制满意 2 控制不满意 3 不良反应 4 并发症 □
用药情况	药物名称 1				
	用法用量	每日 次 / 每次	每日 次 / 每次	每日 次 / 每次	每日 次 / 每次
	药物名称 2				
	用法用量	每日 次 / 每次	每日 次 / 每次	每日 次 / 每次	每日 次 / 每次
	药物名称 3				
	用法用量	每日 次 / 每次	每日 次 / 每次	每日 次 / 每次	每日 次 / 每次
	胰岛素	种类： 用法和用量：	种类： 用法和用量：	种类： 用法和用量：	种类： 用法和用量：
转诊	原因				
	机构及科别				
下次随访日期					
随访医生签名					

填表说明：

1. 本表为 2 型糖尿病患者在接受随访服务时由医生填写。每年的健康体检填写健康体检表。若失访，在随访日期处写明失访原因；若死亡，写明死亡日期和死亡原因。

2. 体征：体质指数（BMI）= 体重（kg）/身高的平方（m^2）体重和体质指数斜线前填写目前情况，斜线后填写下次随访时应调整到的目标。如果是超重或是肥胖的患者，要求每次随访时测量体重并指导患者控制体重；正常体重人群可每年测量一次体重及体质指数。如有其他阳性体征，请填写在“其他”一栏。

3. 生活方式指导：在询问患者生活方式时，同时对患者进行生活方式指导，与患者共同制定下次随访目标。

日吸烟量：斜线前填写目前吸烟量，不吸烟填“0”，吸烟者写出每天的吸烟量“××支”，斜线后填写吸烟者下次随访目标吸烟量“××支”。

日饮酒量：斜线前填写目前饮酒量，不饮酒填“0”，饮酒者写出每天的饮酒量相当于白酒“××两”，斜线后填写饮酒者下次随访目标饮酒量相当于白酒“××两”。（啤酒/10 = 白酒量，红酒/4 = 白酒量，黄酒/5 = 白酒量）。运动：填写每周几次，每次多少分钟。即“××次/周，××分钟/次”。横线上填写目前情况，横线下填写下次随访时应达到的目标。

主食：根据患者的实际情况估算主食（米饭、面食、饼干等淀粉类食物）的摄入量。

心理调整：根据医生印象选择对应的选项。

遵医行为：指患者是否遵照医生的指导去改善生活方式。

4. 辅助检查：为患者进行空腹血糖检查，记录检查结果、。若患者在上次随访到此次随访之间到各医疗机构进行过糖化血红蛋白（控制目标为7%，随着年龄的增长标准可适当放宽）或其他辅助检查，应如实记录。

5. 服药依从性："规律"为按医嘱服药，"间断"为未按医嘱服药，频次或数量不足，"不服药"即为医生开了处方，但患者未使用此药。

6. 药物不良反应：如果患者服用的降糖药物有明显的药物不良反应，具体描述哪种药物，何种不良反应。

7. 低血糖反应：根据上次随访到此次随访之间患者出现的低血糖反应情况。

8. 此次随访分类：根据此次随访时的分类结果，由责任医生在4种分类结果中选择一项在"□"中填上相应的数字。"控制满意"是指血糖控制满意，无其他异常、"控制不满意"是指血糖控制不满意，无其他异常、"不良反应"是指存在药物不良反应、"并发症"是指出现新的并发症或并发症出现异常。如果患者同时并存几种情况，填写最严重的一种情况，同时结合上次随访情况确定患者下次随访时间，并告知患者。

9. 用药情况：根据患者整体情况，为患者开具处方，并填写在表格中，写明用法、用量。同时记录其他医疗卫生机构为其开具的处方药。

10. 转诊：如果转诊要写明转诊的医疗机构及科室类别，如××市人民医院内分泌科，并在原因一栏写明转诊原因。

11. 下次随访日期：根据患者此次随访分类，确定下次随访日期，并告知患者。

12. 随访医生签名：随访完毕，核查无误后随访医生签署其姓名。

（范腾阳　杨喜艳　姚静静）

参考文献

[1] 于晓松，路孝琴. 全科医学概论 [M]. 北京：人民卫生出版社 . 2018.
[2] 乔学斌，李济平. 全科医学导论 [M]. 北京：中国医药科技出版社 . 2018.
[3] Ian Renwick McWhinney，Thomas R. Freeman. 麦克温尼家庭医学 [M]. 南京：江苏凤凰科学技术出版社，2019.
[4] John Murtagh. 全科医学 [M]. 5 版. 北京：科学技术文献出版社，2019.
[5] 罗荧荃，黄鹤英，张慧. 叙事反思教育与全科医学哲学 [J]. 中国全科医学，2020，23 (1)：100 - 104.
[6] 万学红，卢雪峰. 诊断学 [M]. 9 版. 北京：人民卫生出版社，2019.
[7] 任菁菁. 全科常见未分化疾病诊疗手册 [M]. 2 版. 北京：人民卫生出版社，2020.
[8] 任菁菁. 全科医学新进展 [M]. 北京：高等教育出版社，2022.
[9] 祝墡珠. 全科医生临床实践 [M]. 2 版. 北京：人民卫生出版社，2017.
[10] 王锦凡，尹梅. 医患沟通 [M]. 2 版. 北京：人民卫生出版社，2018.
[11] 中国医生协会全科医生分会. 全科专业住院医生规范化培训内容与标准补充修订建议（针对 2019 年修订版）[J]. 中国全科医学，2020. 23 (16)：1967 - 71.
[12] 武宁，程明羕，闫丽娜，等. 中国全科医生培养发展报告 (2018) [J]. 中国全科医学，2018，21 (10)：1135 - 1142.
[13] Robert E Raket，David P Raket. 全科医学 [M]. 9 版. 北京：人民卫生出版社，2013.
[14] 杜雪平，席彪. 全科医生临床实践 [M]. 2 版. 北京：人民卫生出版社，2017.
[15] 方力争，贾建国. 全科医生手册 [M]. 2 版. 北京：人民卫生出版社，2017.